GRÜNE BILDER

Ab-in-die-Natur-Cartoons

Cartoons von Adam, Renate Alf, Frank Bahr, BECK, Harm Bengen, Bettina Bexte, Burkh, Peter Butschkow, Steffen Butz, Birgit Dodenhoff, Uli Döring, Tim Oliver Feicke, Miguel Fernandez, Kai Flemming, Peter Gaymann, Gerhard Glück, Greser & Lenz, Katharina Greve, Markus Grolik, Gymmick, Christian Habicht, Teresa Habild, Gerhard Haderer, Hauck & Bauer, Ruth Hebler, Barbara Henniger, Anton Heurung, Cli Hilbring, Michael Holtschulte, Phil Hubbe, Rudi Hurzlmeier, Dominik Joswig, Petra Kaster, Matthias Kiefel, Kittihawk, Kriki, Uwe Krumbiegel, Dorthe Landschulz, Mario Lars, Wolf-Rüdiger Marunde, Piero Masztalerz, Dirk Meissner, Til Mette, Denis Metz, Mock, Nel, Ol, Oliver Ottitsch, Martin Perscheid, Ari Plikat, POLO, Rattelschneck, Hannes Richert, Leonard Riegel, Holga Rosen, Stephan Rürup, Ralph Ruthe, Schilling & Blum, Theodor Schneckensteiff, Reiner Schwalme, André Sedlaczek, Wolfgang Sperzel, Klaus Stuttmann, Tetsche, Peter Thulke, ©TOM, Karsten Weyershausen, Freimut Woessner, Miriam Wurster und Martin Zak.

Herausgegeben von Wolfgang Kleinert und Dieter Schwalm

LAPPAN

1. Auflage 2020

– Originalausgabe –

ISBN 978-3-8303-3555-9

Cover: Cartoon von Peter Butschkow | Backcover: Cartoon von BECK

Druck und Bindung: EGEDSA S. A.
Printed in Spain

FSC www.fsc.org MIX Papier aus verantwortungsvollen Quellen FSC® C105485

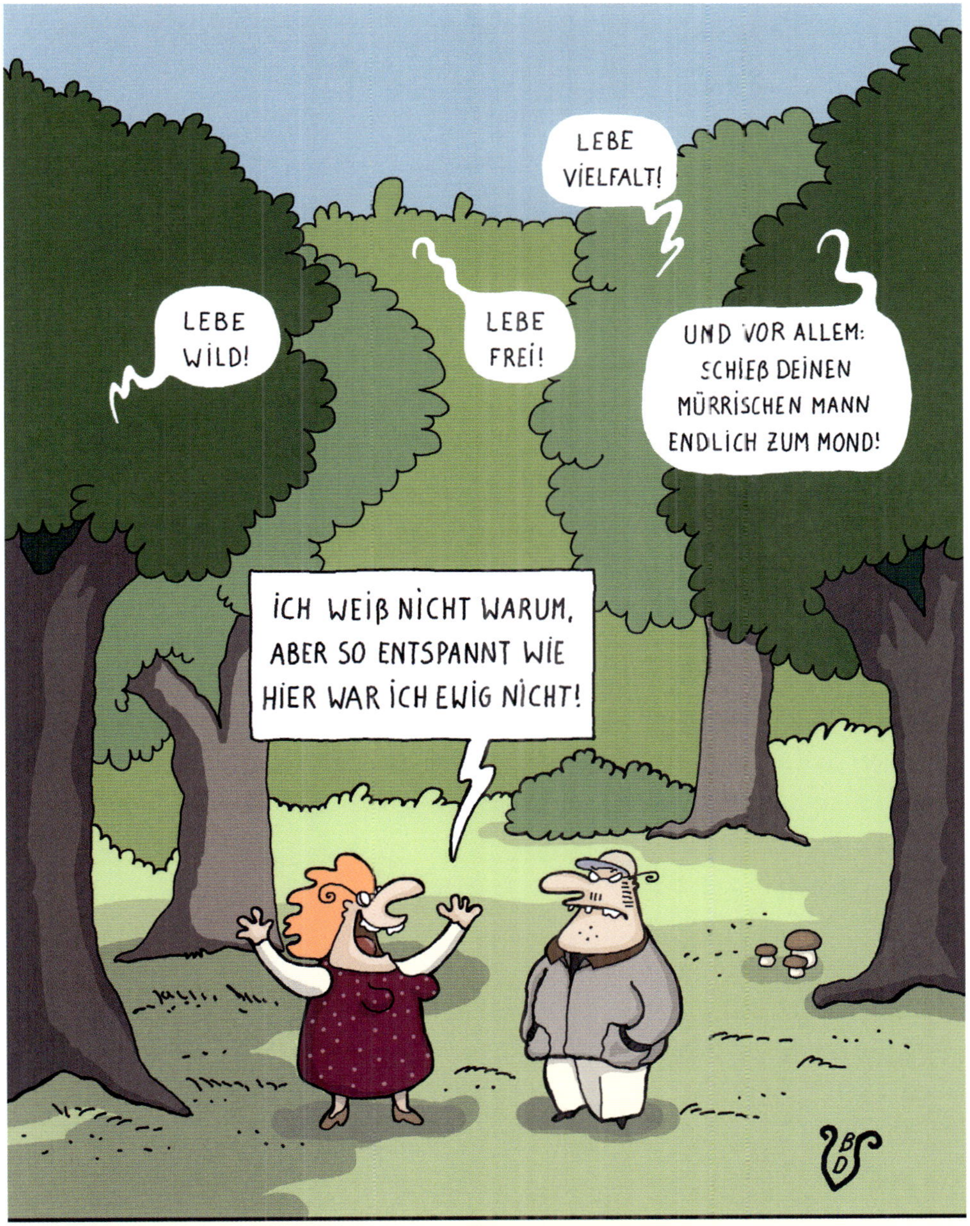

DIE GEHEIME SPRACHE DER BÄUME

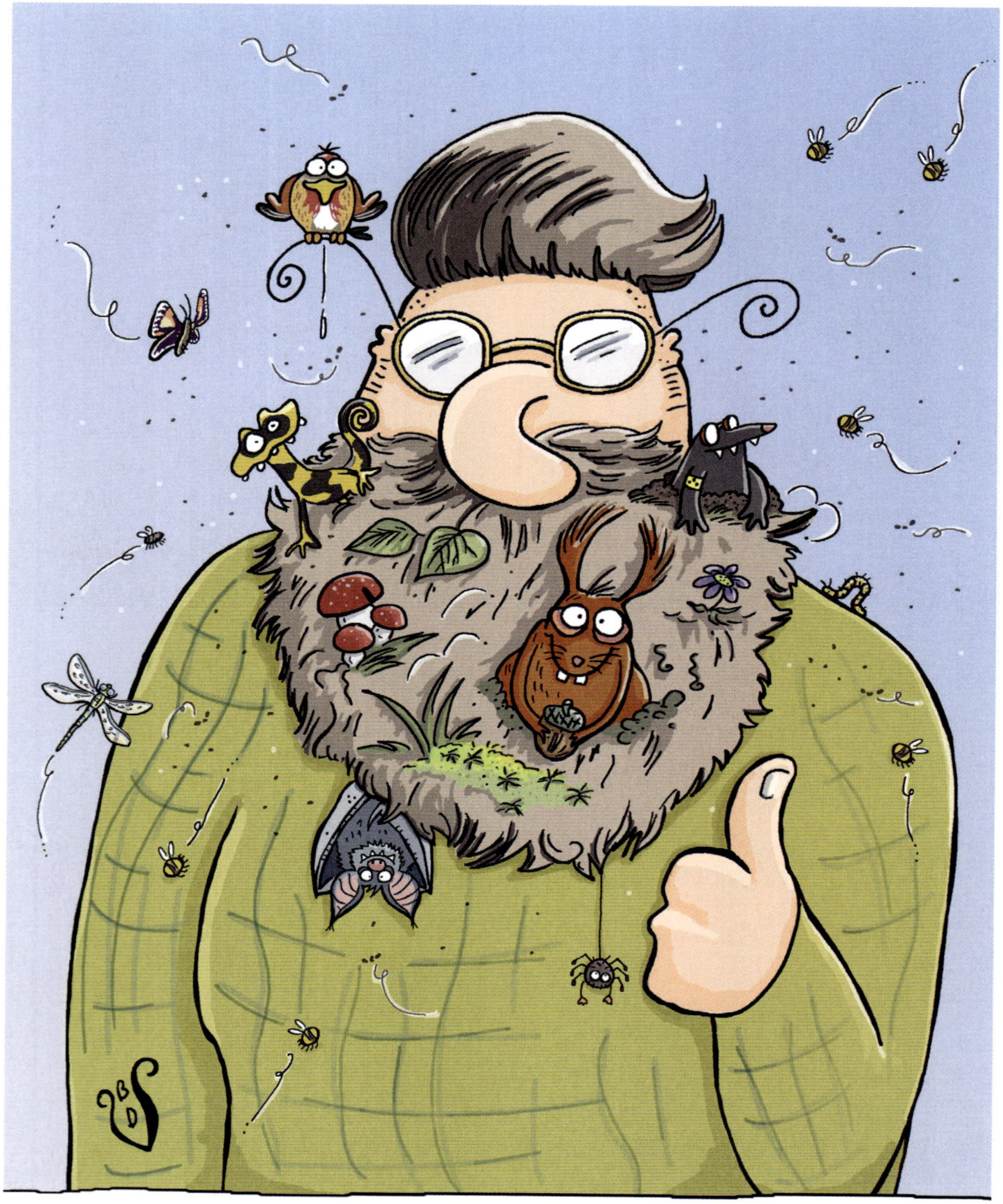

MEEEEGA-HIP:
ARTENSCHUTZ IN NATURNAHEN BÄRTEN

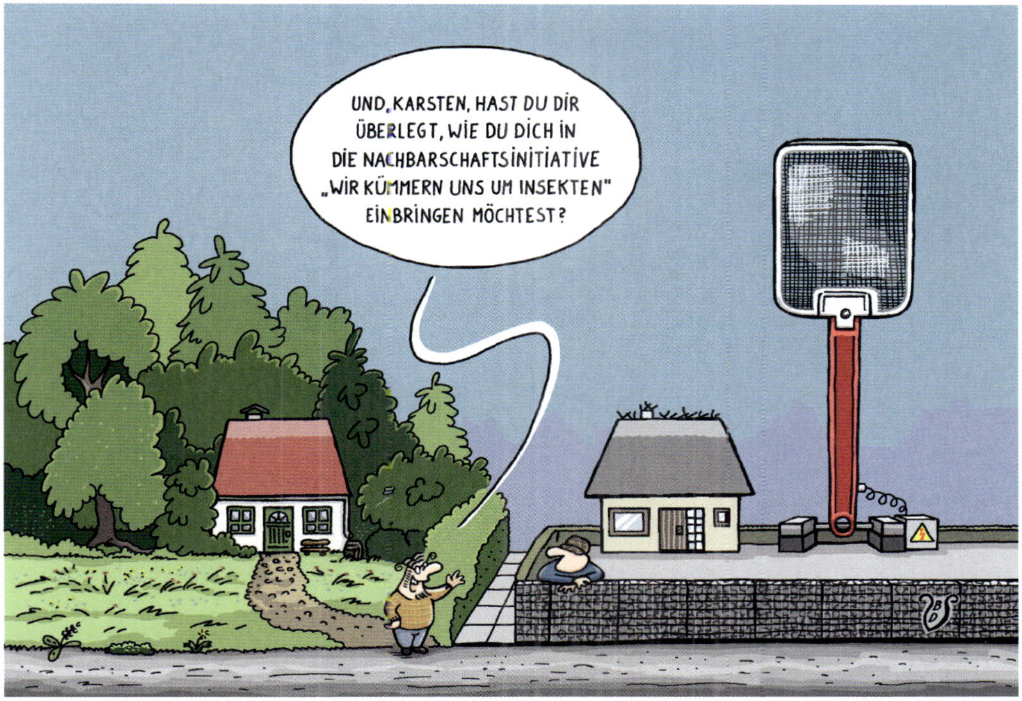
UND, KARSTEN, HAST DU DIR ÜBERLEGT, WIE DU DICH IN DIE NACHBARSCHAFTSINITIATIVE „WIR KÜMMERN UNS UM INSEKTEN" EINBRINGEN MÖCHTEST?

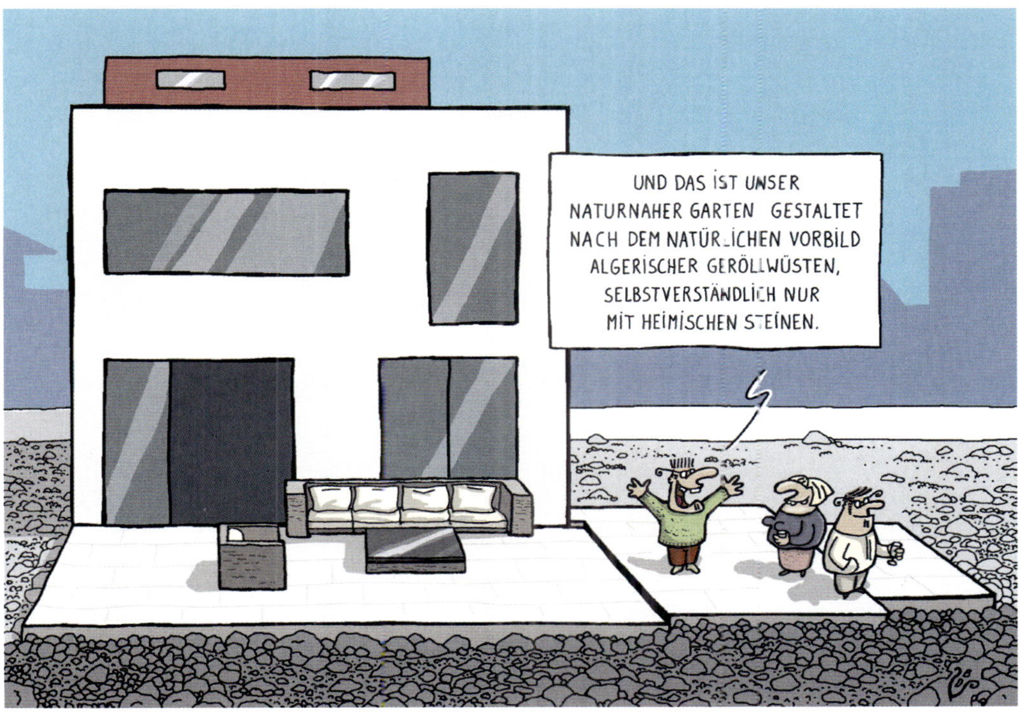
UND DAS IST UNSER NATURNAHER GARTEN GESTALTET NACH DEM NATÜRLICHEN VORBILD ALGERISCHER GERÖLLWÜSTEN, SELBSTVERSTÄNDLICH NUR MIT HEIMISCHEN STEINEN.

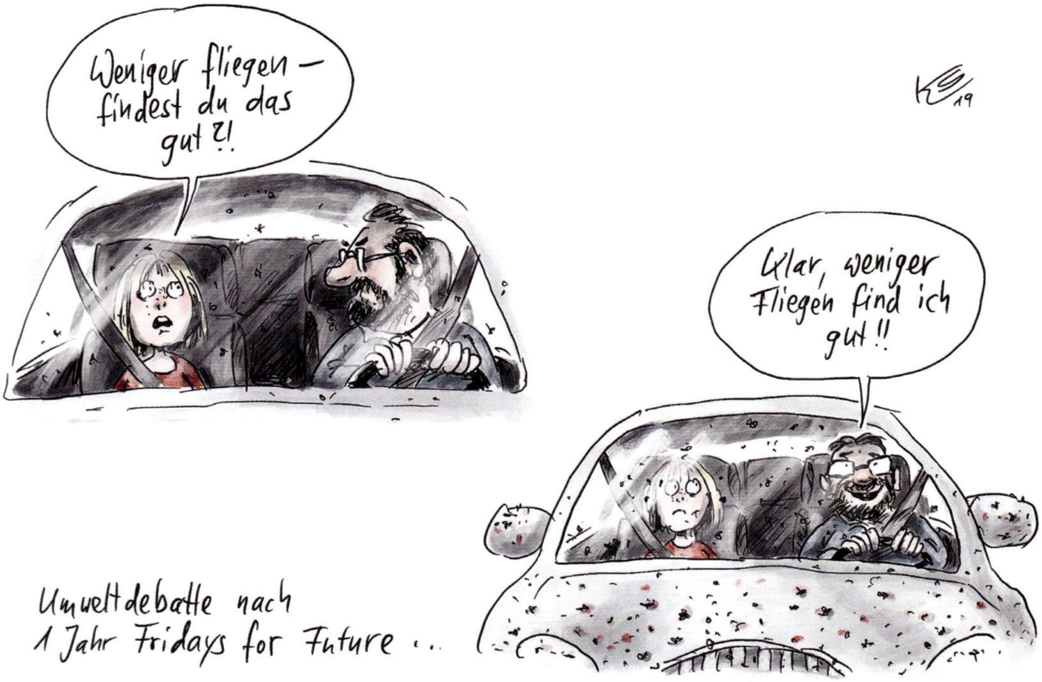
Weniger fliegen – findest du das gut?!
Klar, weniger Fliegen find ich gut!!

Umweltdebatte nach
1 Jahr Fridays for Future ..

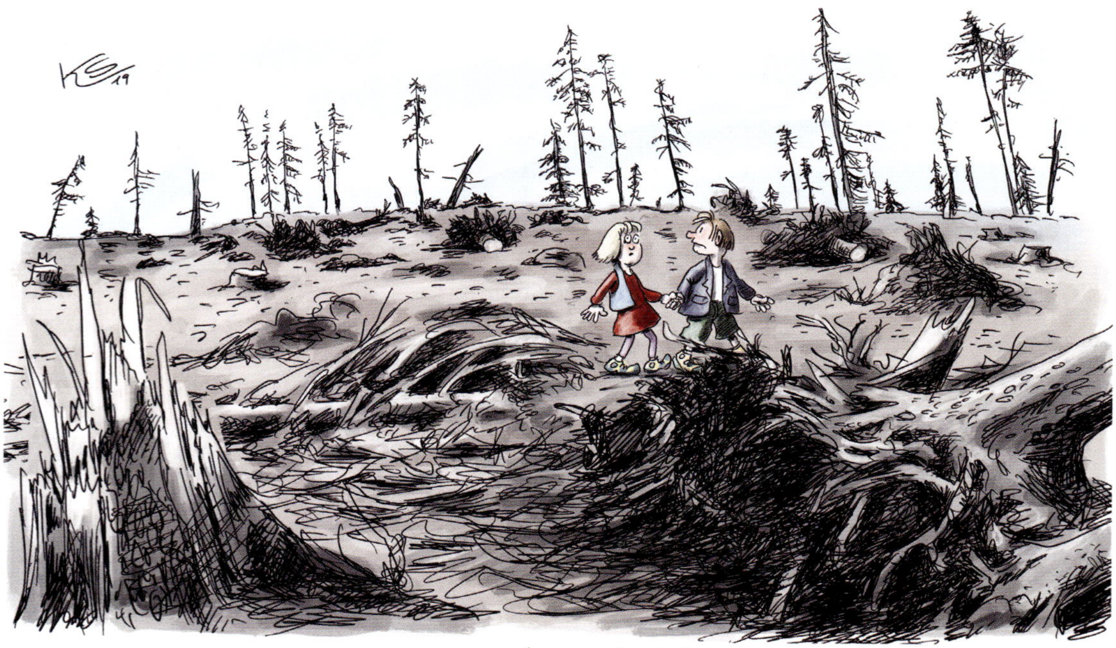

Märchen reloaded:
Hänsel und Gretel verlaufen sich im deutschen Wald

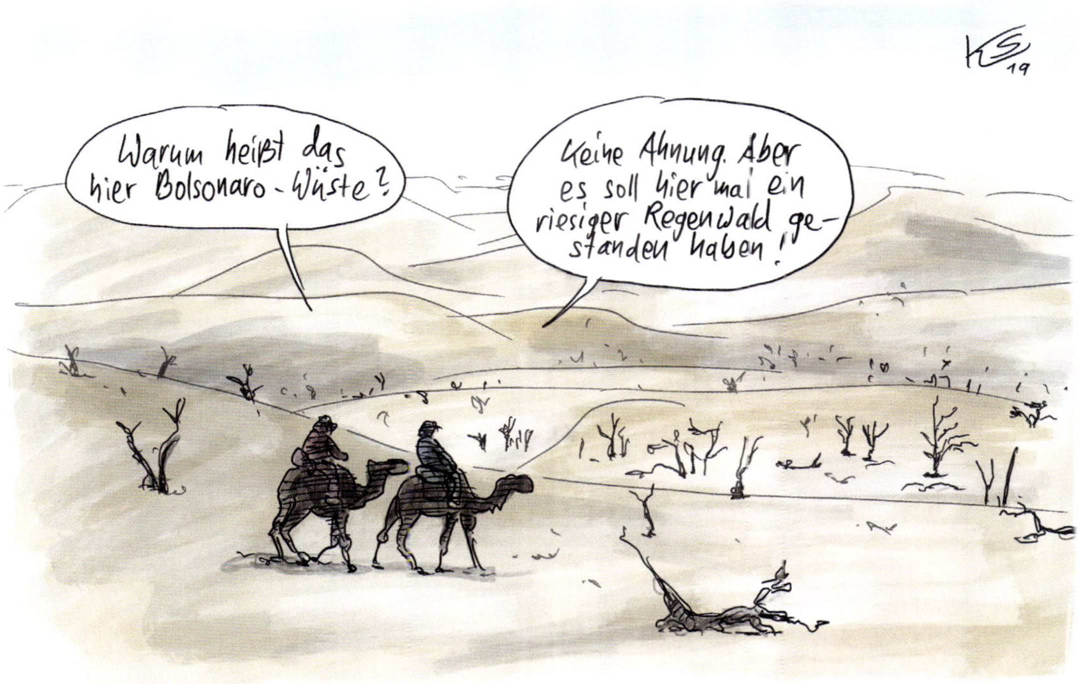
Warum heißt das hier Bolsonaro-Wüste?
Keine Ahnung. Aber es soll hier mal ein riesiger Regenwald gestanden haben!

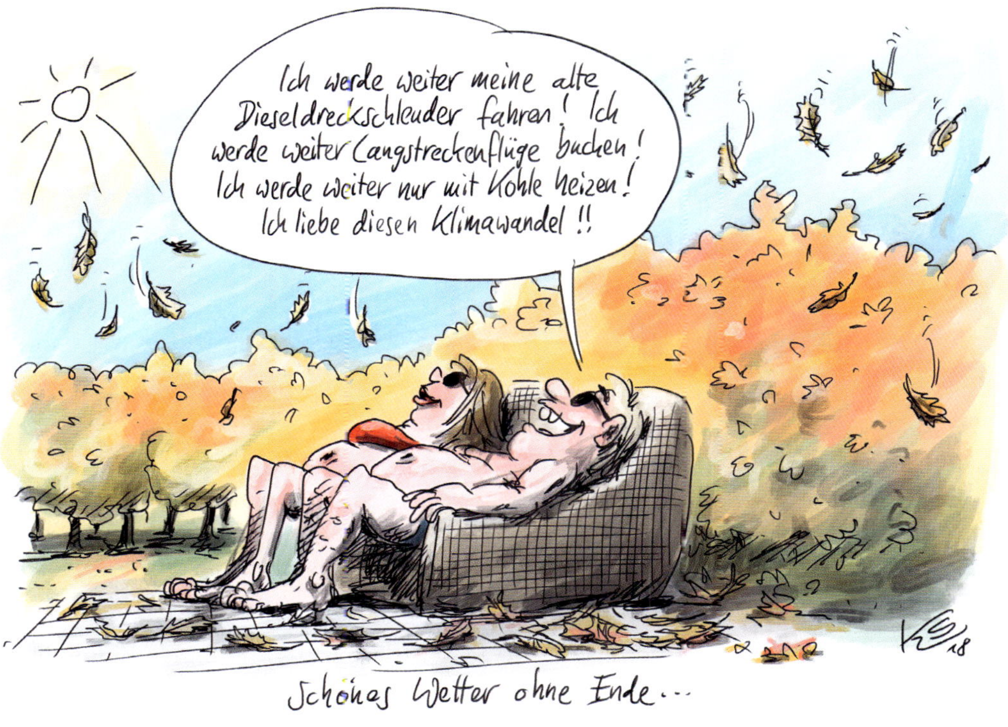
Ich werde weiter meine alte Dieseldreckschleuder fahren! Ich werde weiter Langstreckenflüge buchen! Ich werde weiter nur mit Kohle heizen! Ich liebe diesen Klimawandel!!

Schönes Wetter ohne Ende...

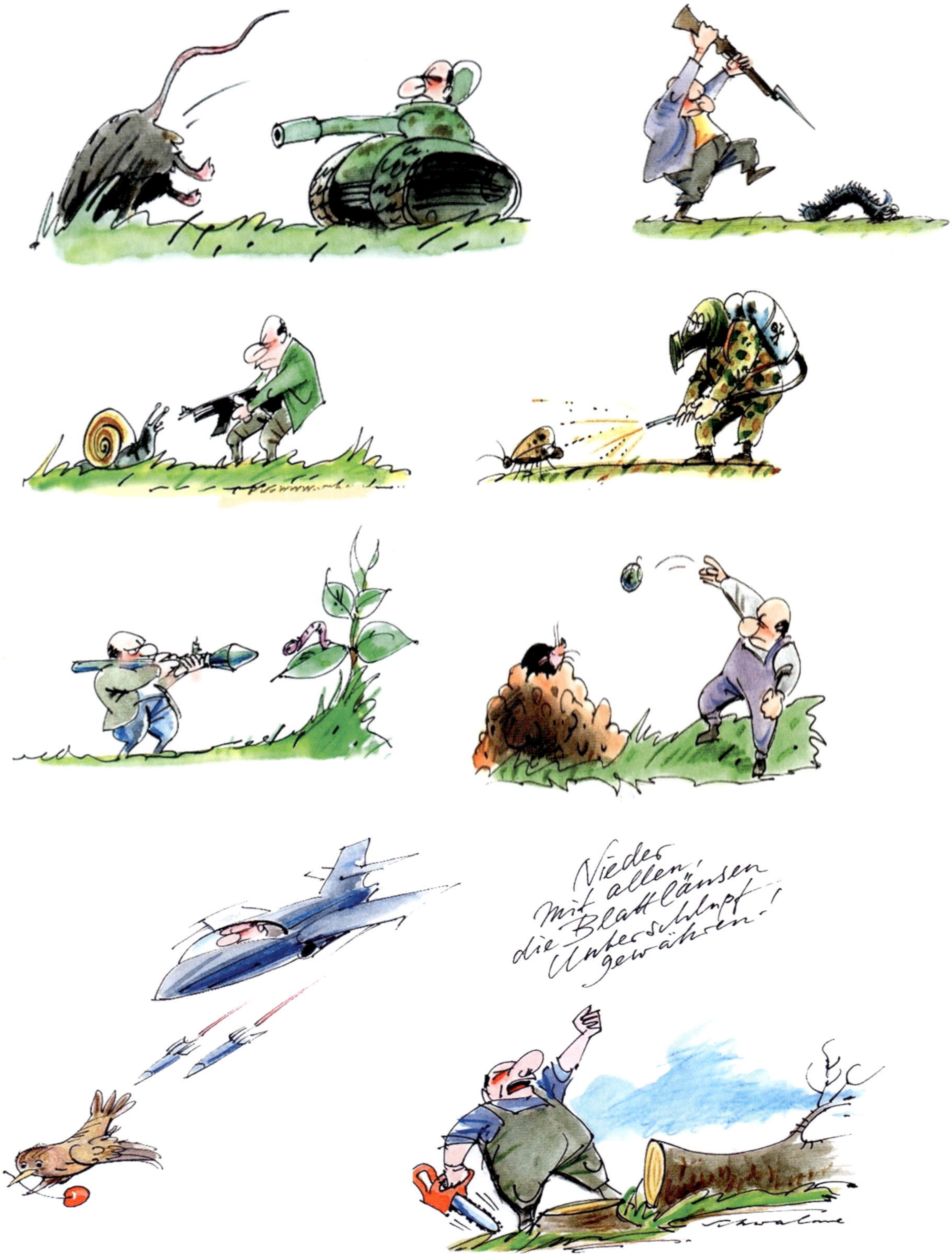
Nieder mit allen, die Blattläusen Unterschlupf gewähren!
Schwalme

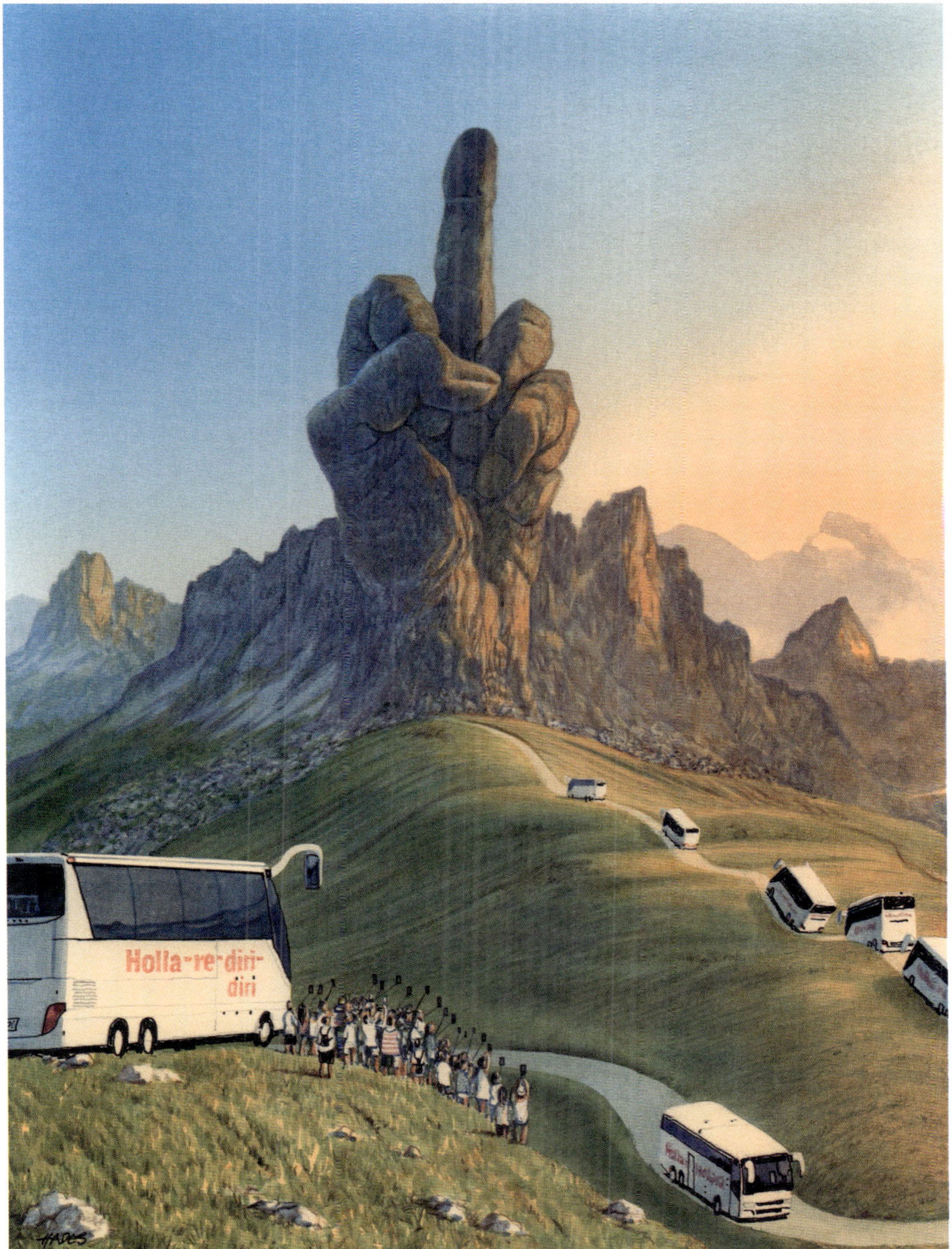

Wachsender Widerstand gegen Touristen-Horden

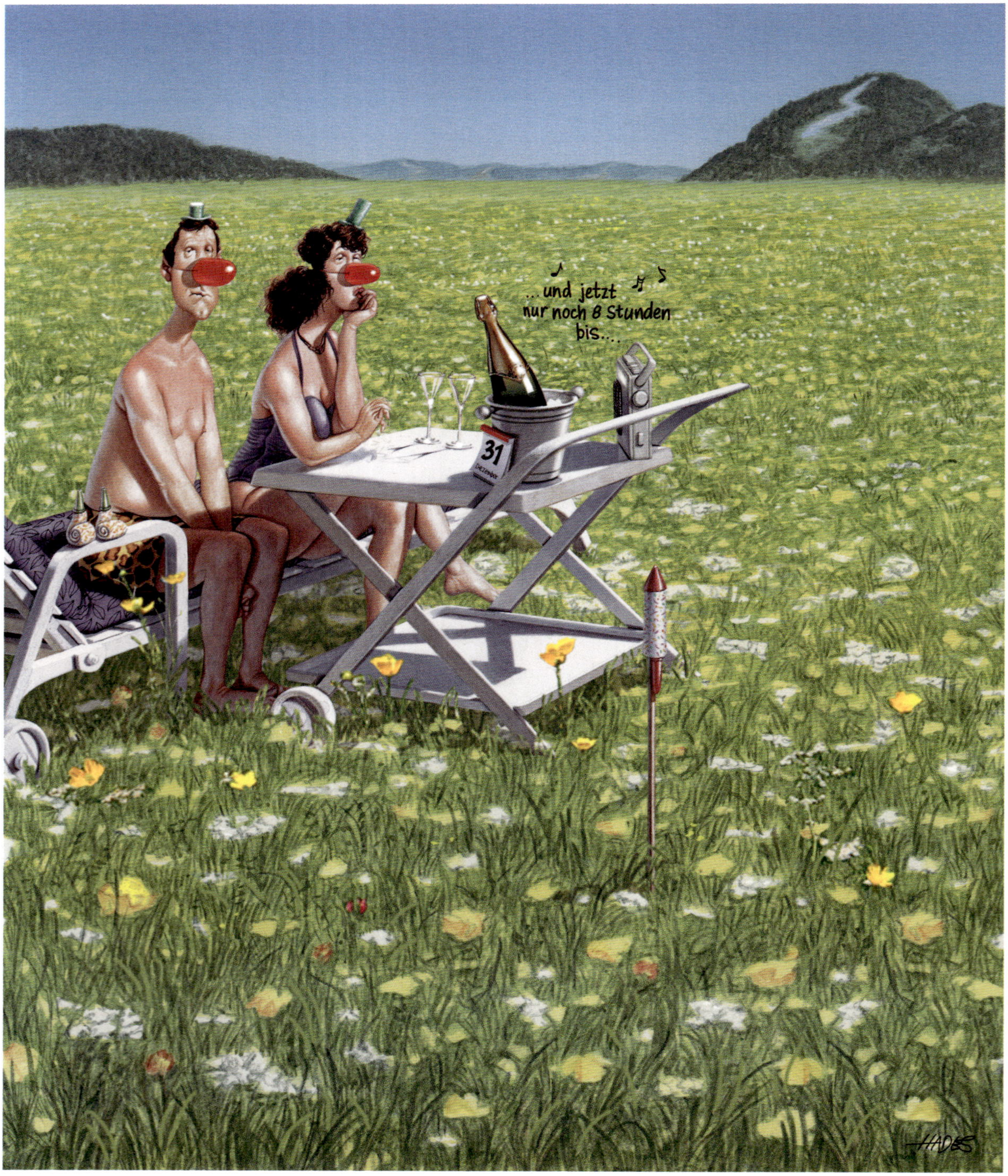

Silvester im Skigebiet

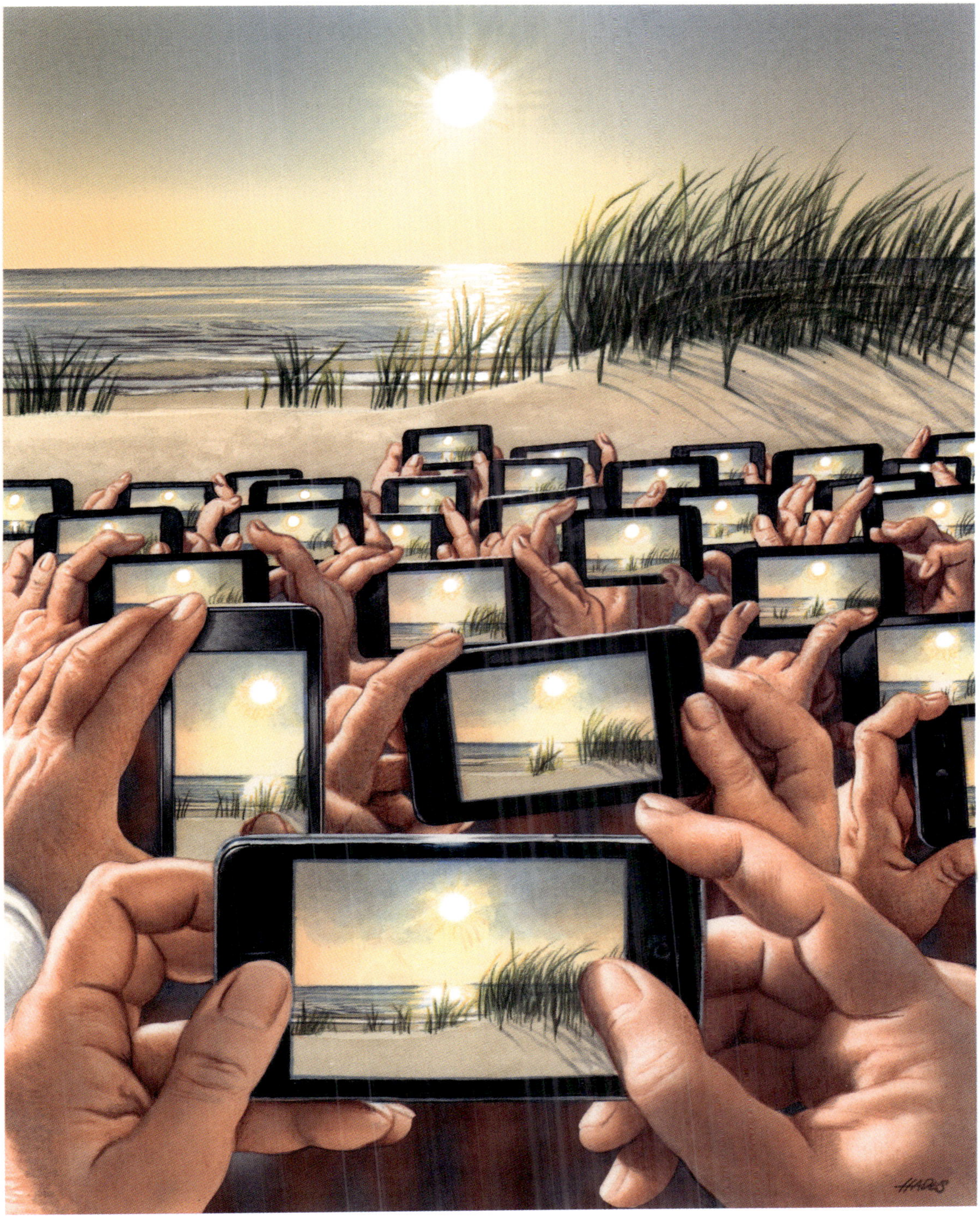

Mein schönstes Urlaubsfoto

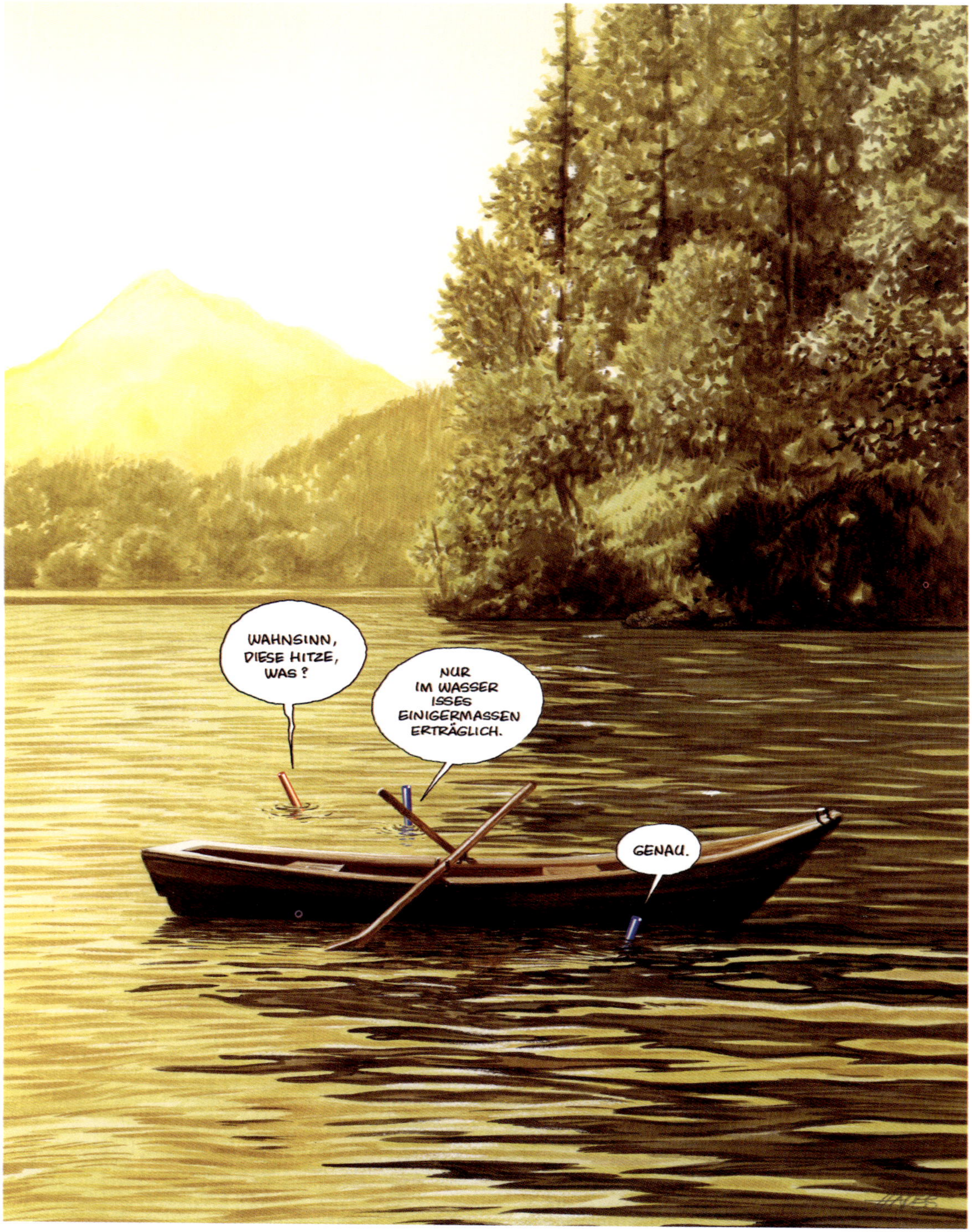
WAHNSINN, DIESE HITZE, WAS ?
NUR IM WASSER ISSES EINIGERMASSEN ERTRÄGLICH.
GENAU.

Lazy sunny afternoon

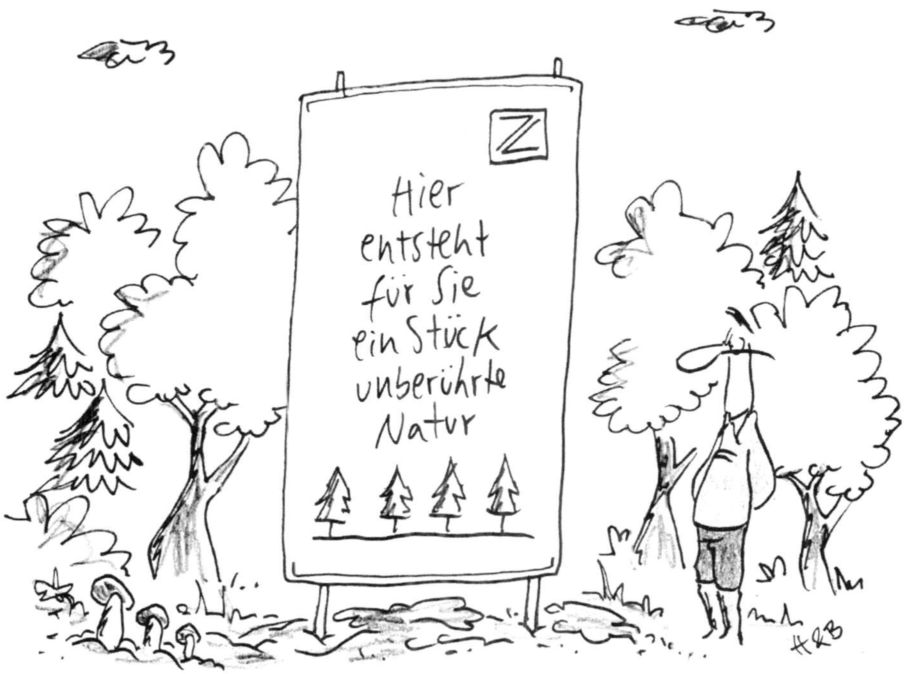
Hier entsteht für Sie ein Stück unberührte Natur

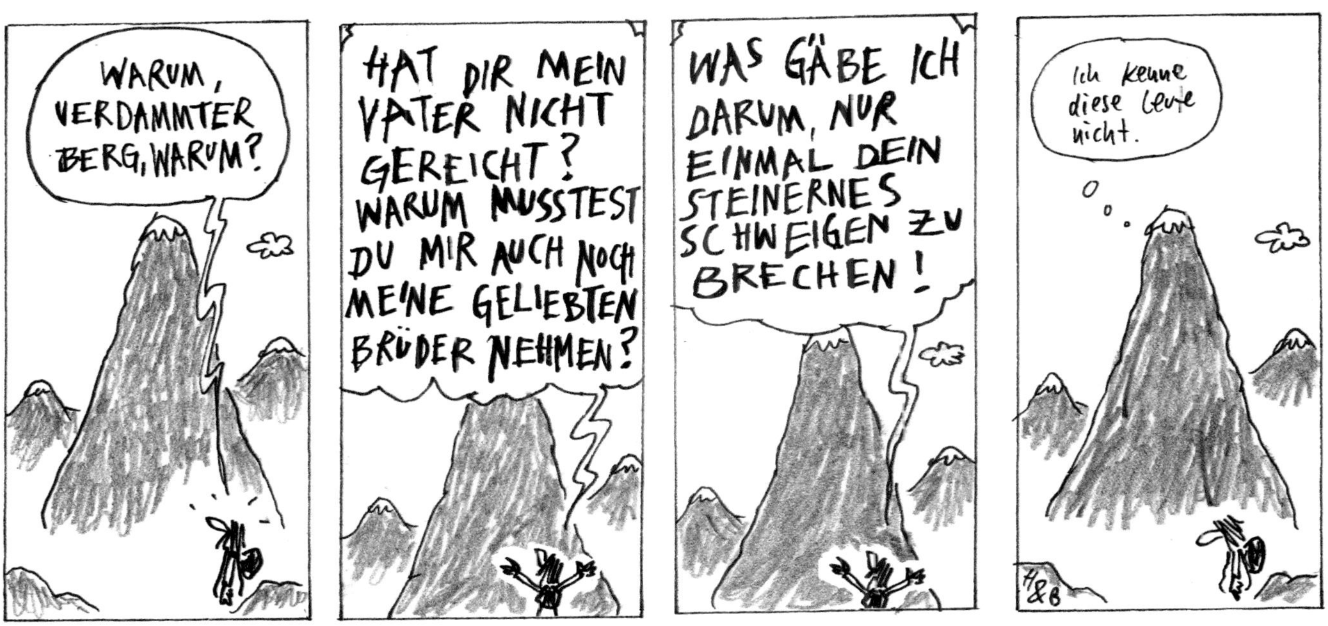
WARUM, VERDAMMTER BERG, WARUM?
HAT DIR MEIN VATER NICHT GEREICHT? WARUM MUSSTEST DU MIR AUCH NOCH MEINE GELIEBTEN BRÜDER NEHMEN?
WAS GÄBE ICH DARUM, NUR EINMAL DEIN STEINERNES SCHWEIGEN ZU BRECHEN!
Ich kenne diese Leute nicht.

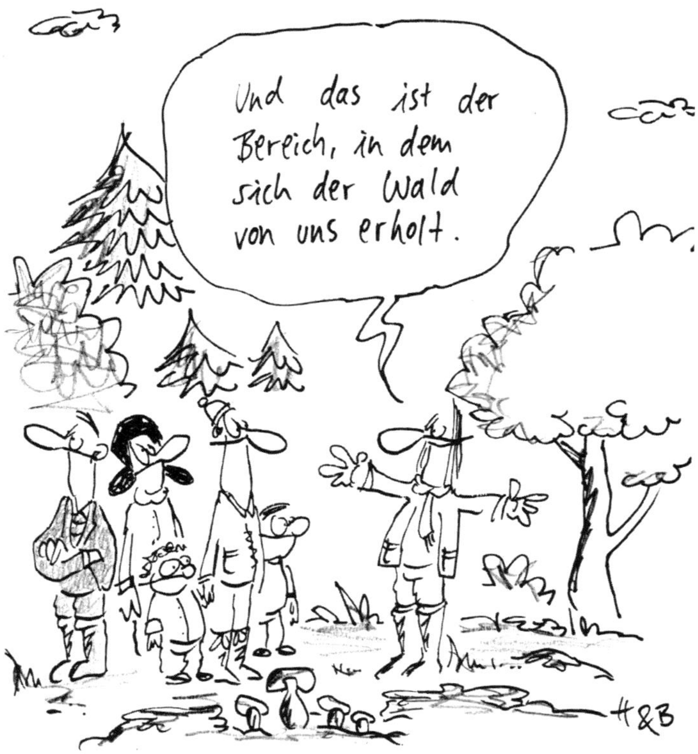
Und das ist der Bereich, in dem sich der Wald von uns erholt.
H&B

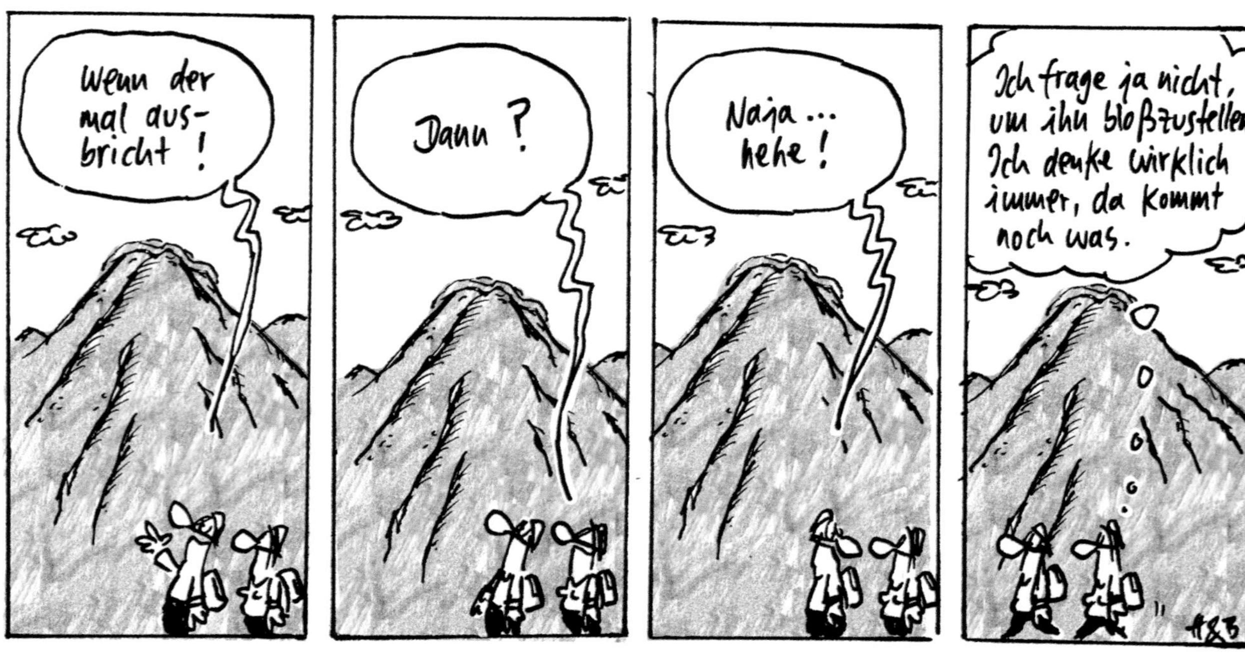
Wenn der mal ausbricht!
Dann?
Naja… hehe!
Ich frage ja nicht, um ihn bloßzustellen. Ich denke wirklich immer, da kommt noch was.
H&B

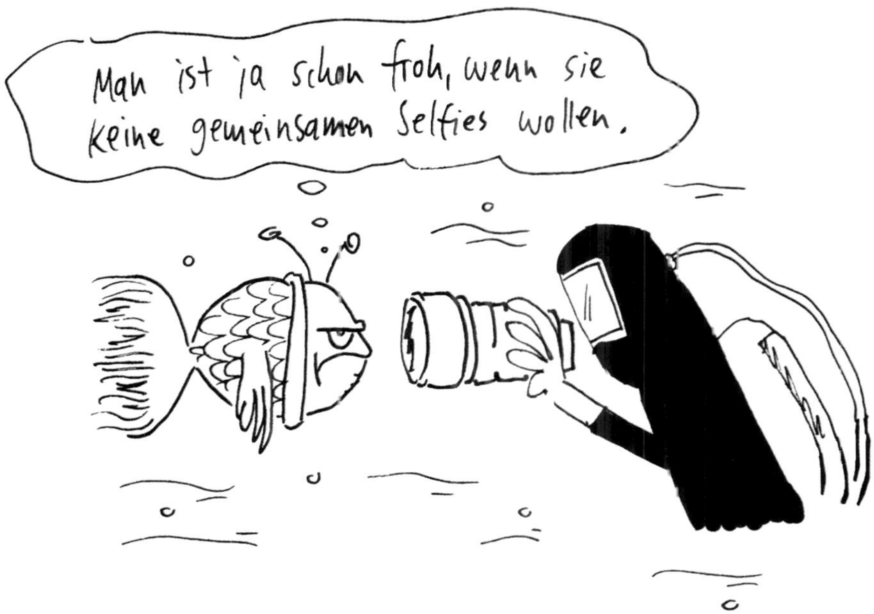
Man ist ja schon froh, wenn sie keine gemeinsamen Selfies wollen.

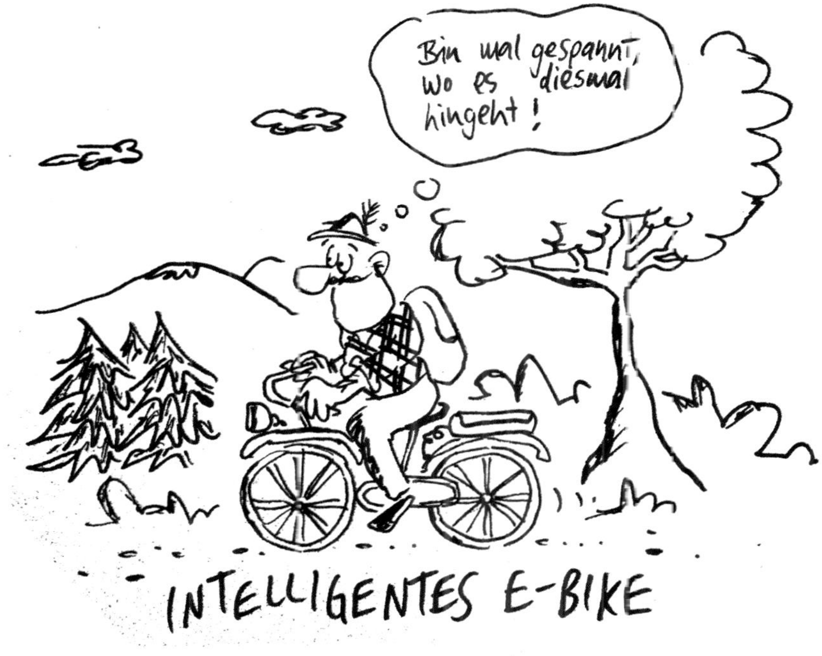
Bin mal gespannt, wo es diesmal hingeht!
INTELLIGENTES E-BIKE

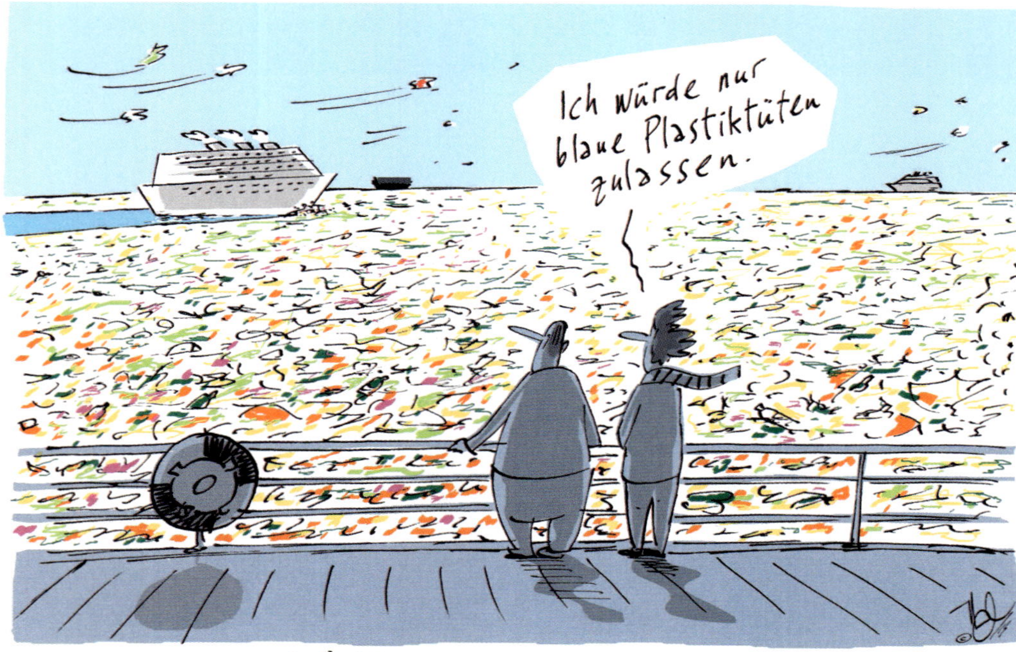

GRÜSSE VON DER MEERESDEPONIE

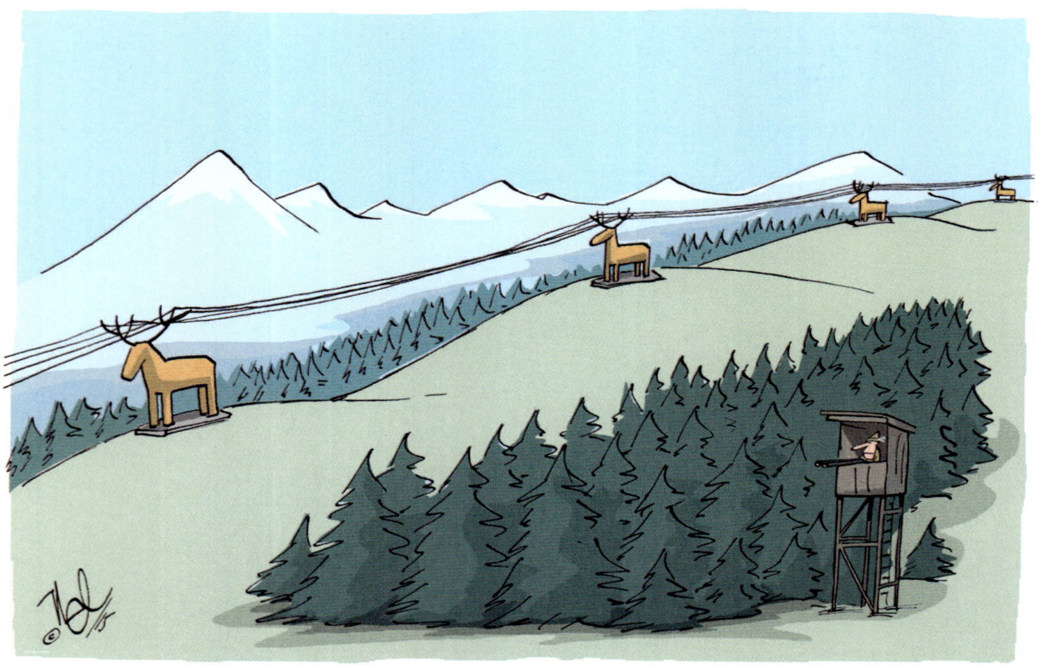

VORSCHLAG FÜR EINE STROMTRASSE NACH BAYERN

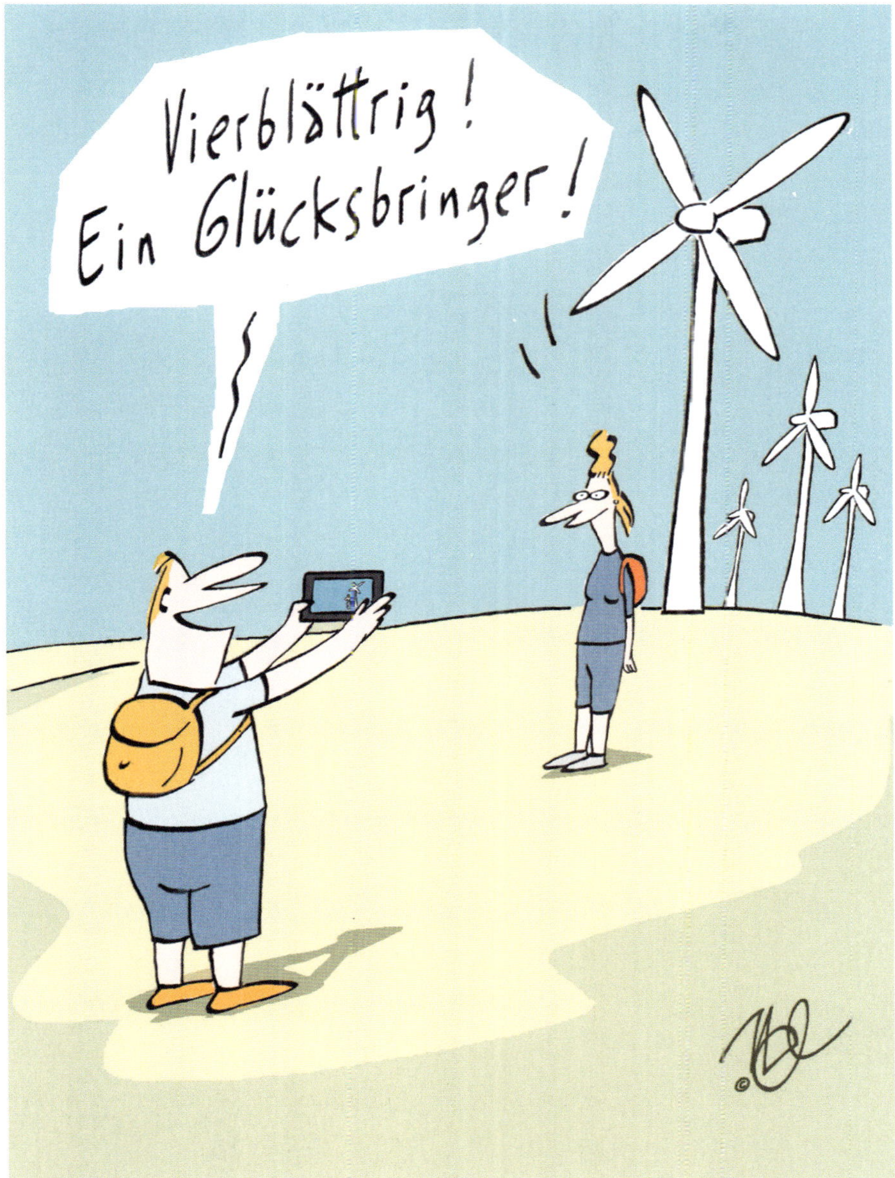
Vierblättrig! Ein Glücksbringer!

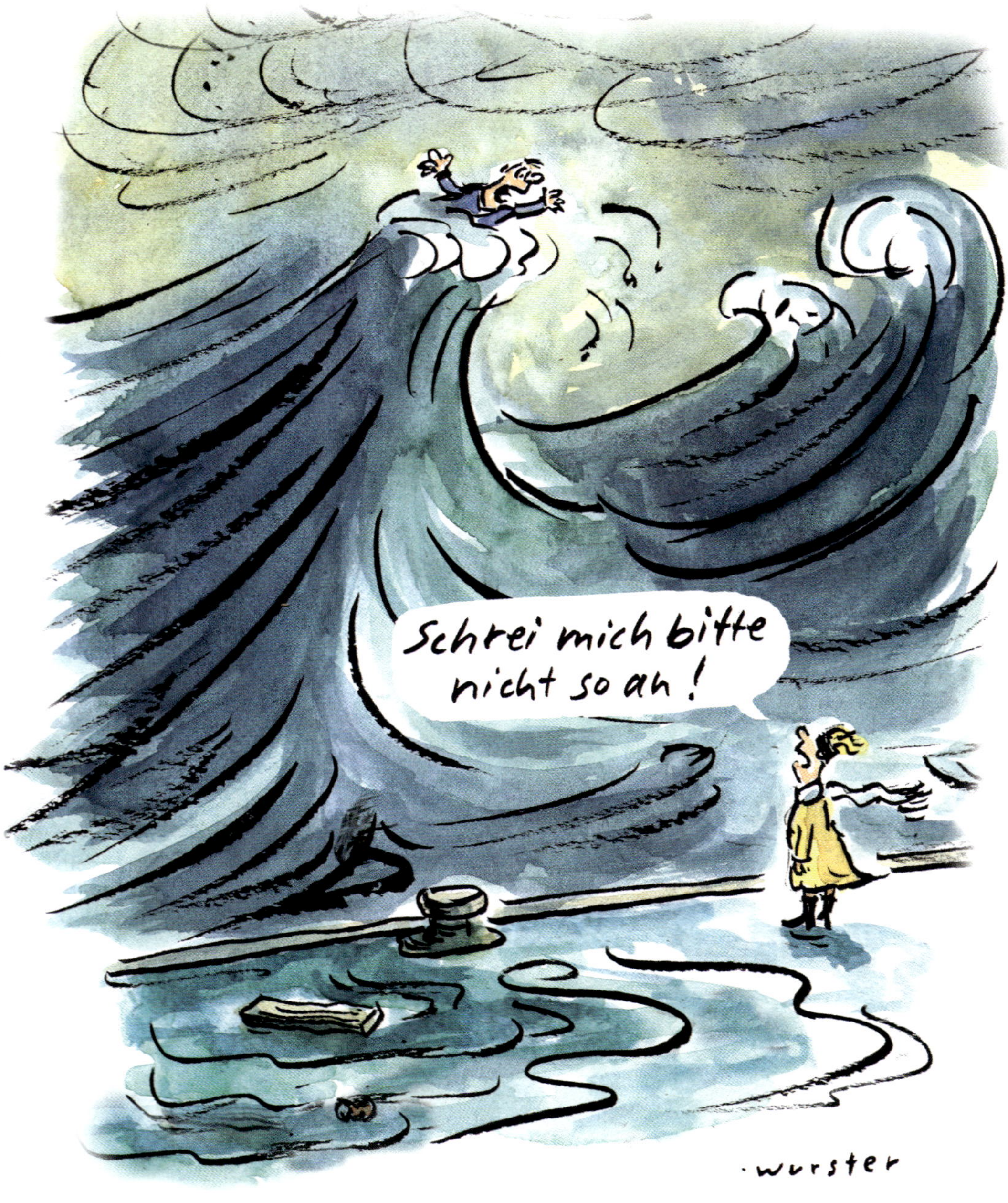
Schrei mich bitte nicht so an!
wurster

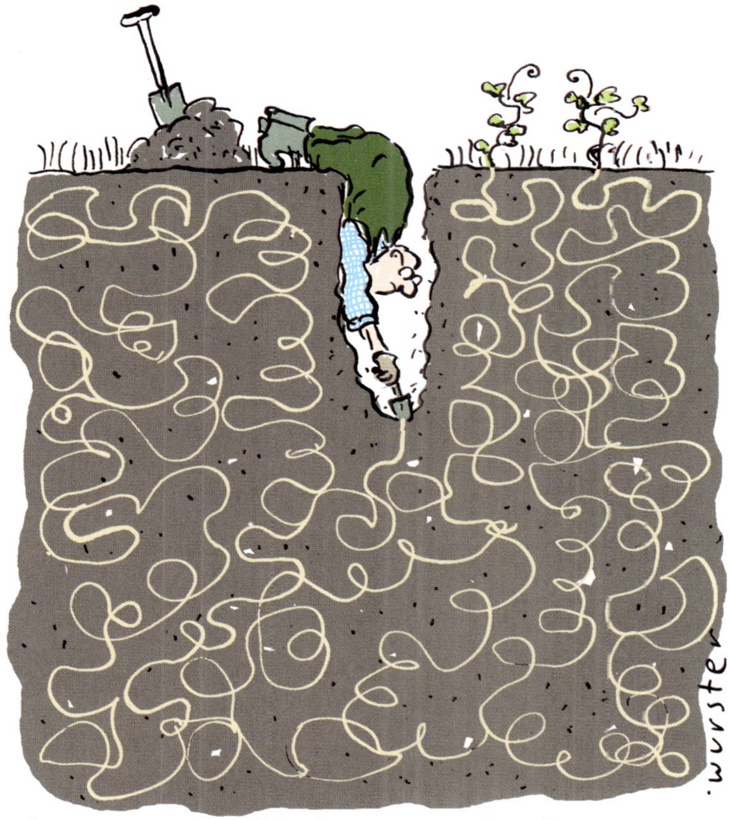
wurster

Querschnitt: Die Wurzeln der Ackerwinde

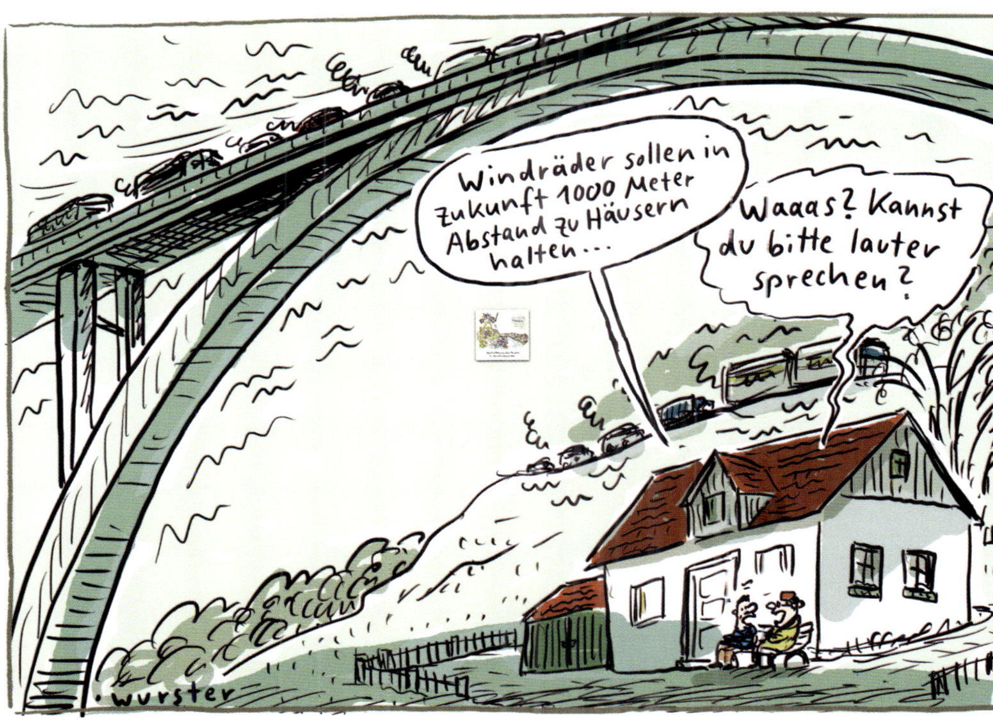
Windräder sollen in Zukunft 1000 Meter Abstand zu Häusern halten…
Waaas? Kannst du bitte lauter sprechen?
wurster

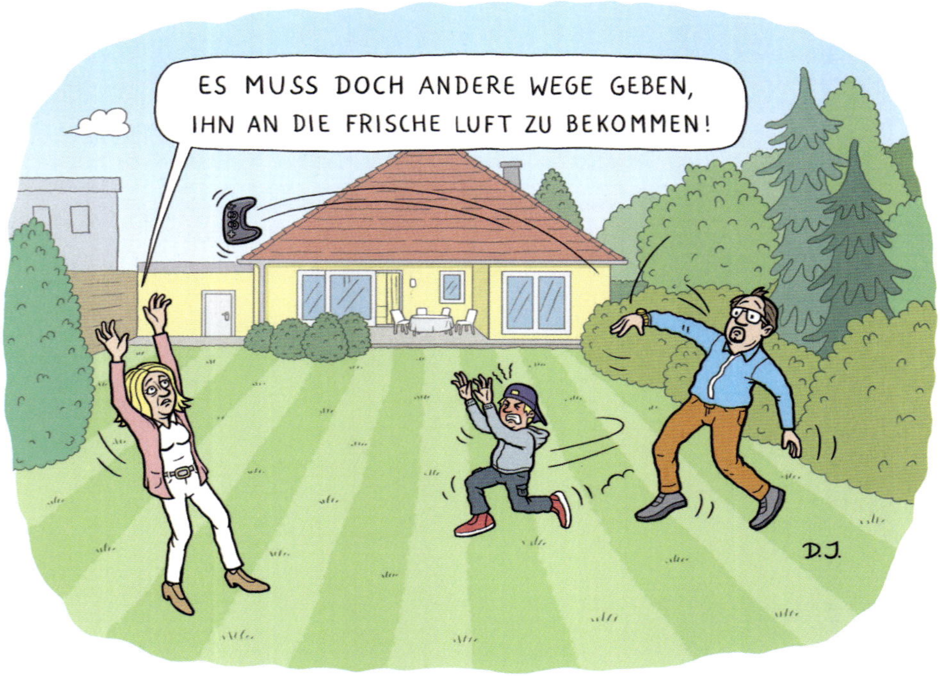
ES MUSS DOCH ANDERE WEGE GEBEN, IHN AN DIE FRISCHE LUFT ZU BEKOMMEN!
D.J.

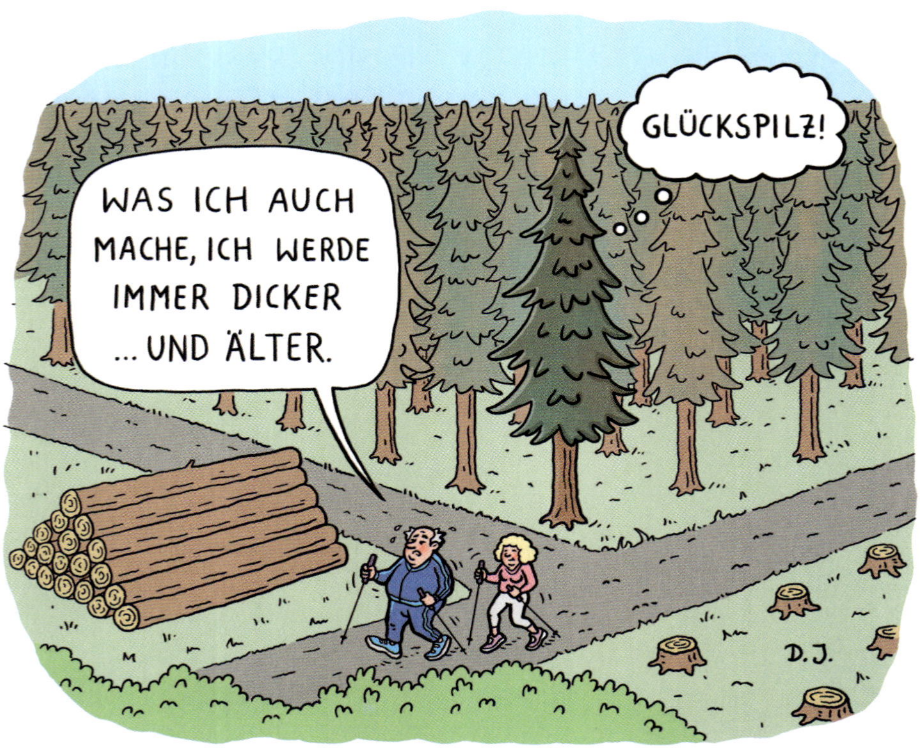
WAS ICH AUCH MACHE, ICH WERDE IMMER DICKER ... UND ÄLTER.
GLÜCKSPILZ!
D.J.

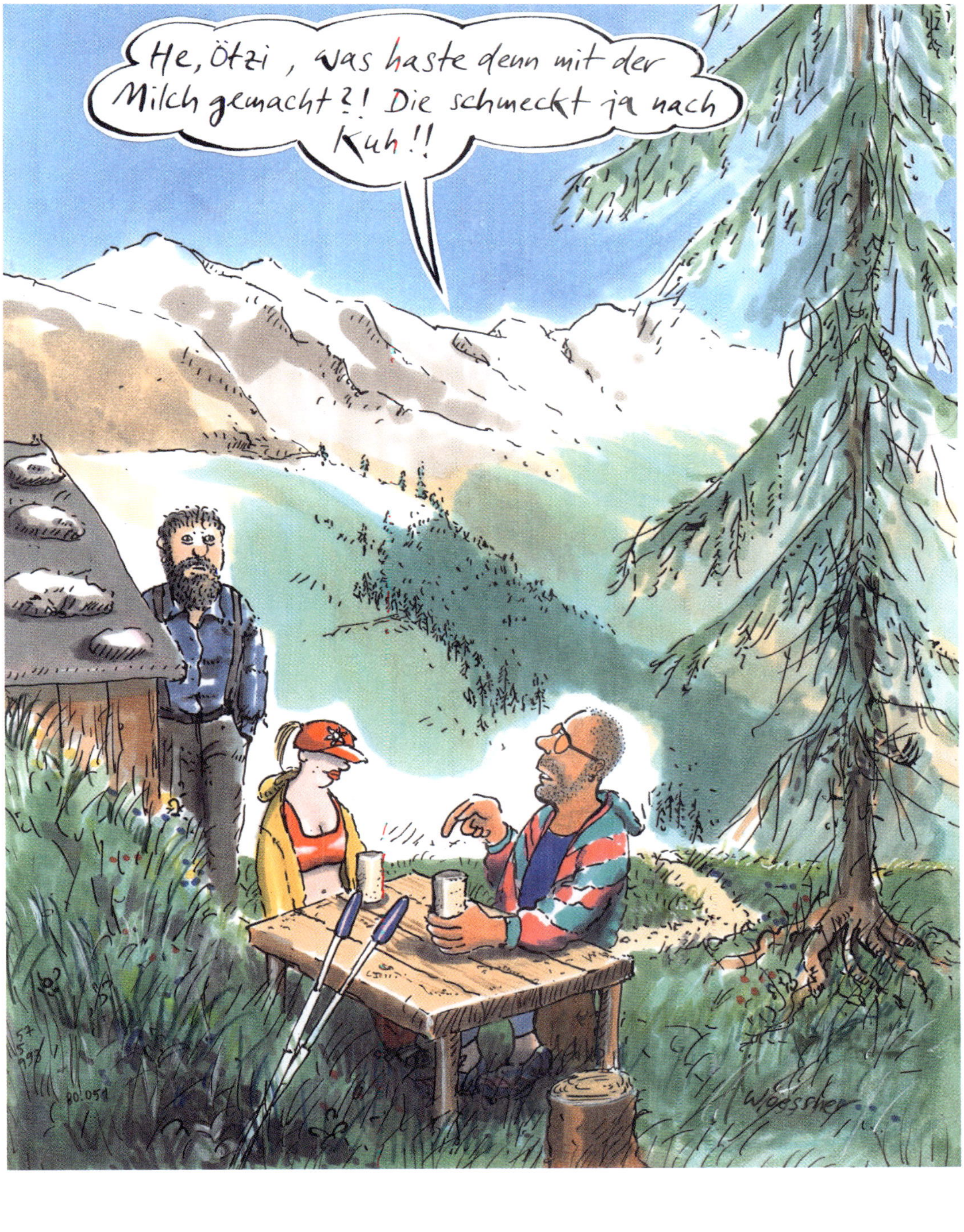
He, Ötzi, was haste denn mit der Milch gemacht?! Die schmeckt ja nach Kuh!!
Woessner

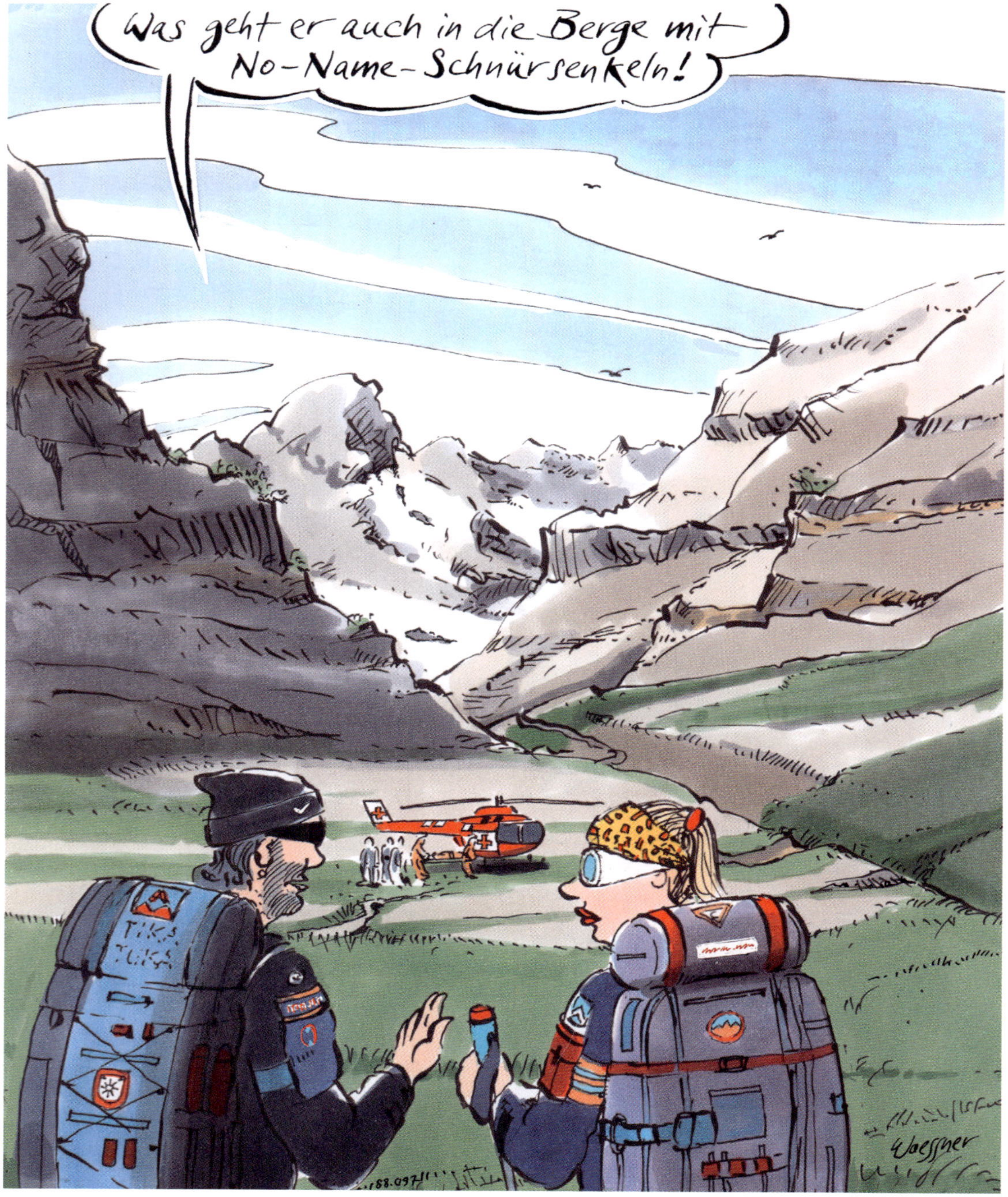
Was geht er auch in die Berge mit No-Name-Schnürsenkeln!
Woessner

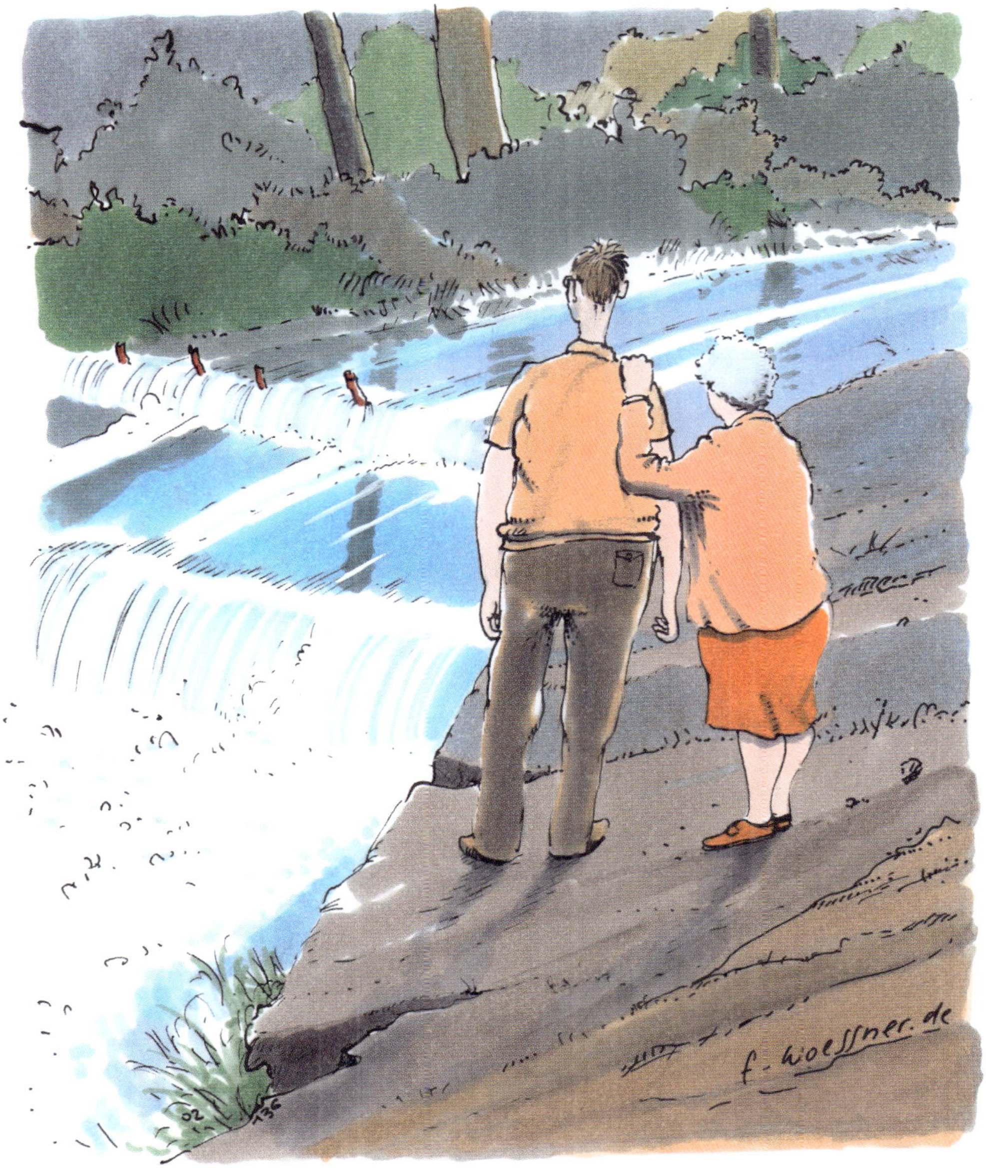

„Glaub mir, ich hab mir das Leben auch anders vorgestellt, als mit dem eigenen Sohn an einem drittklassigen Wasserfall rumzustehen."

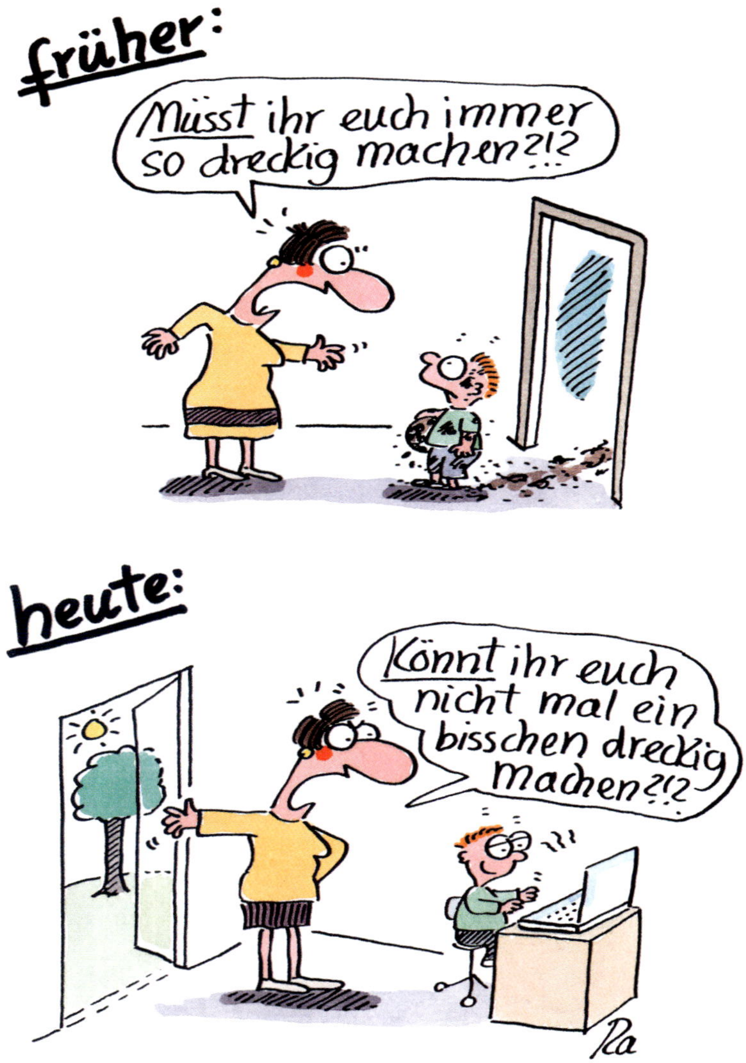
früher:
Müsst ihr euch immer so dreckig machen?!?
heute:
Könnt ihr euch nicht mal ein bisschen dreckig machen?!?
Ra

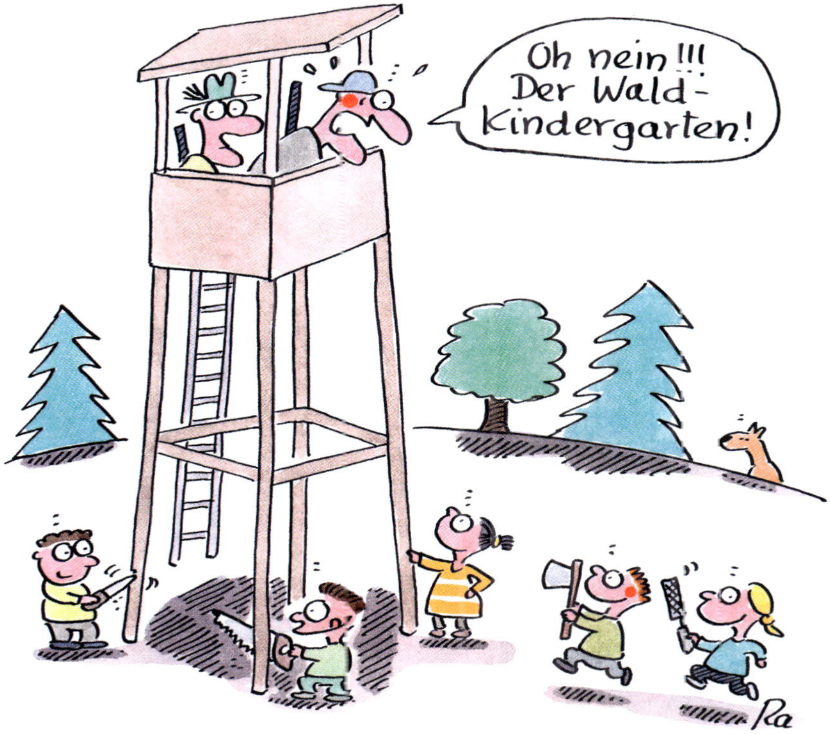
Oh nein!!! Der Wald-Kindergarten!
Ra

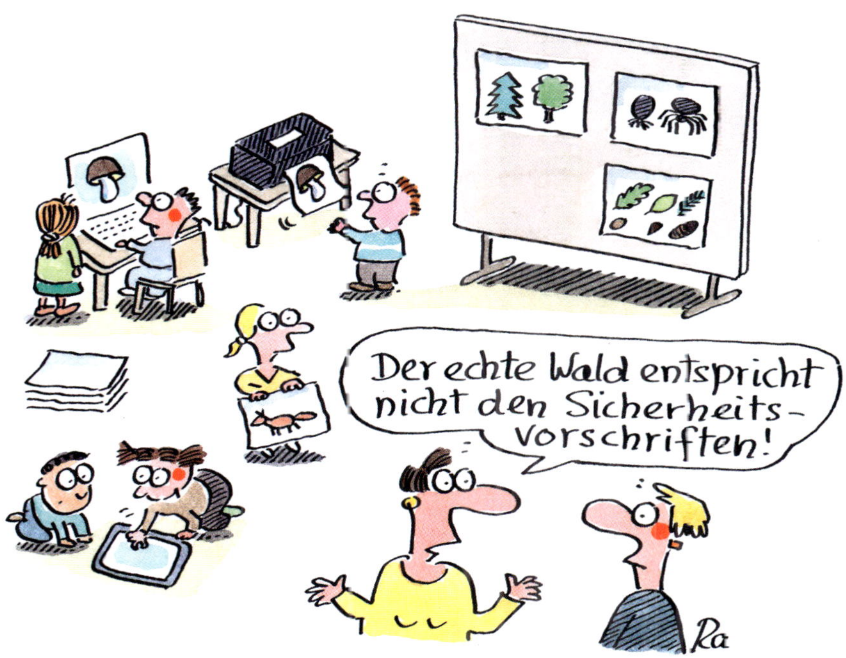
Der echte Wald entspricht nicht den Sicherheits-vorschriften!
Ra

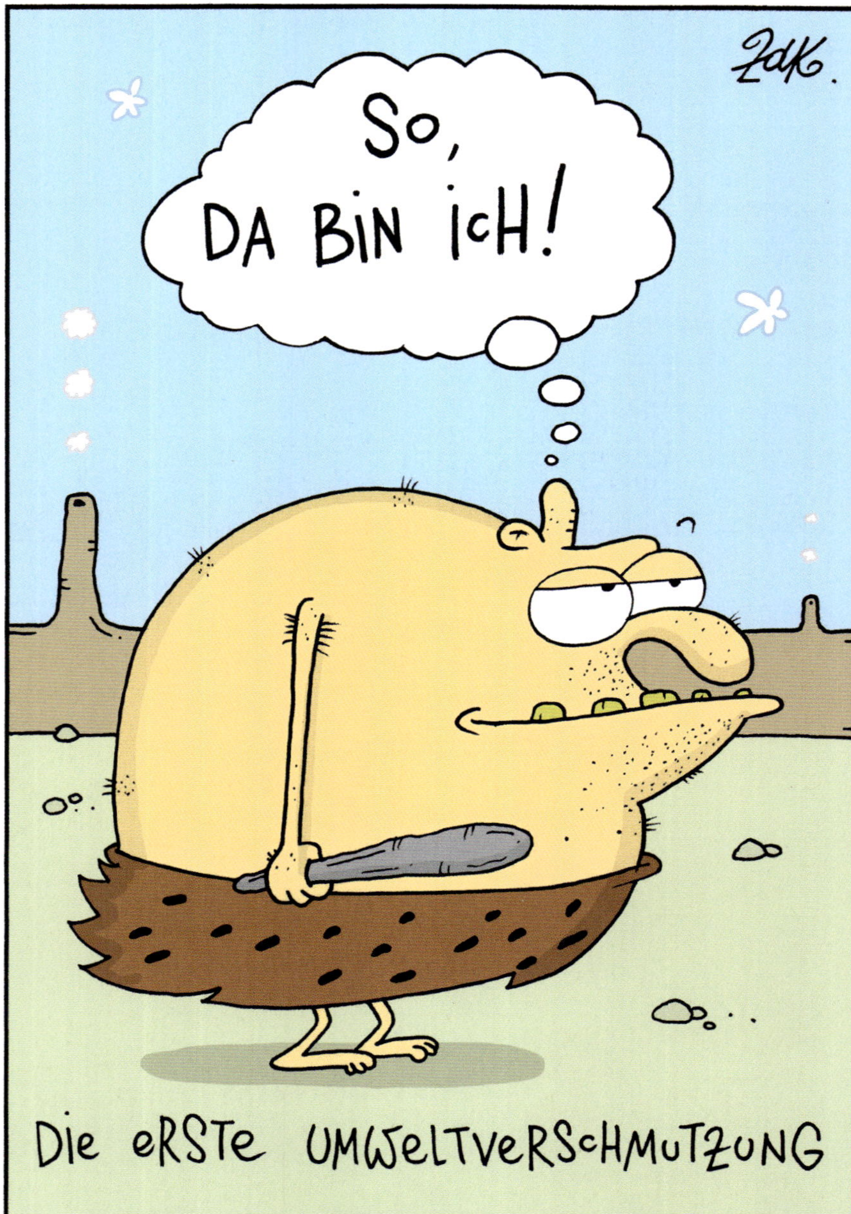

DIE ERSTE UMWELTVERSCHMUTZUNG

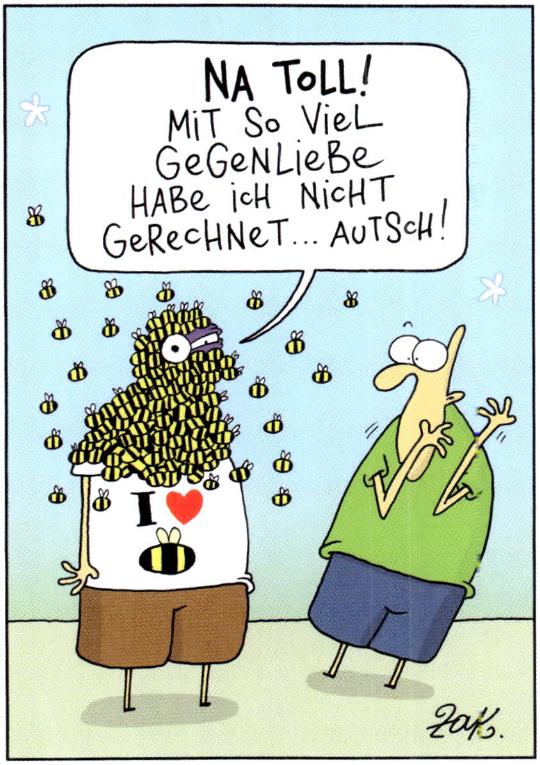
NA TOLL! MIT SO VIEL GEGENLIEBE HABE ICH NICHT GERECHNET … AUTSCH!
I ♥

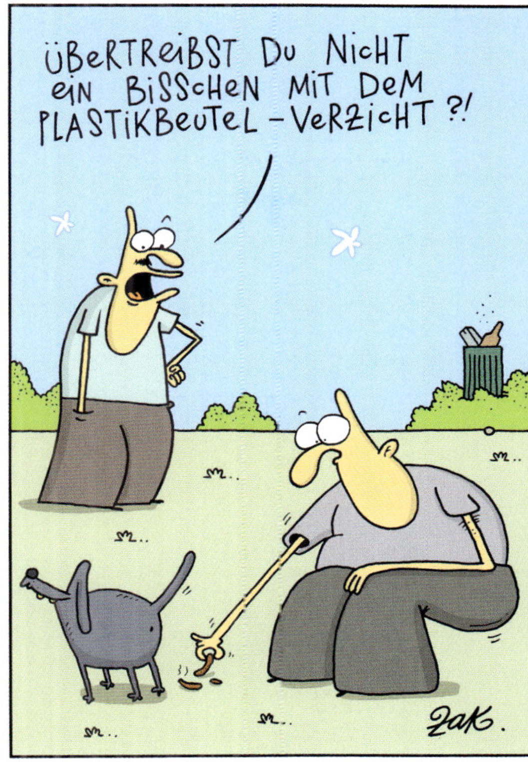
ÜBERTREIBST DU NICHT EIN BISSCHEN MIT DEM PLASTIKBEUTEL-VERZICHT ?!

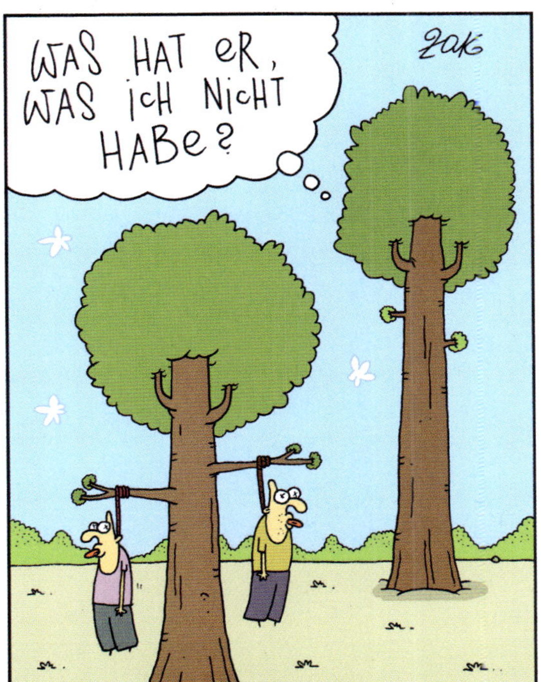
WAS HAT ER, WAS ICH NICHT HABE?

NEIDISCHE BÄUME

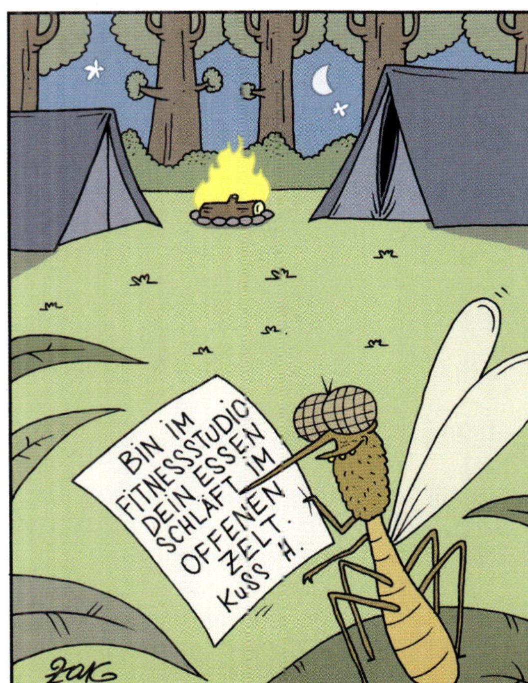
BIN IM FITNESSSTUDIO
DEIN ESSEN SCHLÄFT IM OFFENEN ZELT.
KUSS H.

NEULICH BEI MÜCKEN

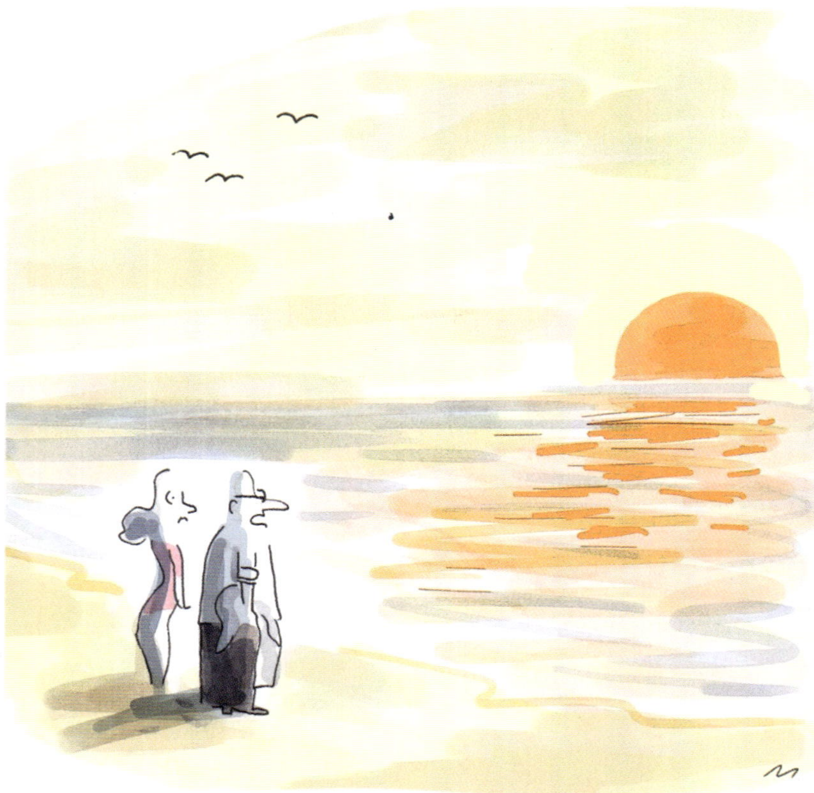

Ein analoger Sonnenuntergang …
… weiß gar nicht, wann ich
sowas zum letzten Mal
gesehen habe!

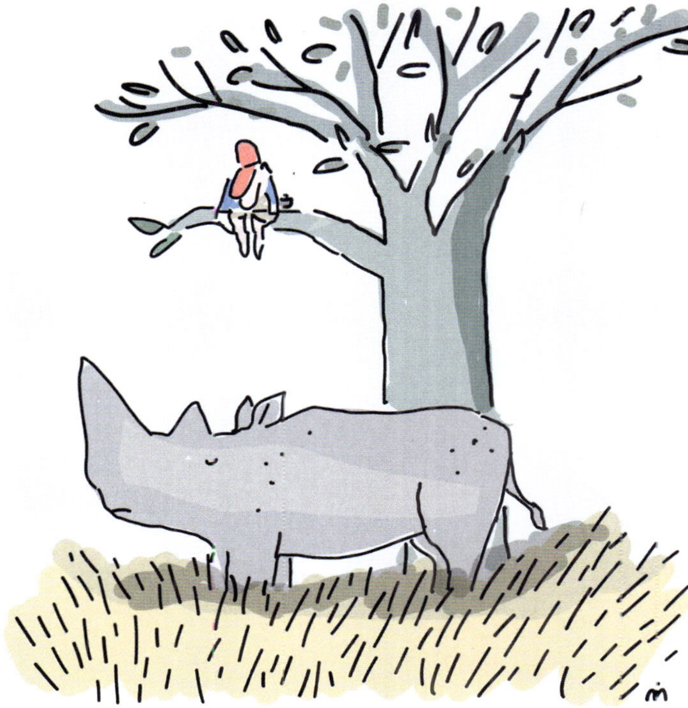

Nashörner stehen manchmal
nur so rum. Ein Tag ist da nichts.

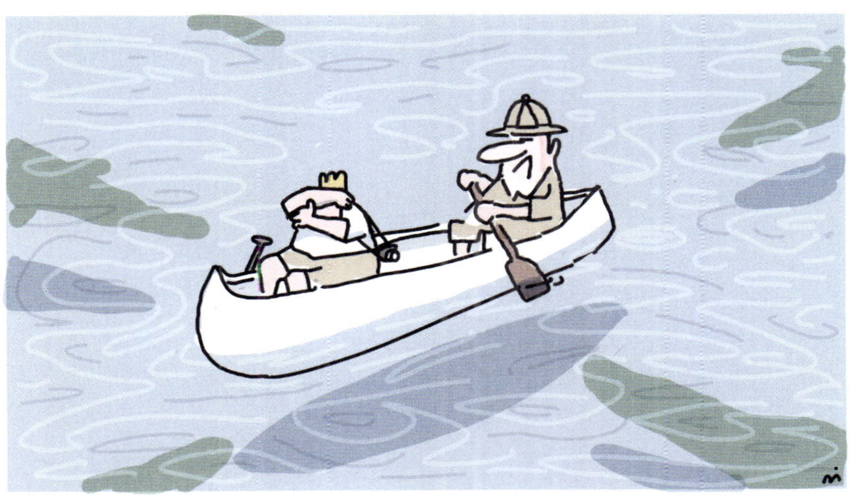

Ich möchte gerne mal wissen, wie Sie sich
Ihre berufliche Zukunft vorstellen, wenn
Sie sich jetzt schon die Augen zuhalten...

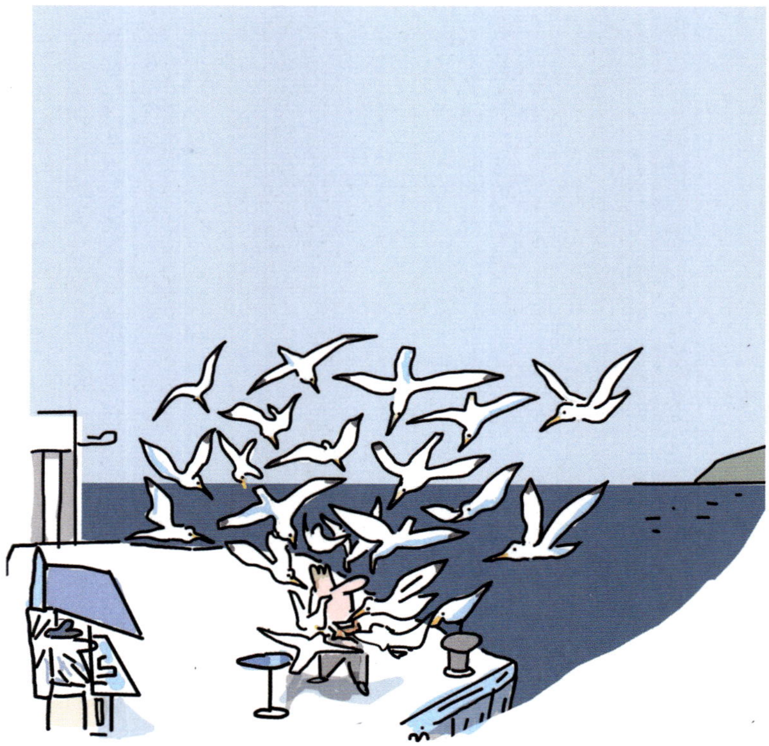

Manchmal reicht ein
Fischbrötchen, um die eigene
Beliebtheit zu relativieren.

FEUERKÄFER

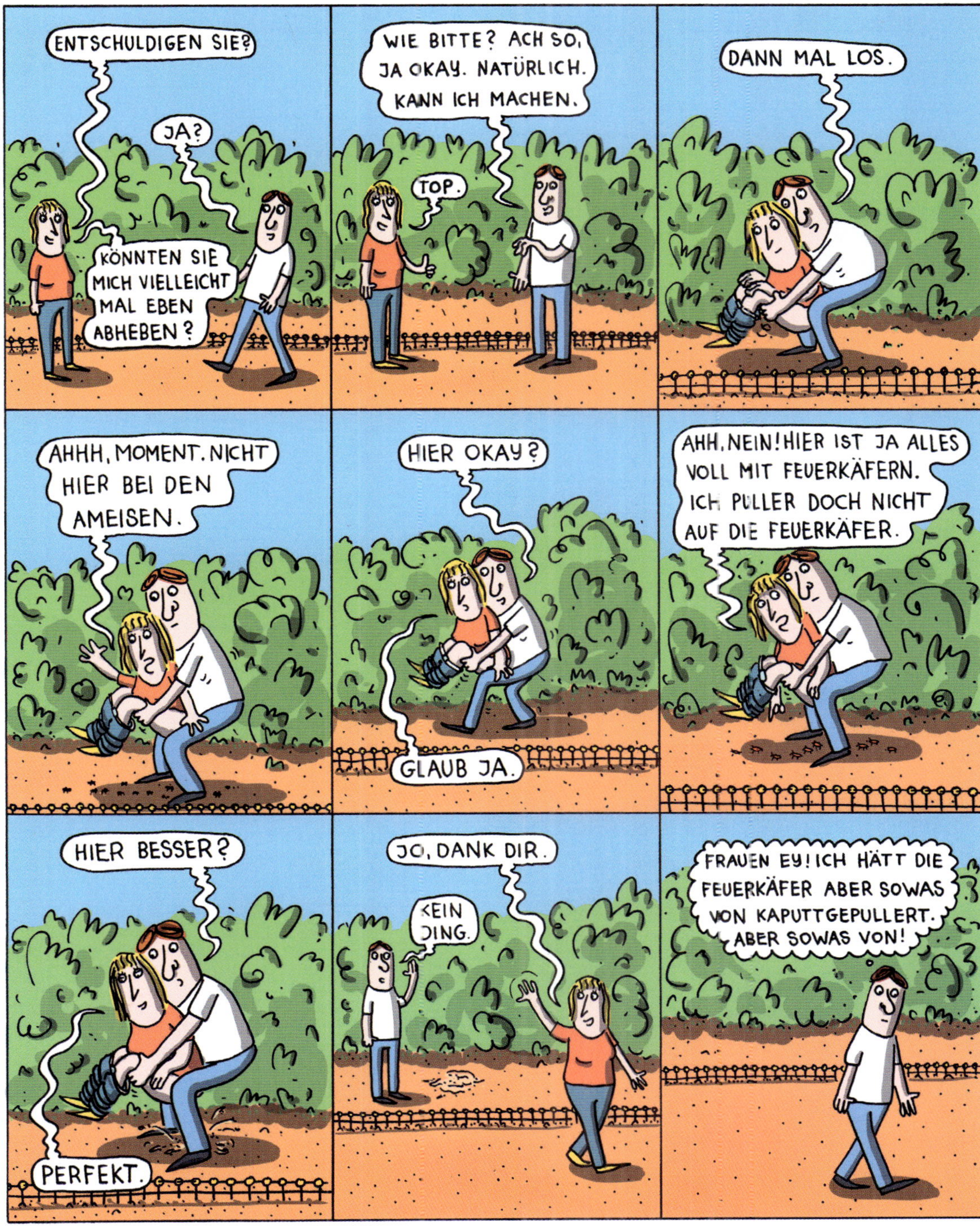
ENTSCHULDIGEN SIE?
JA?
KÖNNTEN SIE MICH VIELLEICHT MAL EBEN ABHEBEN?
WIE BITTE? ACH SO, JA OKAY. NATÜRLICH. KANN ICH MACHEN.
TOP.
DANN MAL LOS.
AHHH, MOMENT. NICHT HIER BEI DEN AMEISEN.
HIER OKAY?
GLAUB JA.
AHH, NEIN! HIER IST JA ALLES VOLL MIT FEUERKÄFERN. ICH PULLER DOCH NICHT AUF DIE FEUERKÄFER.
HIER BESSER?
PERFEKT.
JO, DANK DIR.
KEIN DING.
FRAUEN EY! ICH HÄTT DIE FEUERKÄFER ABER SOWAS VON KAPUTTGEPULLERT. ABER SOWAS VON!

MÄNNERSACHEN

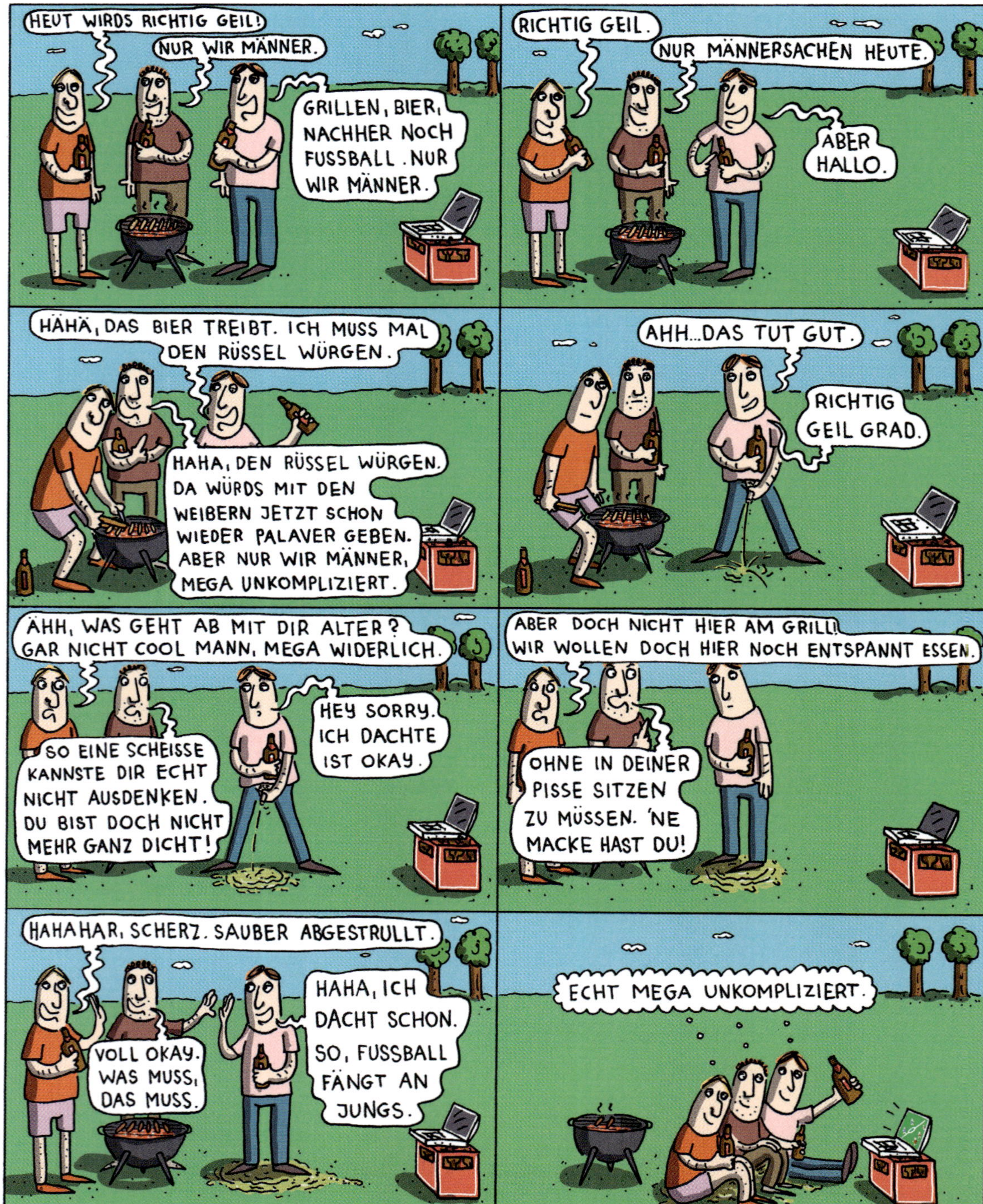

HEUT WIRDS RICHTIG GEIL!
NUR WIR MÄNNER.
GRILLEN, BIER, NACHHER NOCH FUSSBALL. NUR WIR MÄNNER.
RICHTIG GEIL.
NUR MÄNNERSACHEN HEUTE.
ABER HALLO.
HÄHÄ, DAS BIER TREIBT. ICH MUSS MAL DEN RÜSSEL WÜRGEN.
HAHA, DEN RÜSSEL WÜRGEN. DA WÜRDS MIT DEN WEIBERN JETZT SCHON WIEDER PALAVER GEBEN. ABER NUR WIR MÄNNER, MEGA UNKOMPLIZIERT.
AHH...DAS TUT GUT.
RICHTIG GEIL GRAD.
ÄHH, WAS GEHT AB MIT DIR ALTER? GAR NICHT COOL MANN, MEGA WIDERLICH.
SO EINE SCHEISSE KANNSTE DIR ECHT NICHT AUSDENKEN. DU BIST DOCH NICHT MEHR GANZ DICHT!
HEY SORRY. ICH DACHTE IST OKAY.
ABER DOCH NICHT HIER AM GRILL! WIR WOLLEN DOCH HIER NOCH ENTSPANNT ESSEN.
OHNE IN DEINER PISSE SITZEN ZU MÜSSEN. 'NE MACKE HAST DU!
HAHAHAR, SCHERZ. SAUBER ABGESTRULLT.
VOLL OKAY. WAS MUSS, DAS MUSS.
HAHA, ICH DACHT SCHON. SO, FUSSBALL FÄNGT AN JUNGS.
ECHT MEGA UNKOMPLIZIERT.

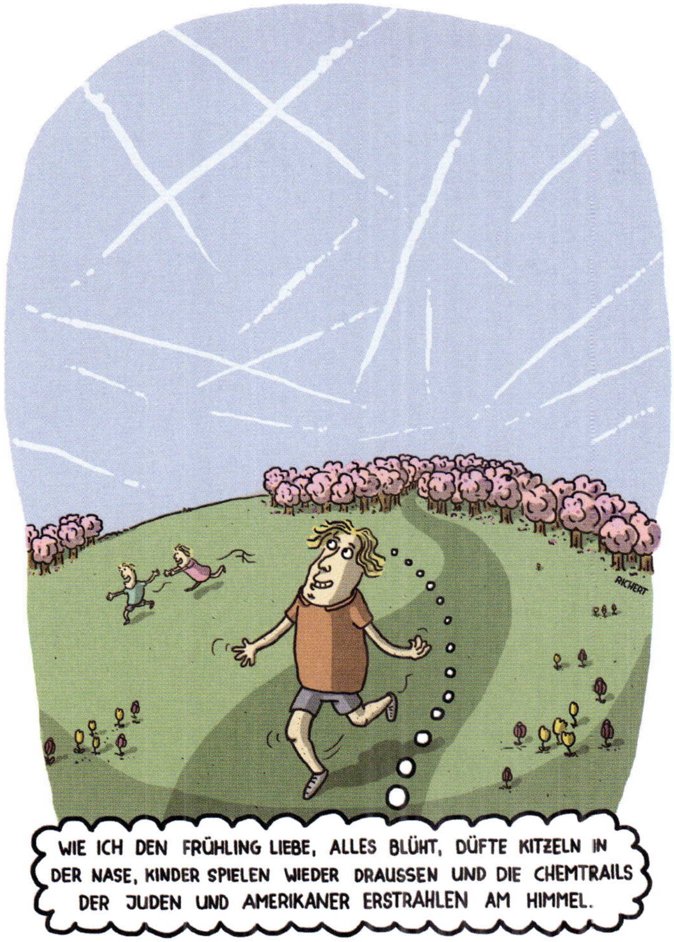
RICHERT
WIE ICH DEN FRÜHLING LIEBE, ALLES BLÜHT, DÜFTE KITZELN IN DER NASE, KINDER SPIELEN WIEDER DRAUSSEN UND DIE CHEMTRAILS DER JUDEN UND AMERIKANER ERSTRAHLEN AM HIMMEL.

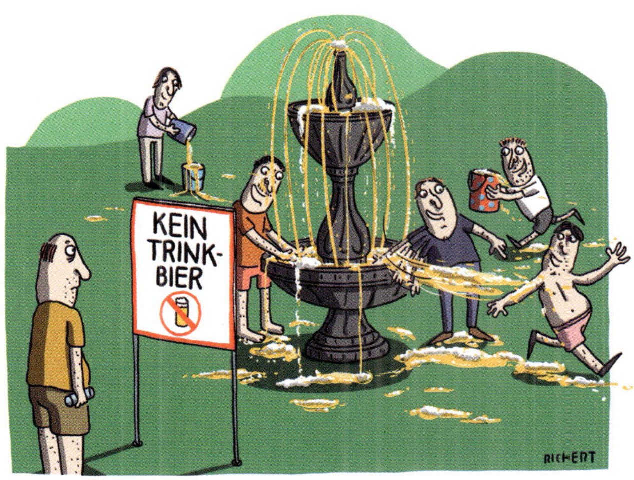
KEIN TRINK-BIER
RICHERT

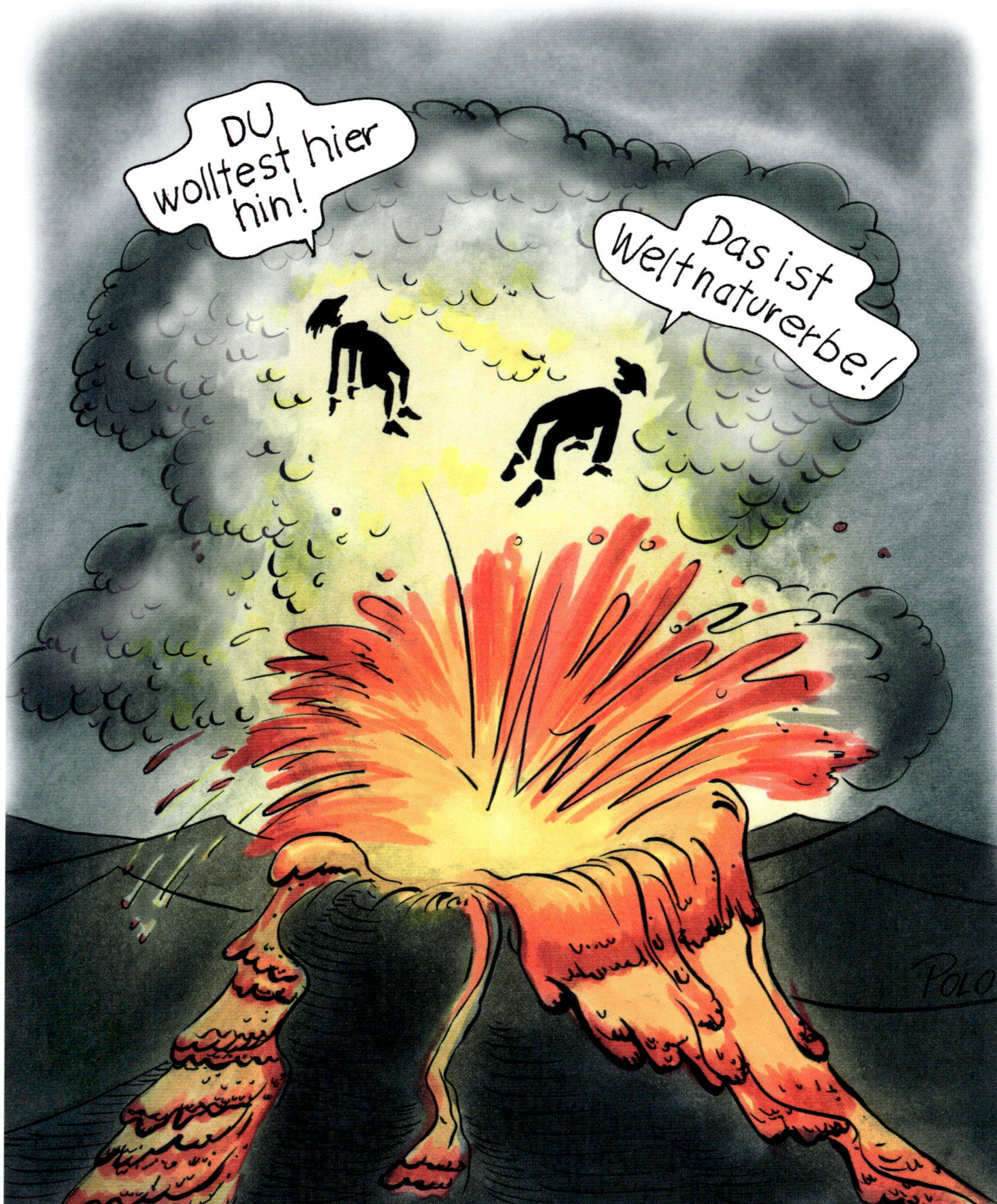
DU wolltest hier hin!
Das ist Weltnaturerbe!
POLO

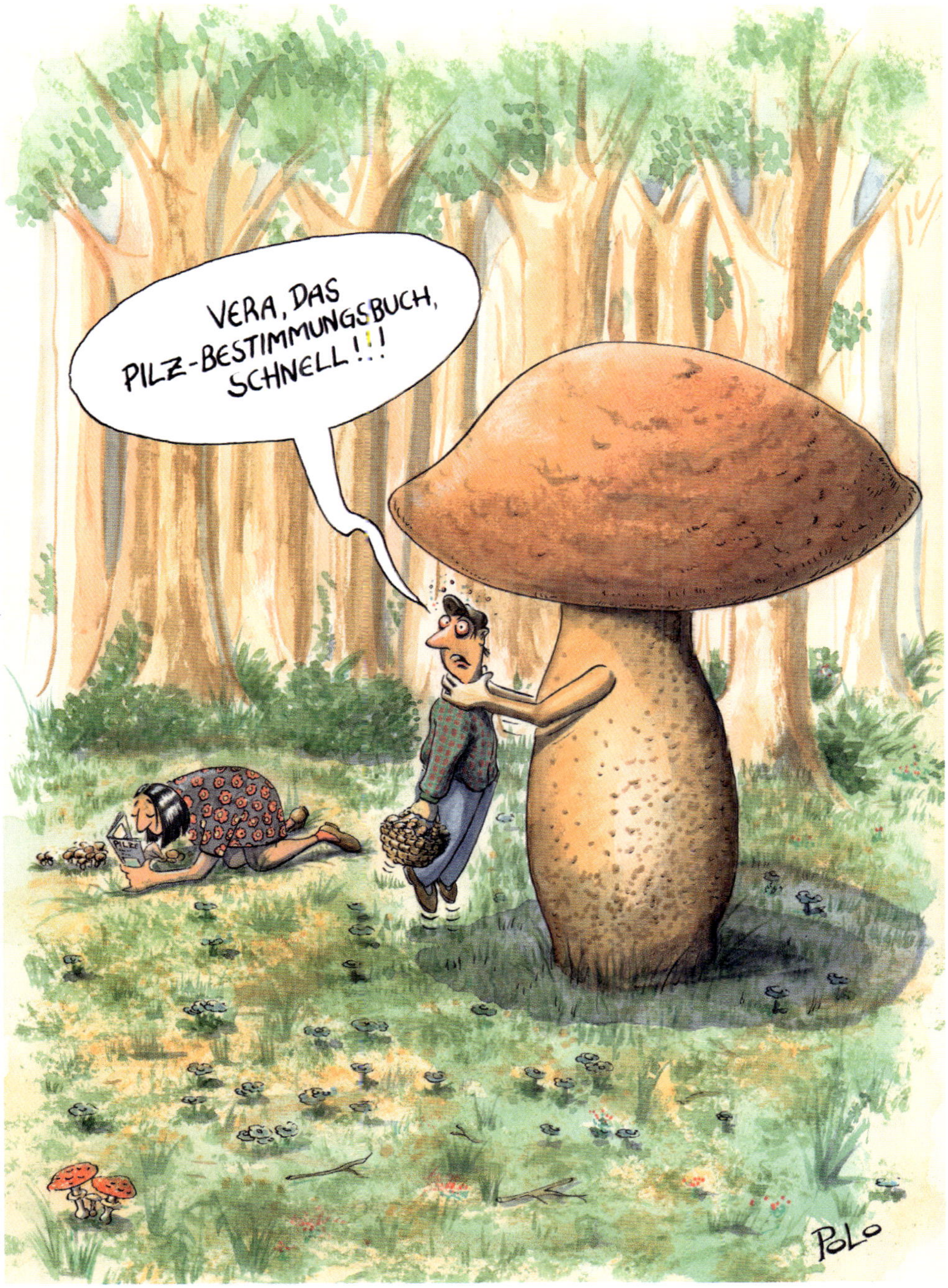
VERA, DAS PILZ-BESTIMMUNGSBUCH, SCHNELL!!!
PILZ
PoLo

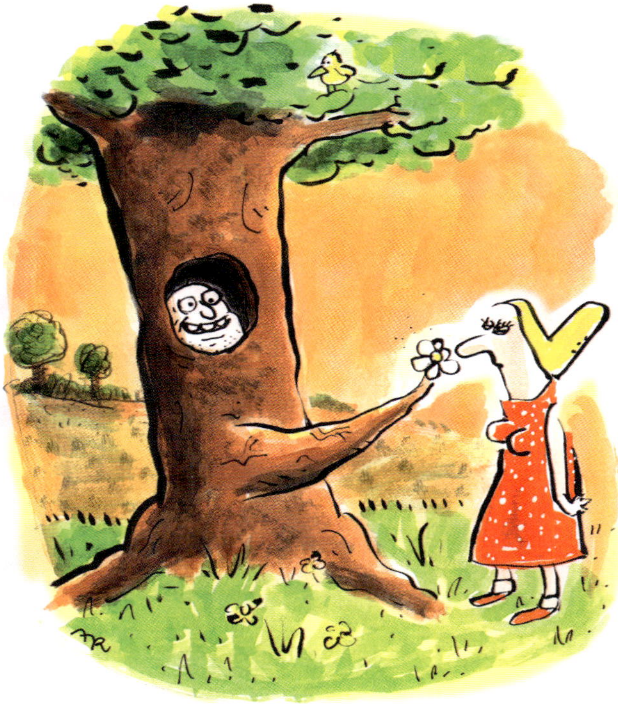

IM NATURBURSCHEN-WALD

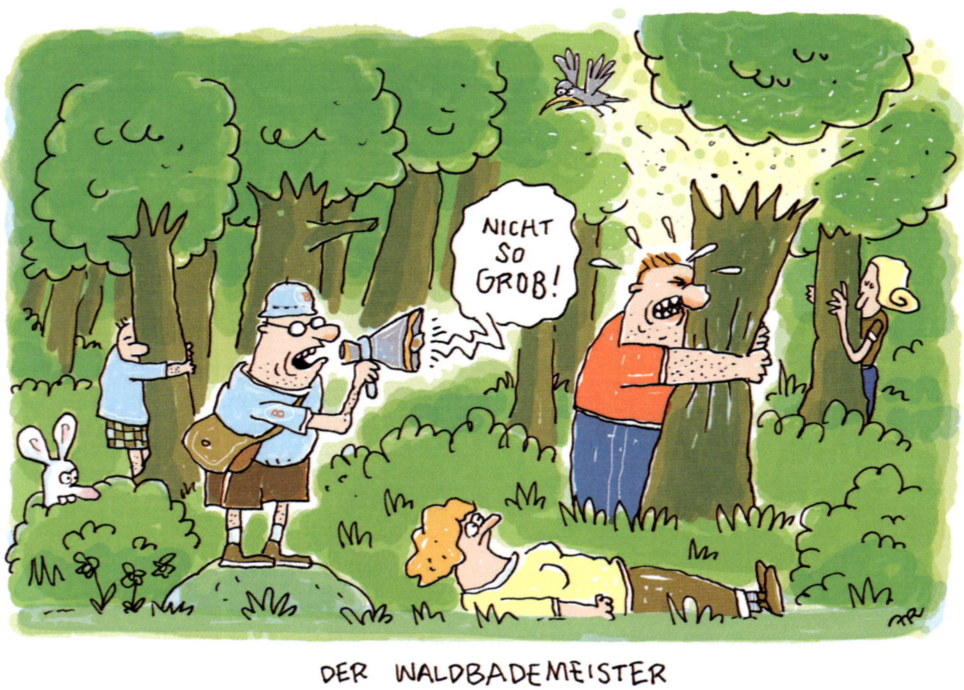

DER WALDBADEMEISTER

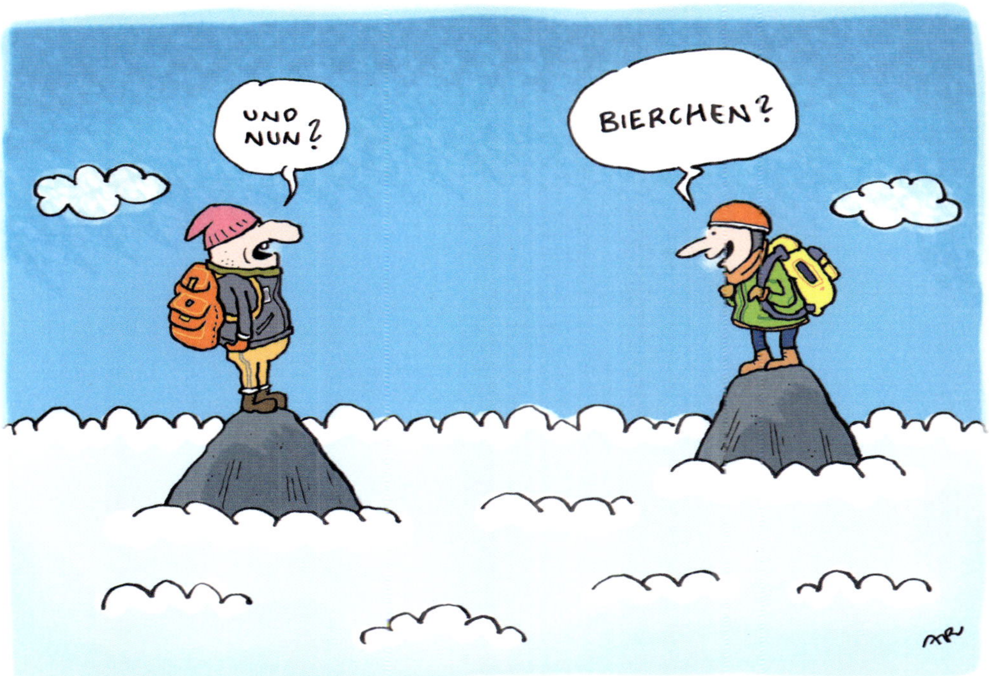
UND NUN?
BIERCHEN?

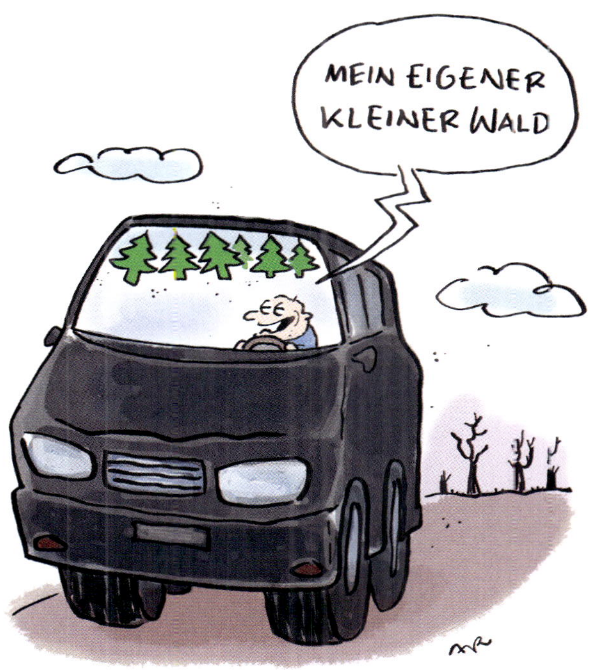
MEIN EIGENER KLEINER WALD

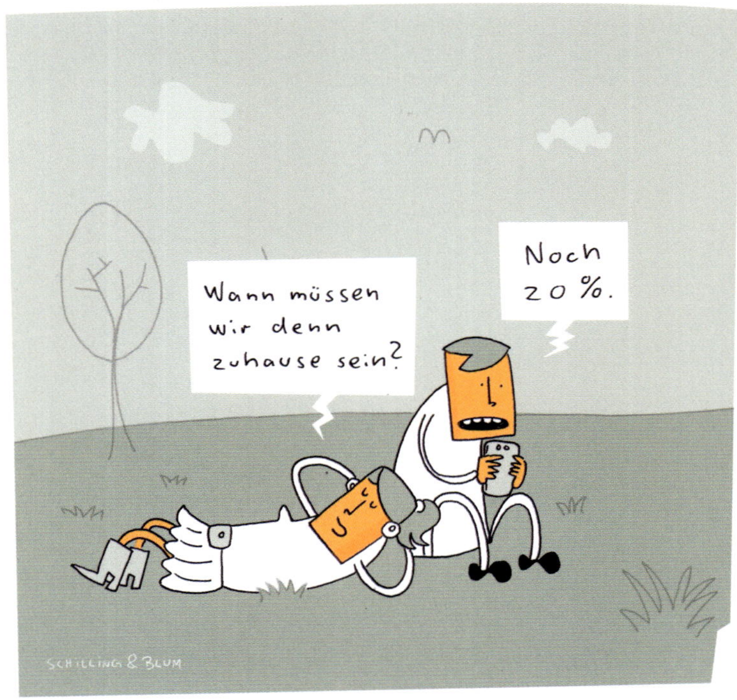
Wann müssen wir denn zuhause sein?
Noch 20 %.
SCHILLING & BLUM

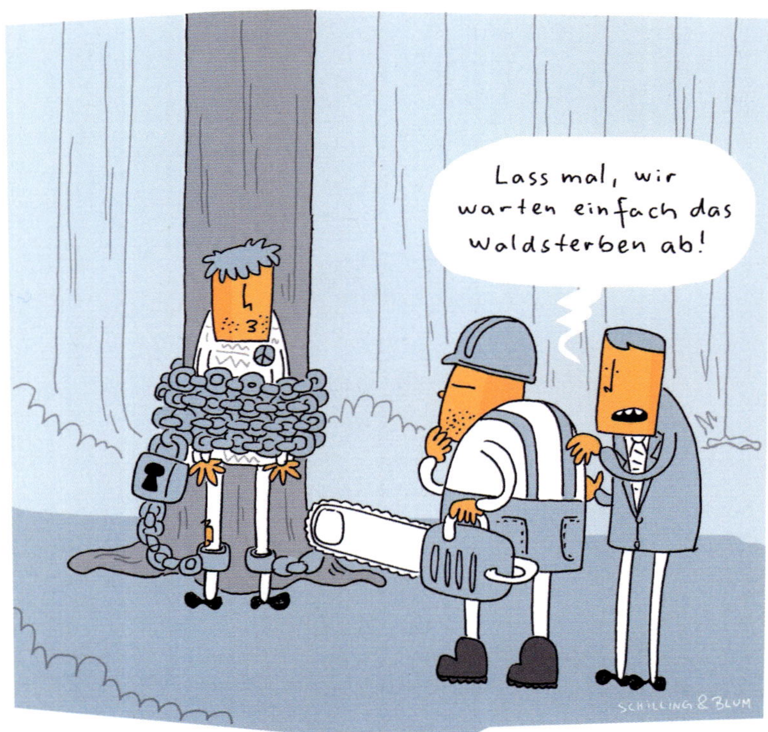
Lass mal, wir warten einfach das waldsterben ab!
SCHILLING & BLUM

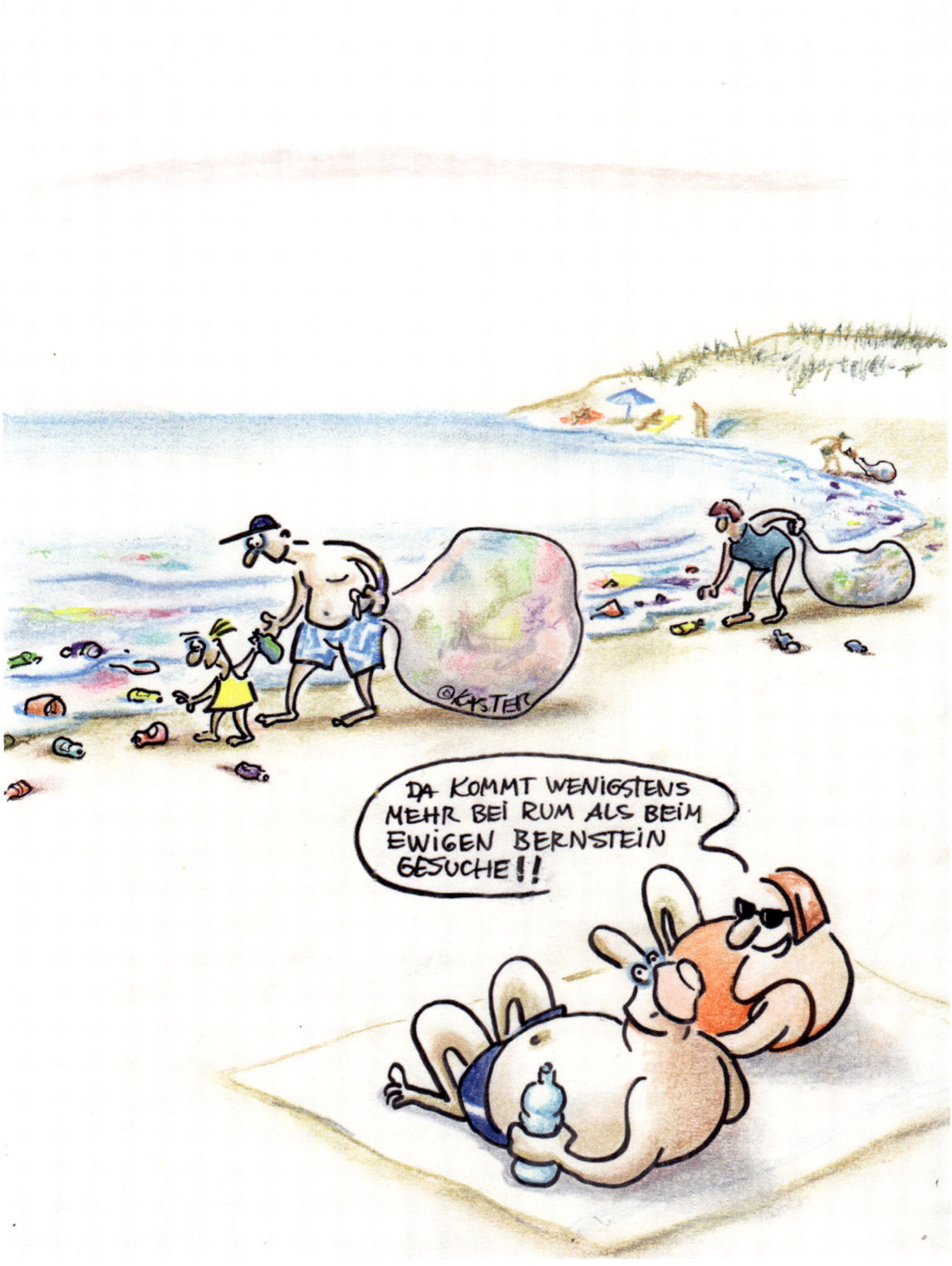
©KASTER
DA KOMMT WENIGSTENS MEHR BEI RUM ALS BEIM EWIGEN BERNSTEIN GESUCHE!!

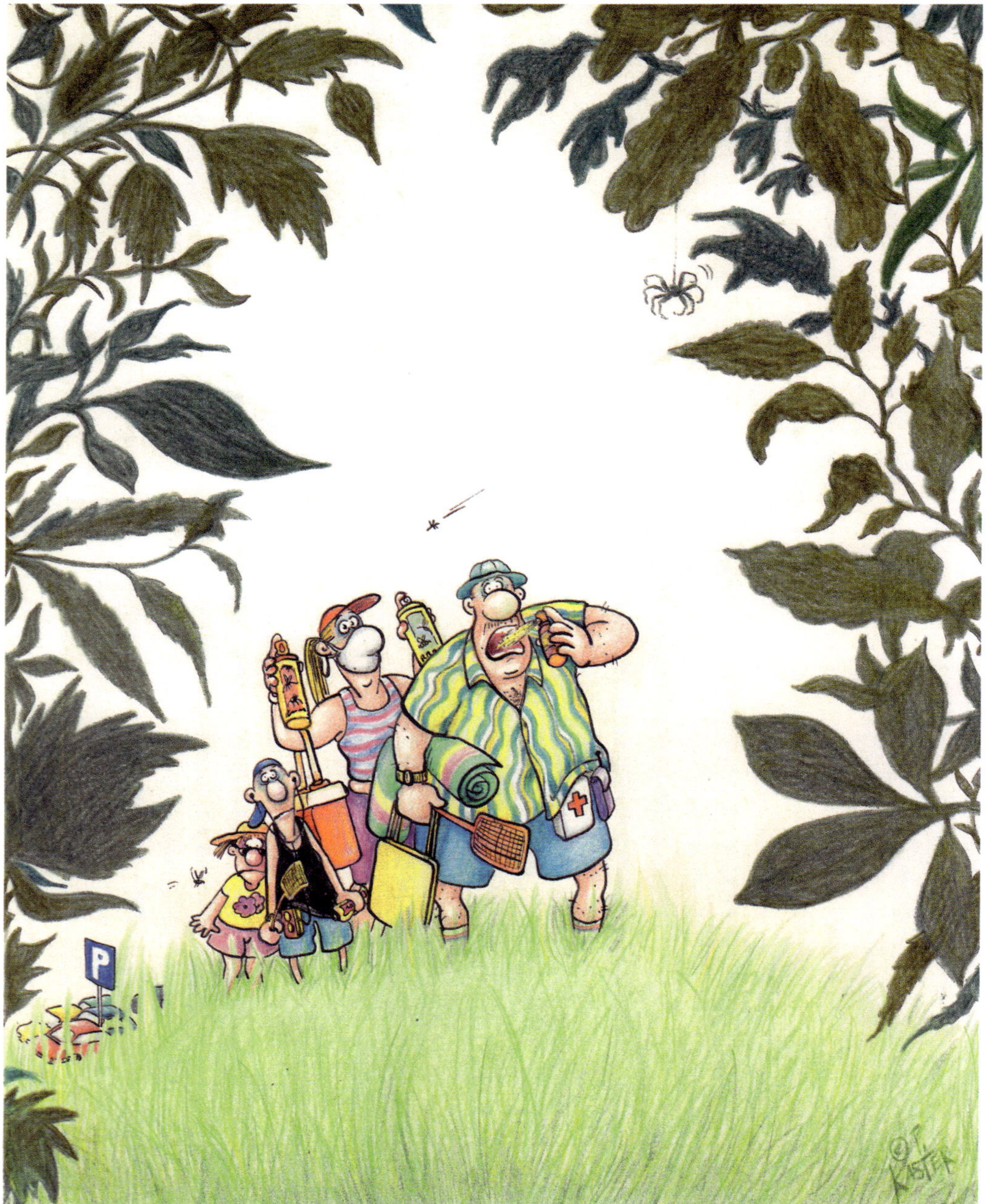

SONNTAGS SUCHT FAMILIE GRABOWSKI DEN WEG ZURÜCK IN DIE NATUR.

GARTEN TO GO

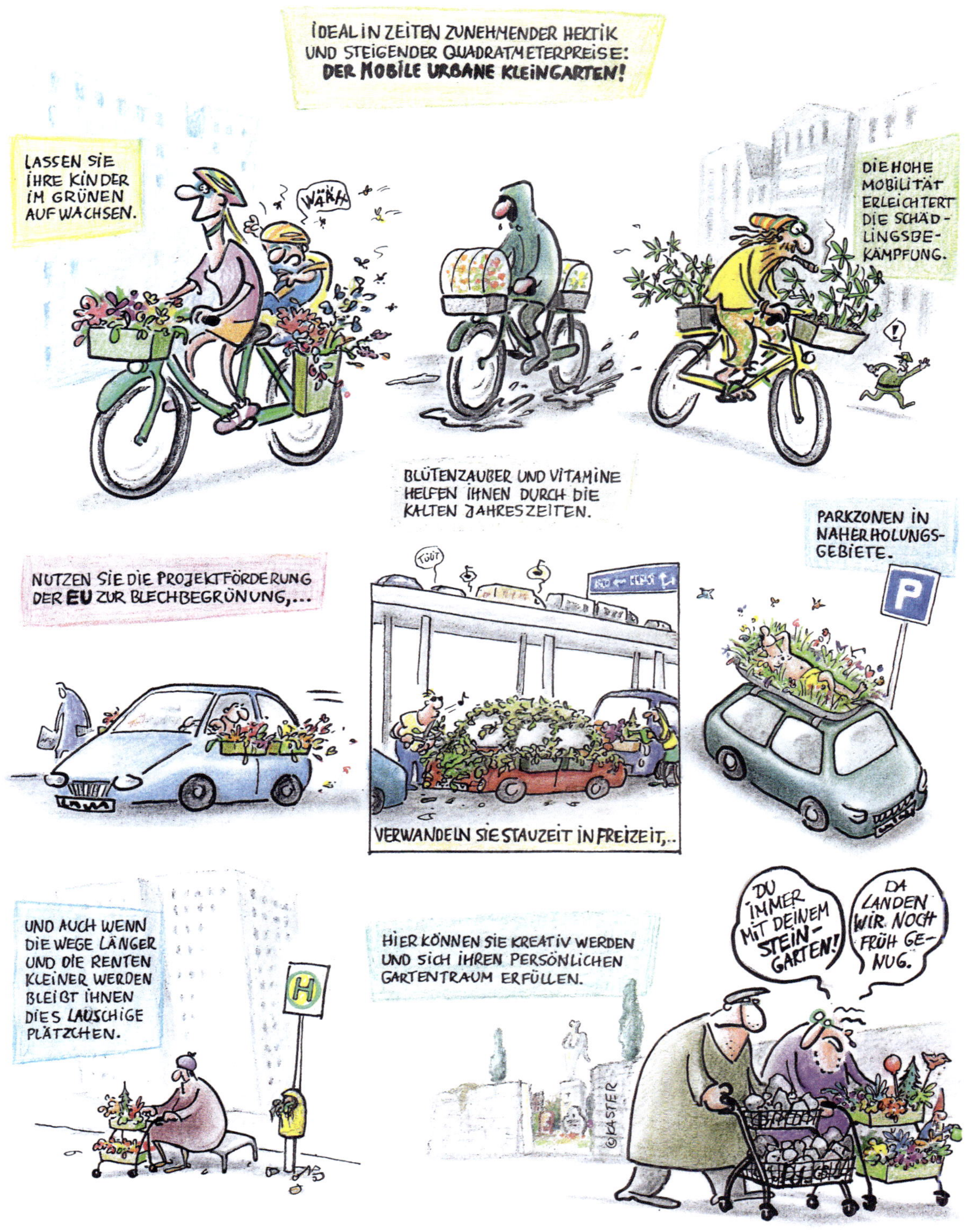
IDEAL IN ZEITEN ZUNEHMENDER HEKTIK UND STEIGENDER QUADRATMETERPREISE: DER MOBILE URBANE KLEINGARTEN!
LASSEN SIE IHRE KINDER IM GRÜNEN AUFWACHSEN.
WÄÄH
DIE HOHE MOBILITÄT ERLEICHTERT DIE SCHÄDLINGSBEKÄMPFUNG.
BLÜTENZAUBER UND VITAMINE HELFEN IHNEN DURCH DIE KALTEN JAHRESZEITEN.
NUTZEN SIE DIE PROJEKTFÖRDERUNG DER EU ZUR BLECHBEGRÜNUNG,...
TÖÖT
VERWANDELN SIE STAUZEIT IN FREIZEIT,..
PARKZONEN IN NAHERHOLUNGSGEBIETE.
P
UND AUCH WENN DIE WEGE LÄNGER UND DIE RENTEN KLEINER WERDEN BLEIBT IHNEN DIES LAUSCHIGE PLÄTZCHEN.
H
HIER KÖNNEN SIE KREATIV WERDEN UND SICH IHREN PERSÖNLICHEN GARTENTRAUM ERFÜLLEN.
DU IMMER MIT DEINEM STEINGARTEN!
DA LANDEN WIR NOCH FRÜH GENUG.
©KASTER

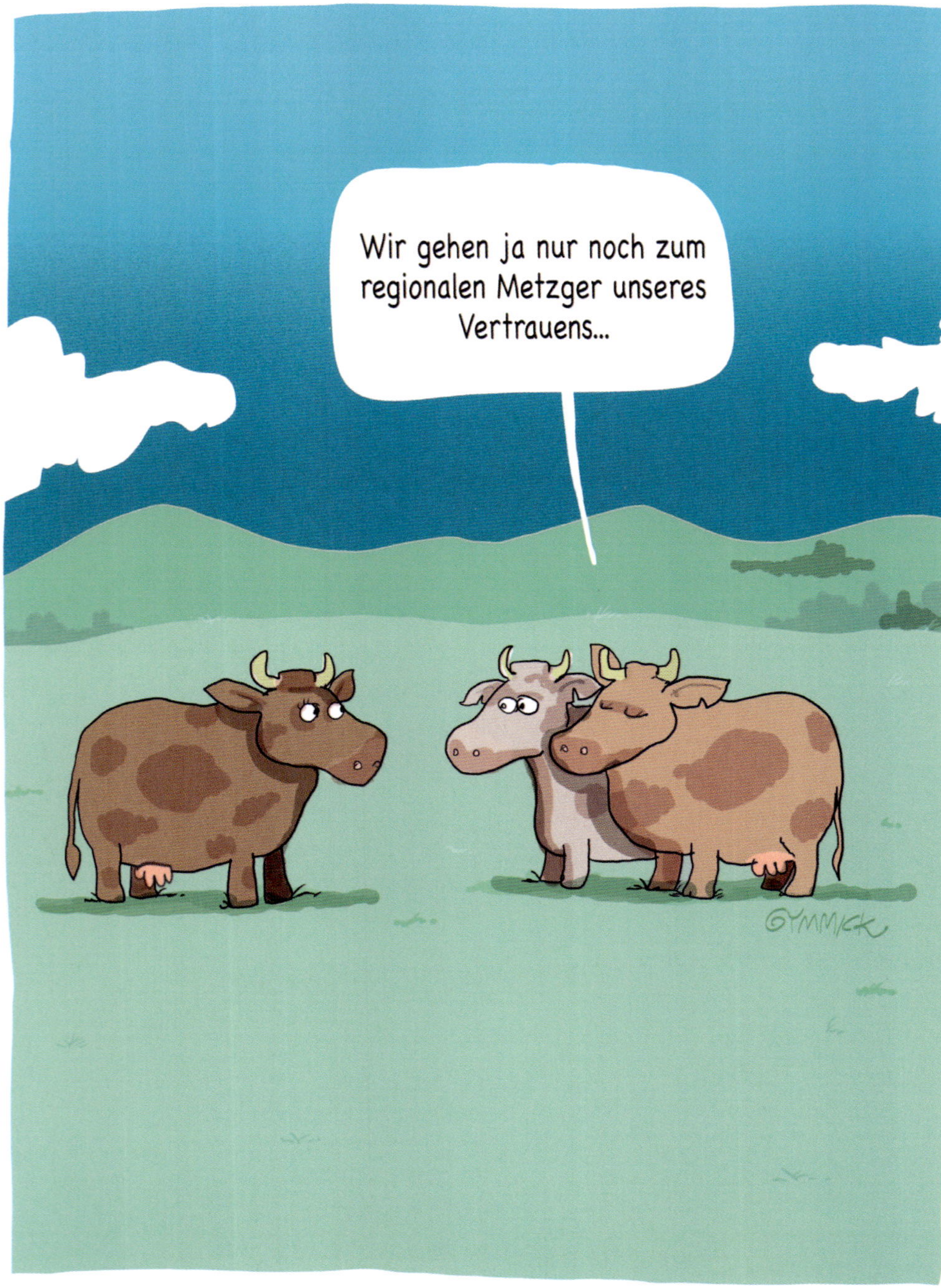
Wir gehen ja nur noch zum regionalen Metzger unseres Vertrauens...
GYMMICK

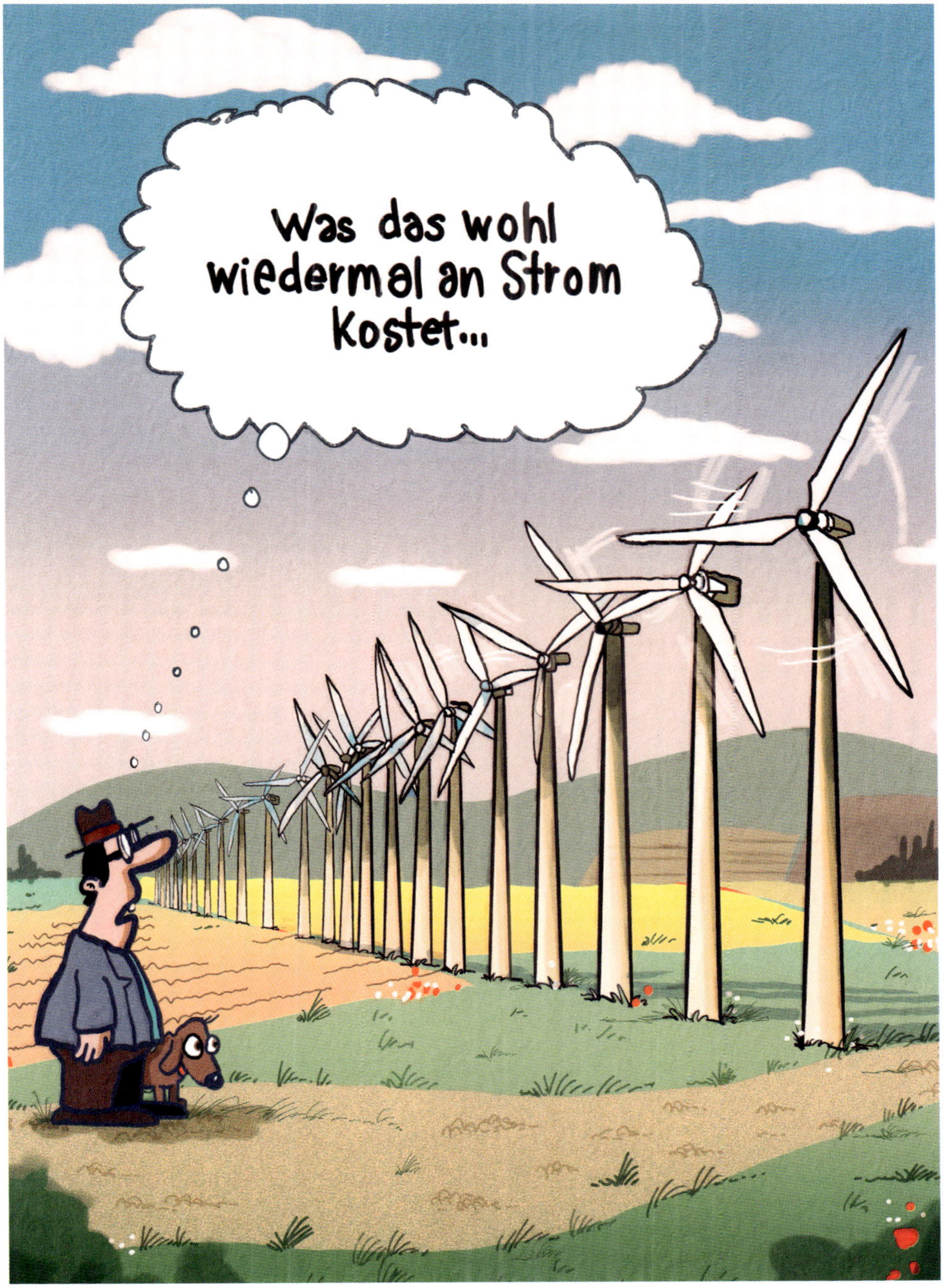
Was das wohl wiedermal an Strom kostet...

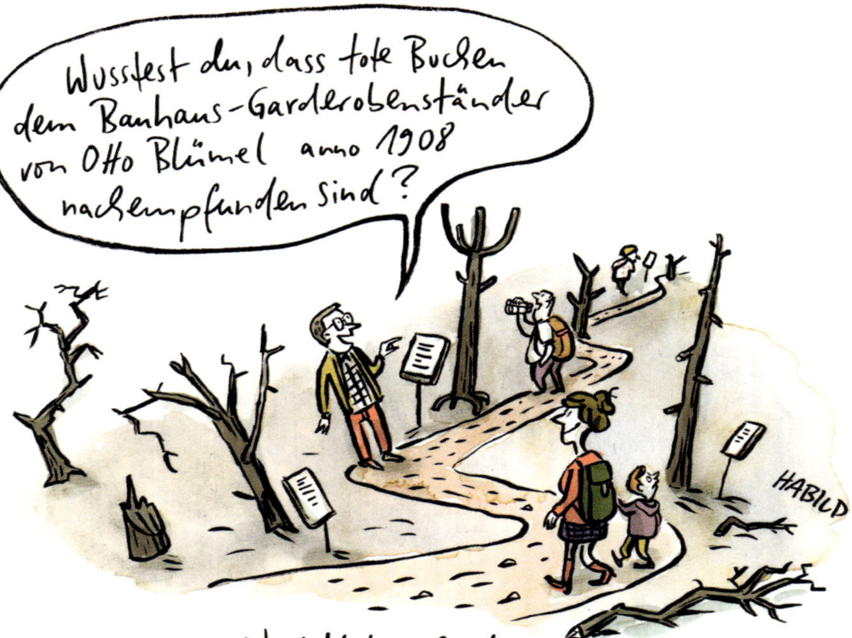
Wusstest du, dass tote Buchen dem Bauhaus-Garderobenständer von Otto Blümel anno 1908 nachempfunden sind?
HABILD

Waldlehrpfad

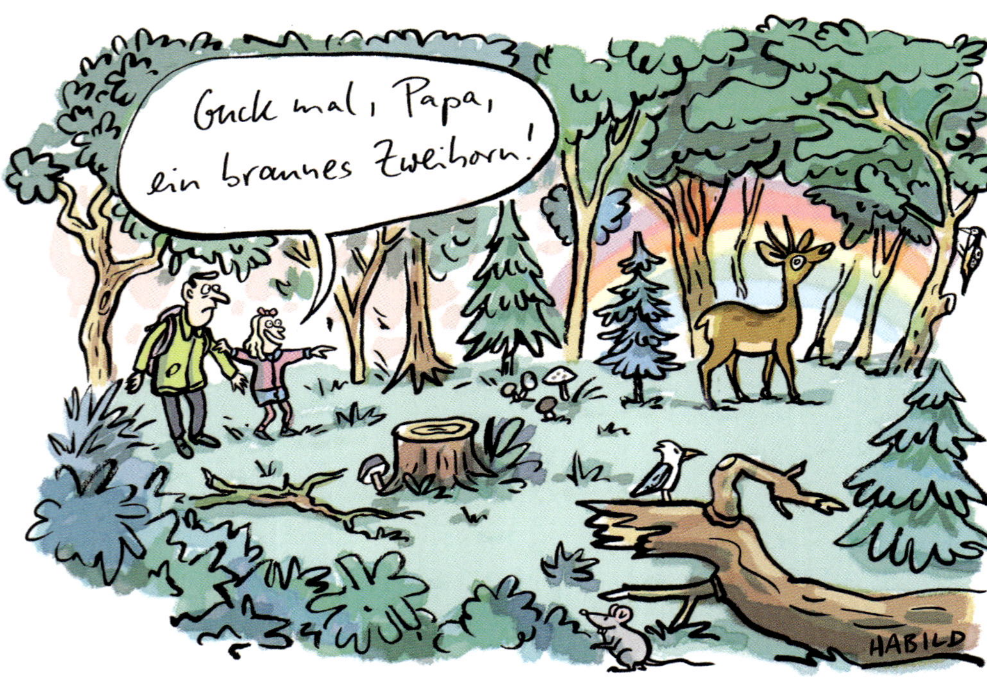
Guck mal, Papa, ein braunes Zweihorn!
HABILD

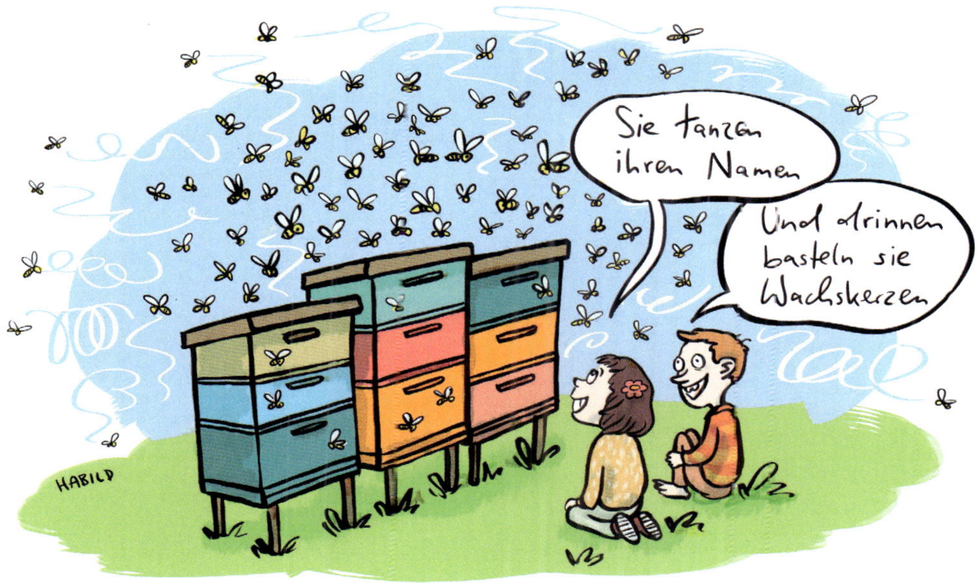
Sie tanzen ihren Namen
Und drinnen basteln sie Wachskerzen
HABILD

Waldorfkinder am Bienenstock

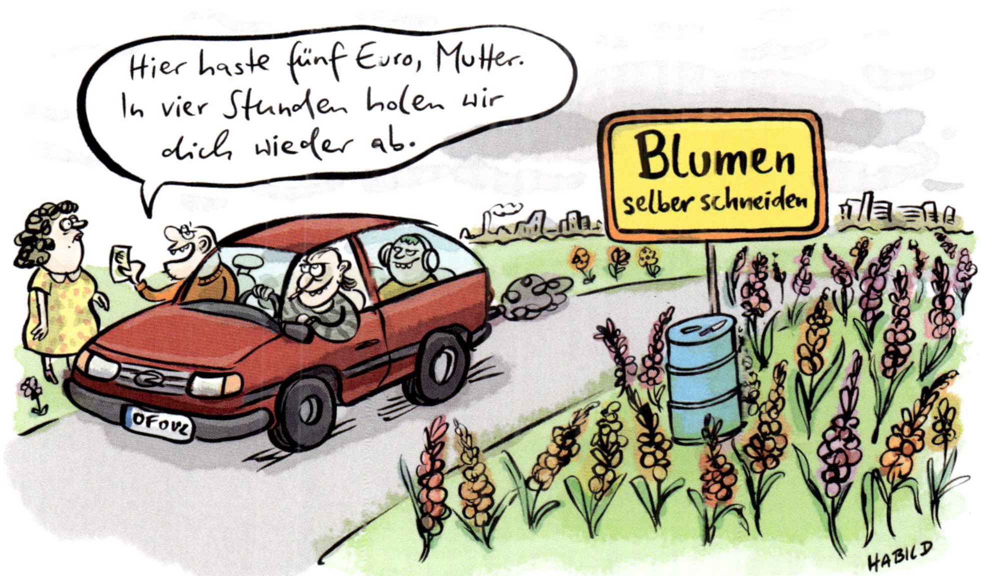
Hier haste fünf Euro, Mutter. In vier Stunden holen wir dich wieder ab.
Blumen selber schneiden
HABILD

Muttertagsfreuden

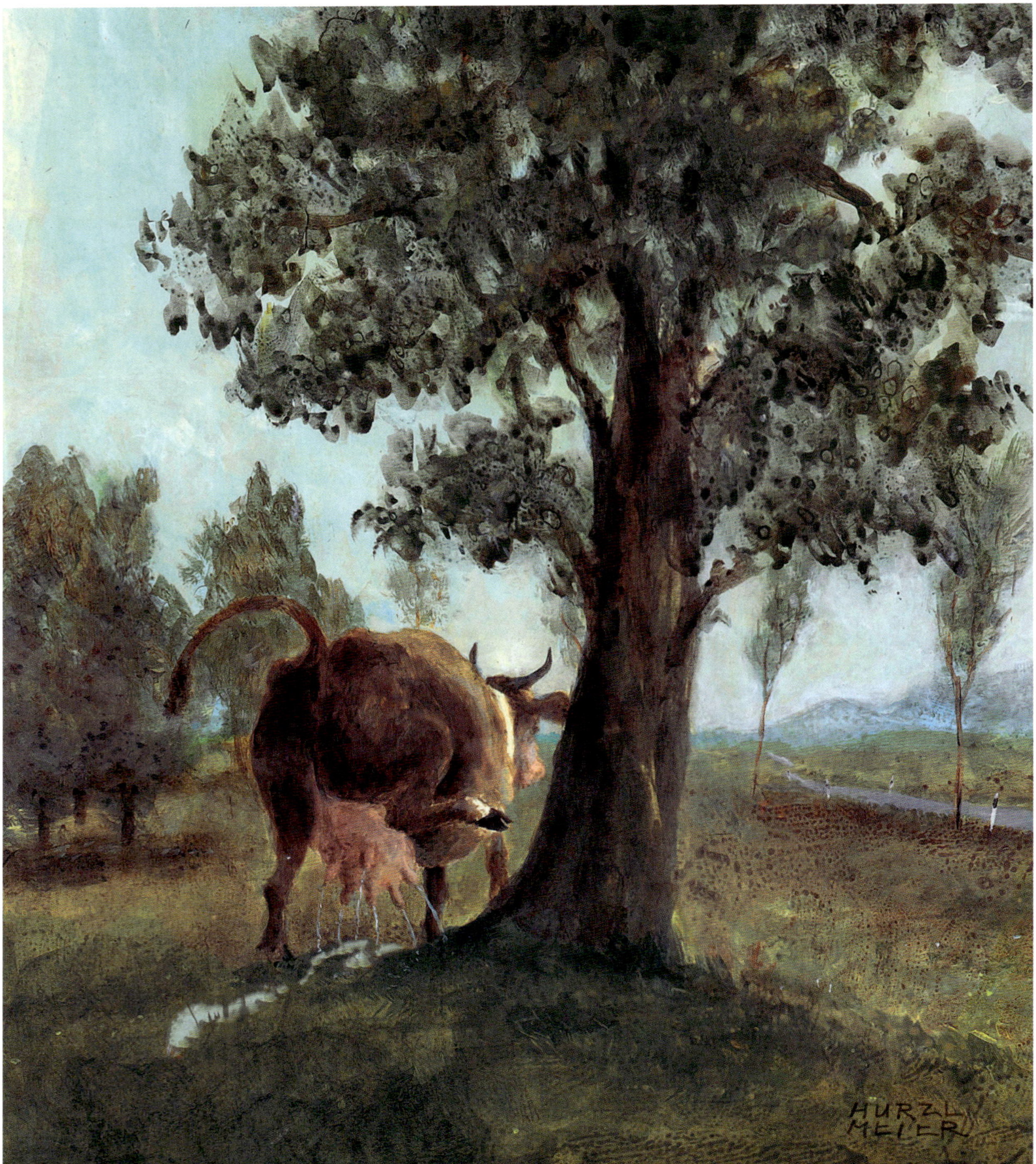

Laktoseunverträglichkeit

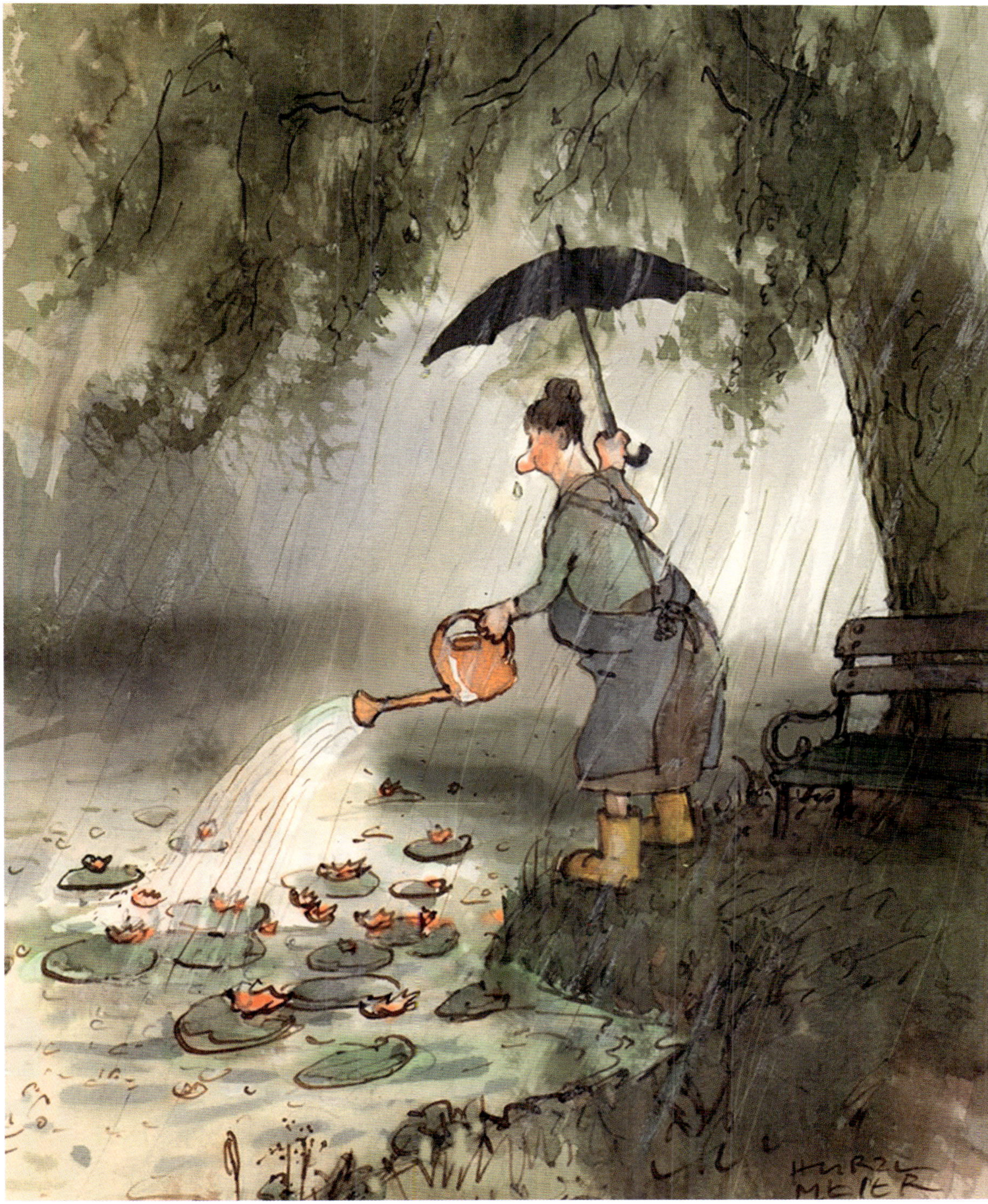

La vie en rose

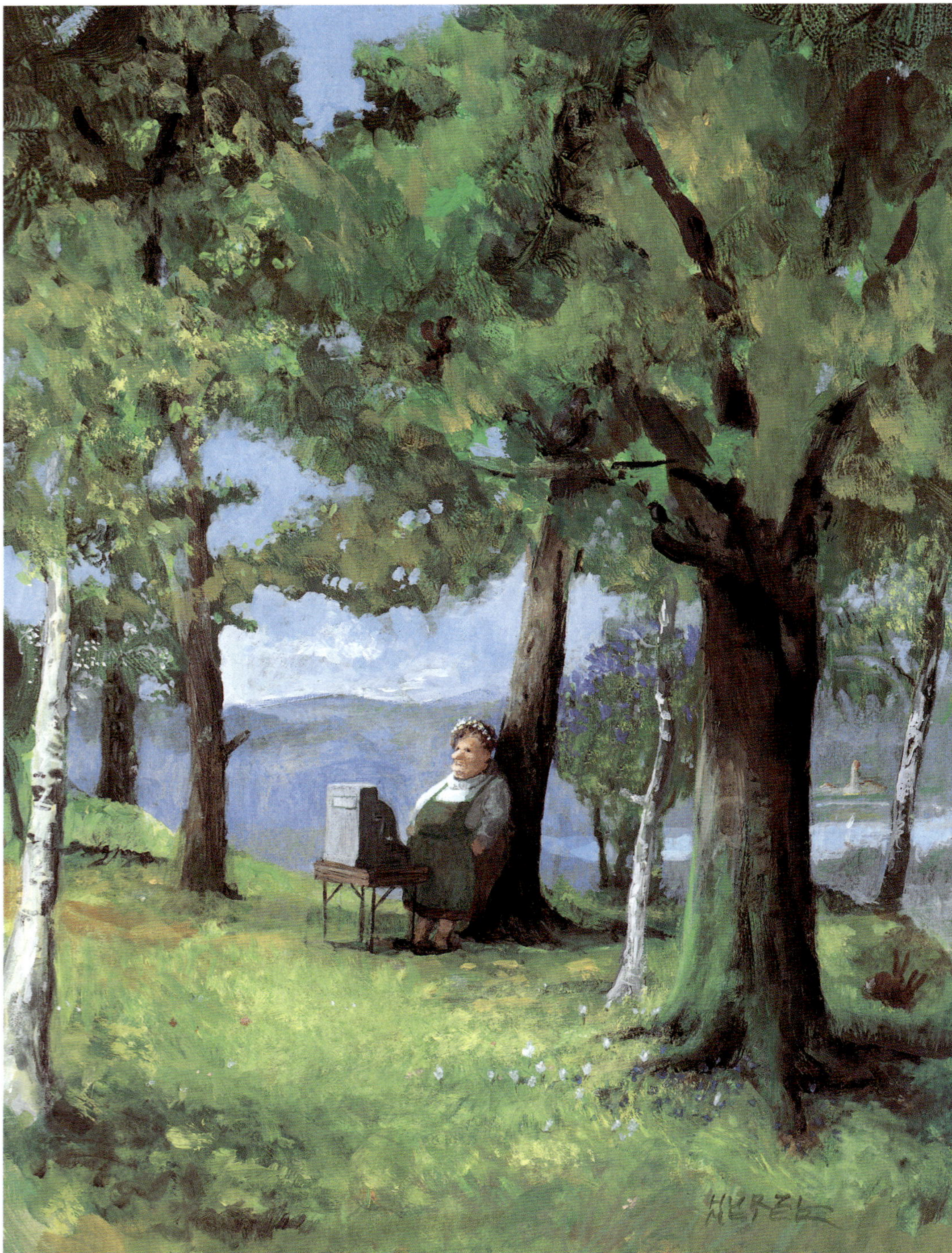

Lustgarten Entrée

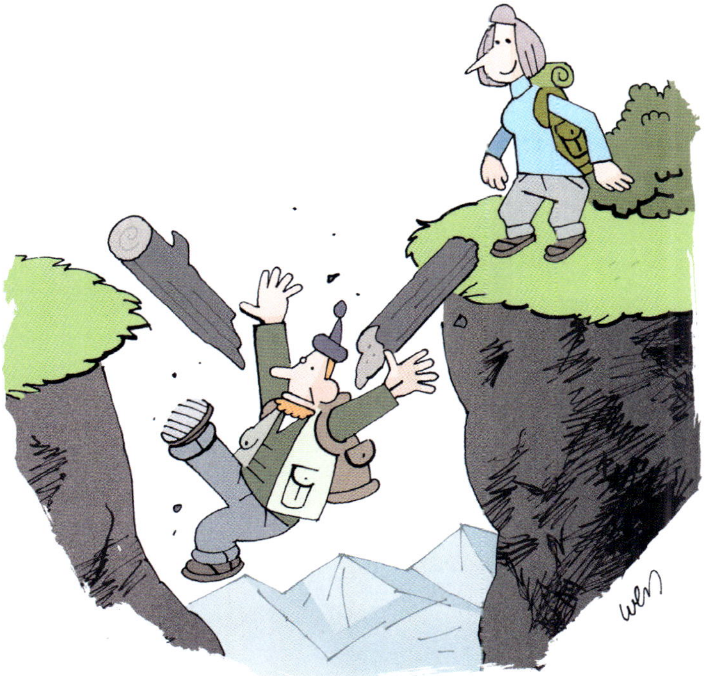

ZUM GLÜCK WURDE DER WANDERAUSFLUG VIEL SCHÖNER, ALS HELGA ERWARTET HATTE.

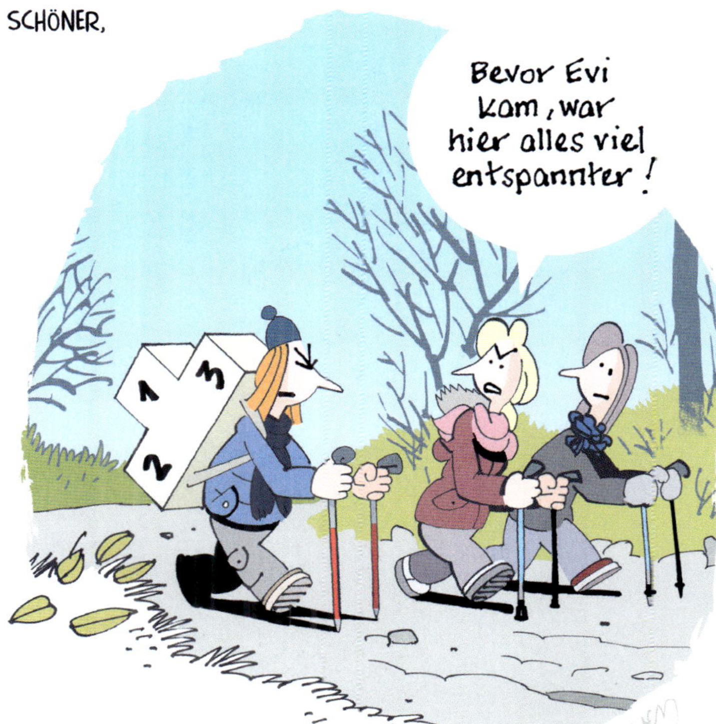

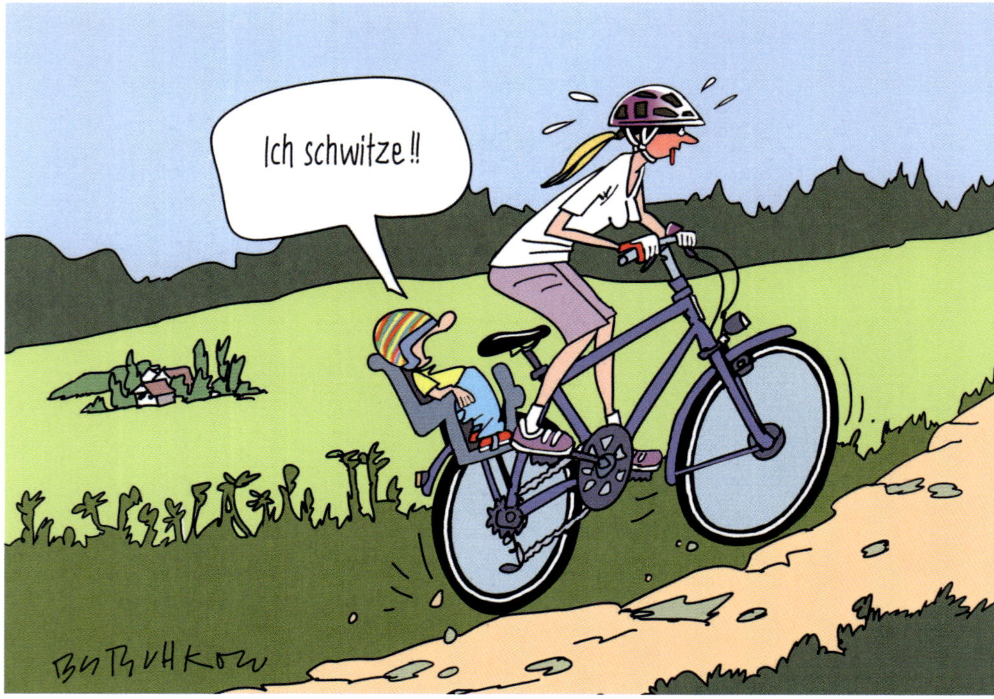
Ich schwitze!!
BUTSCHKOW

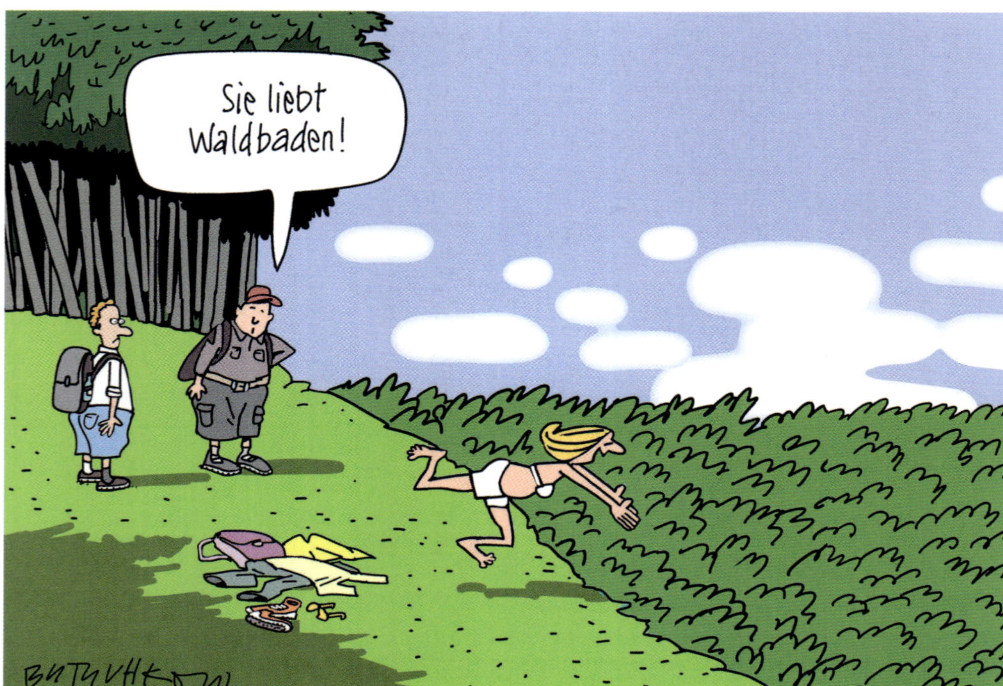
Sie liebt Waldbaden!
BUTSCHKOW

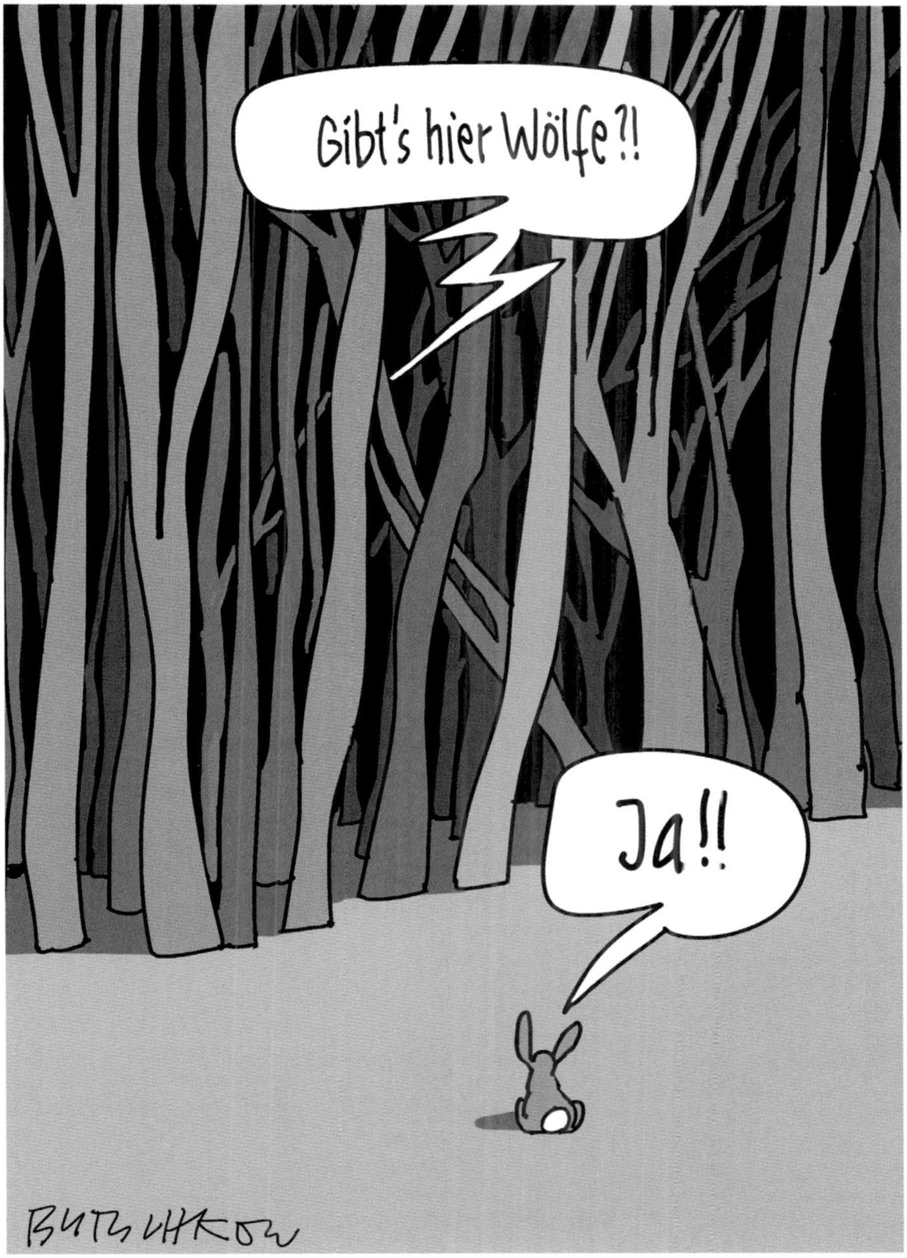
Gibt's hier Wölfe?!
Ja!!
BUTSCHKOW

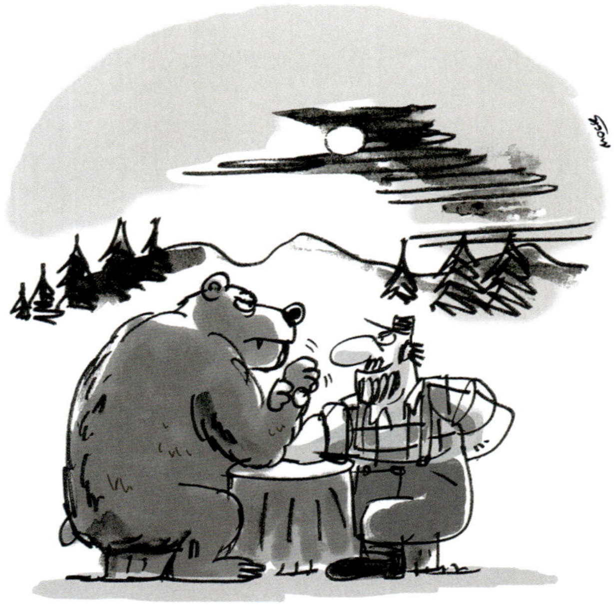
MOCK

Canadian night

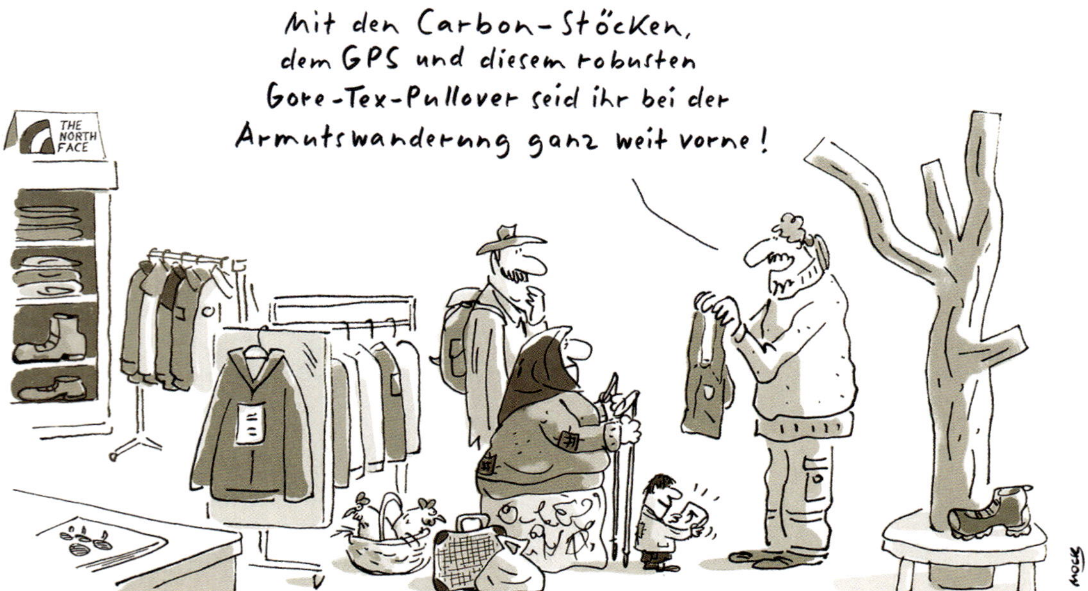
Mit den Carbon-Stöcken, dem GPS und diesem robusten Gore-Tex-Pullover seid ihr bei der Armutswanderung ganz weit vorne!
THE NORTH FACE
MOCK

Outdoor

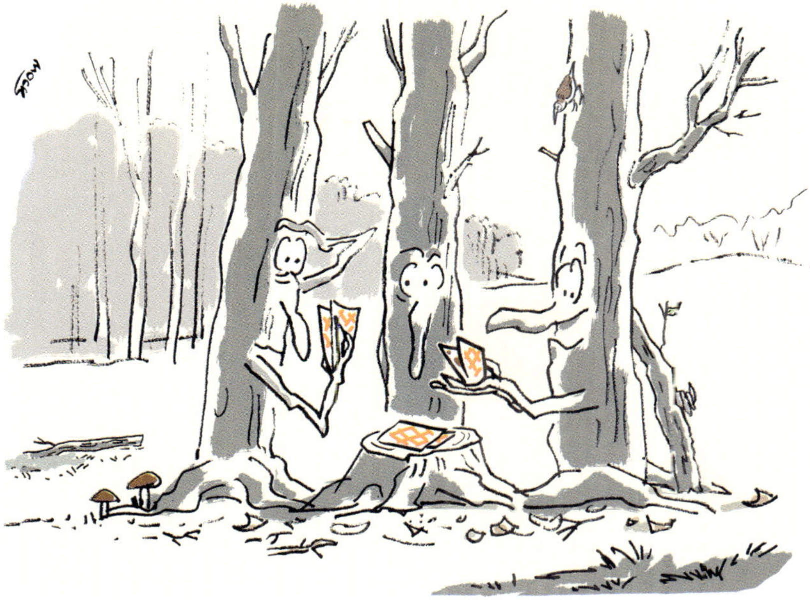

Die geheimen Hobbys der Bäume

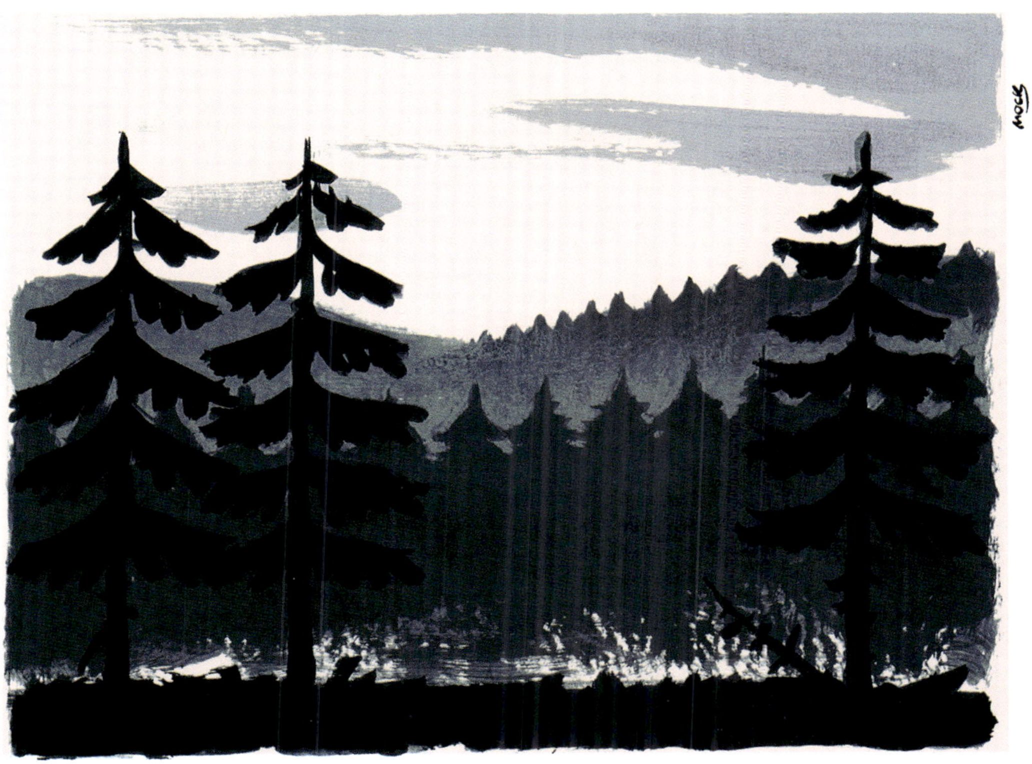

Bretter in freier Wildbahn

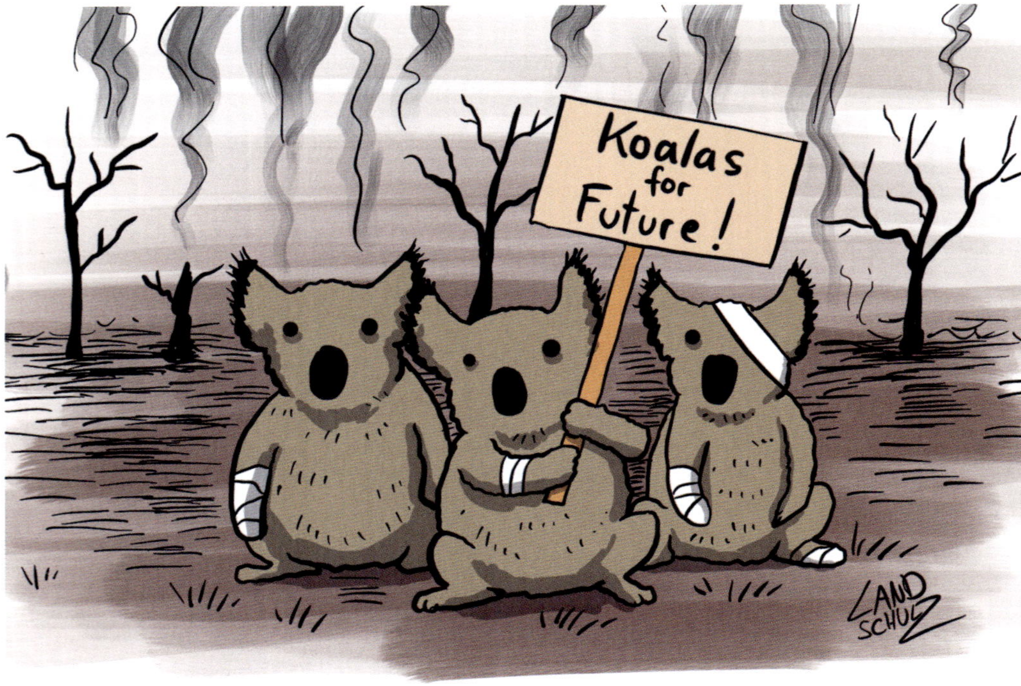
Koalas for Future!
LANDSCHULZ

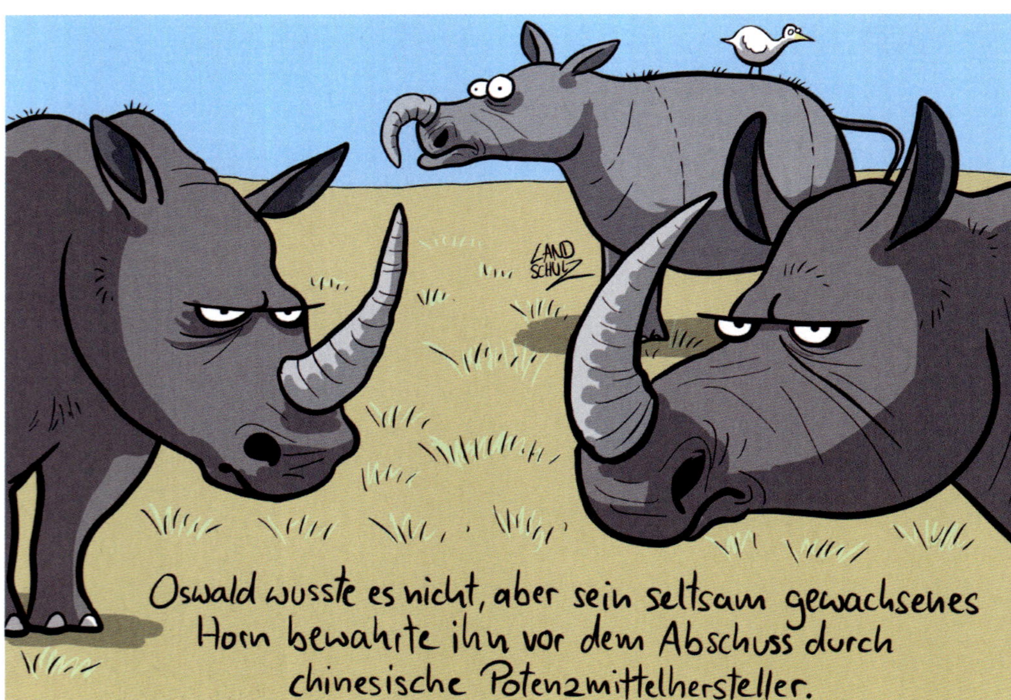
LANDSCHULZ
Oswald wusste es nicht, aber sein seltsam gewachsenes Horn bewahrte ihn vor dem Abschuss durch chinesische Potenzmittelhersteller.

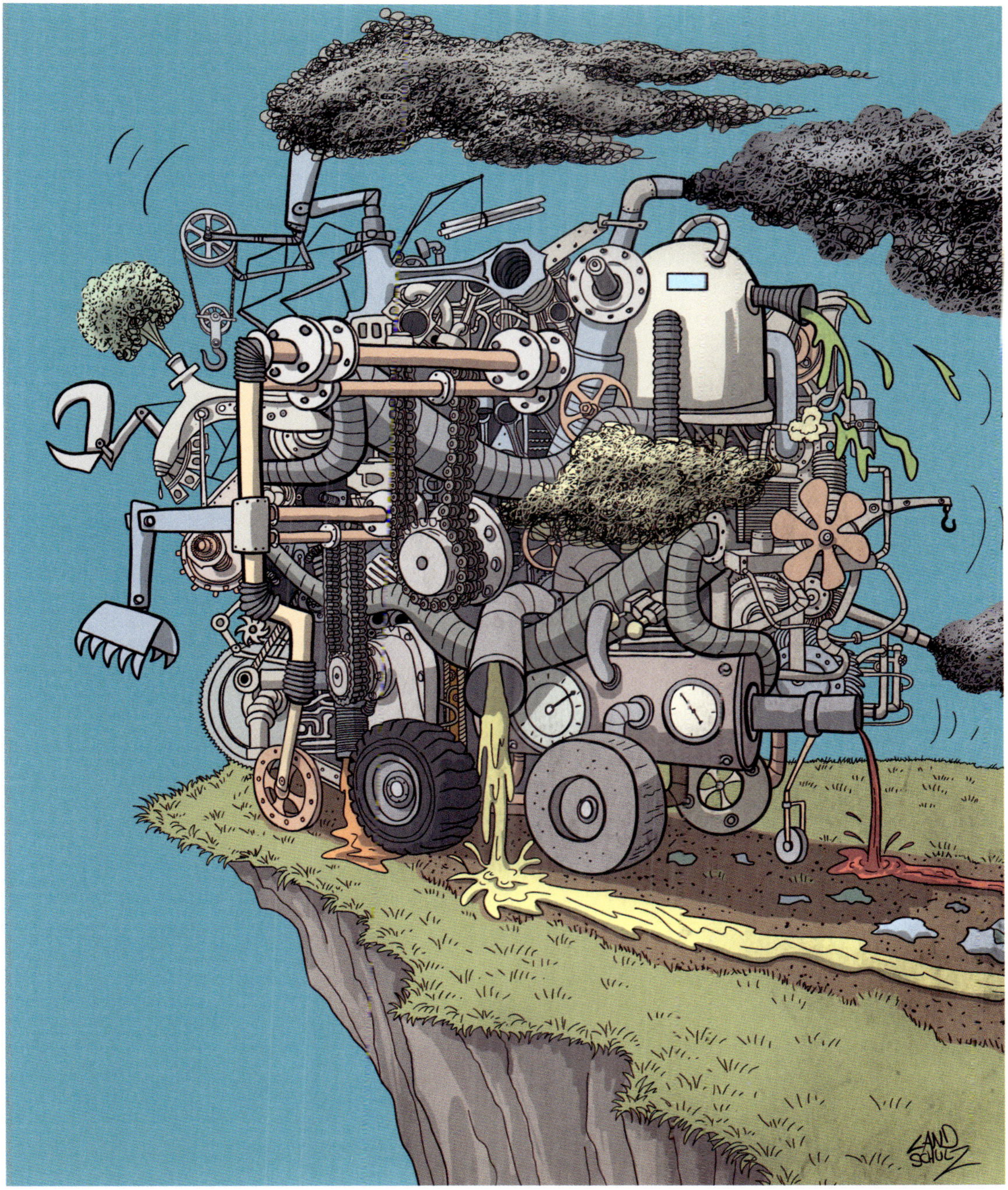

Fortschritt

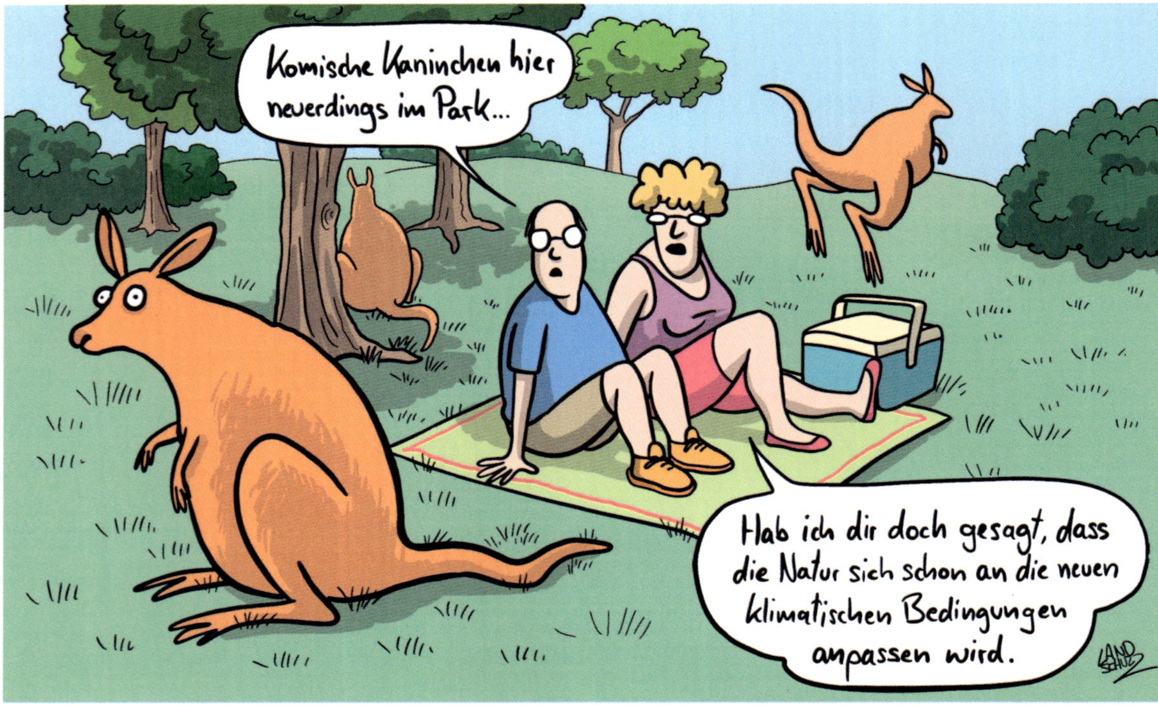
Komische Kaninchen hier neuerdings im Park...
Hab ich dir doch gesagt, dass die Natur sich schon an die neuen klimatischen Bedingungen anpassen wird.
LANDSCHULZ

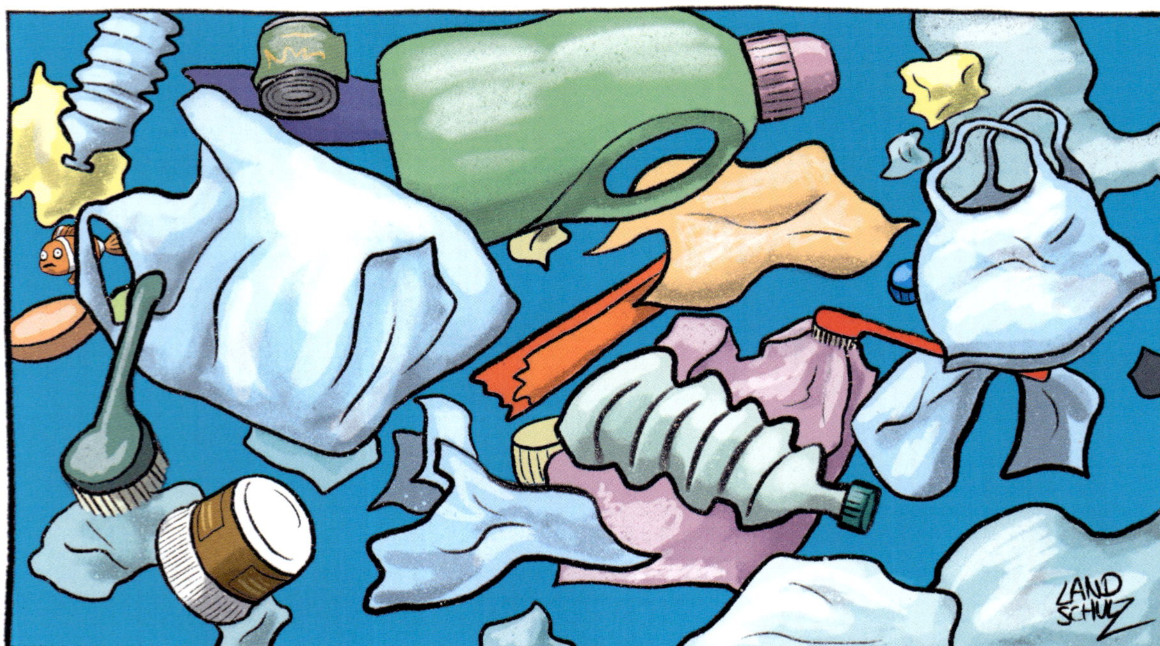
LANDSCHULZ

Findet Nemo!

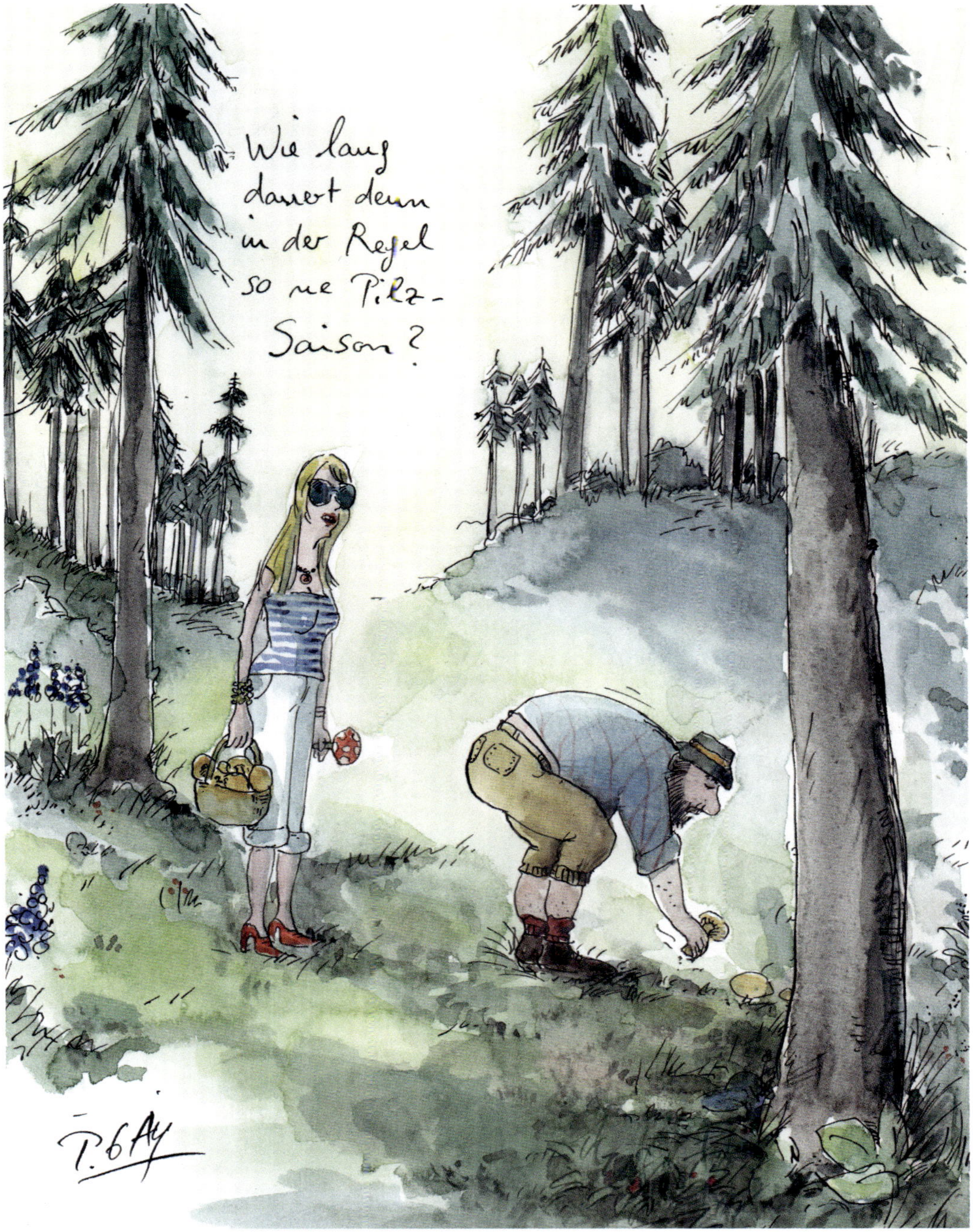
Wie lang dauert denn in der Regel so ne Pilz-Saison?
P. GAY

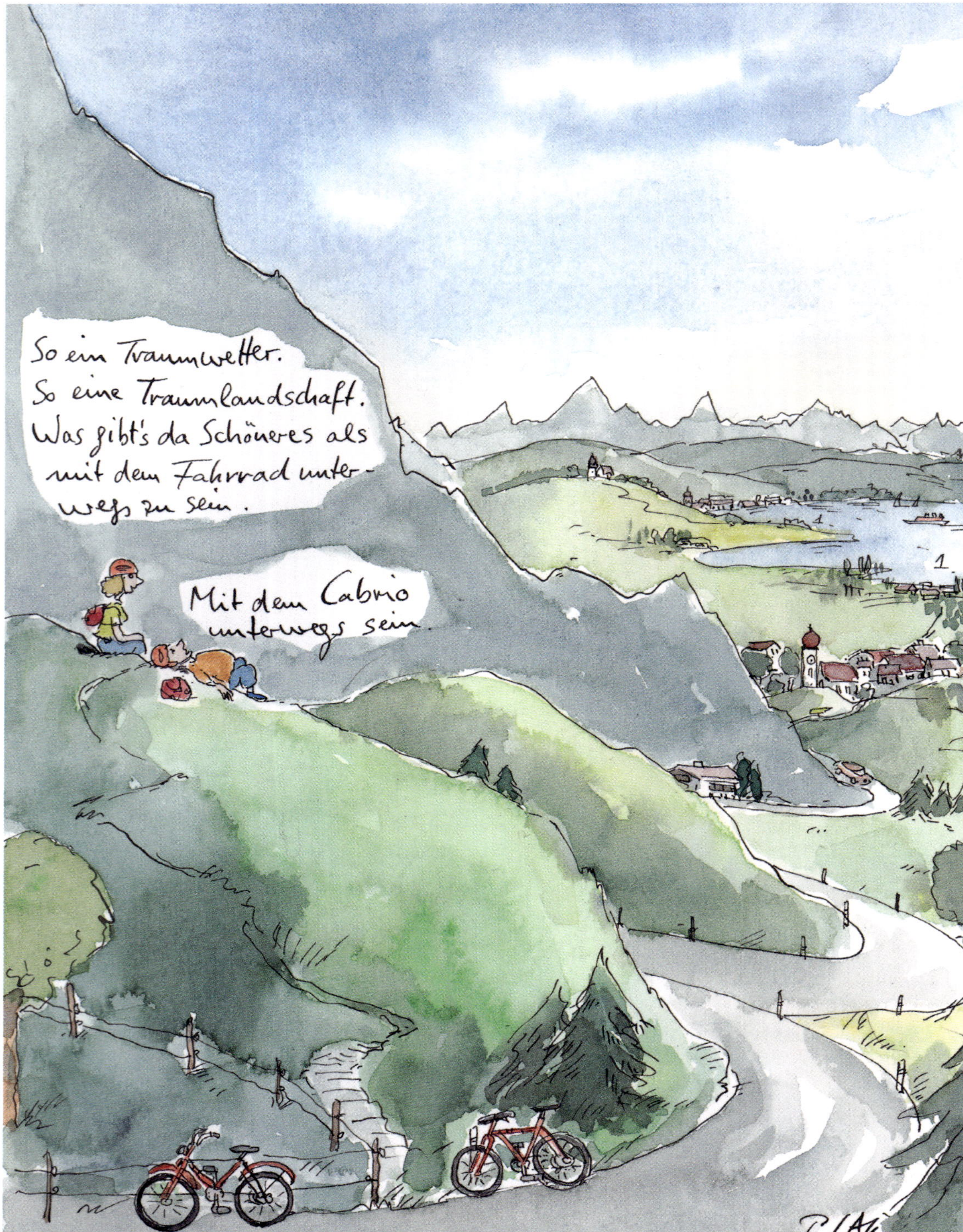
So ein Traumwetter.
So eine Traumlandschaft.
Was gibt's da Schöneres als mit dem Fahrrad unterwegs zu sein.
Mit dem Cabrio unterwegs sein.
P. GAY

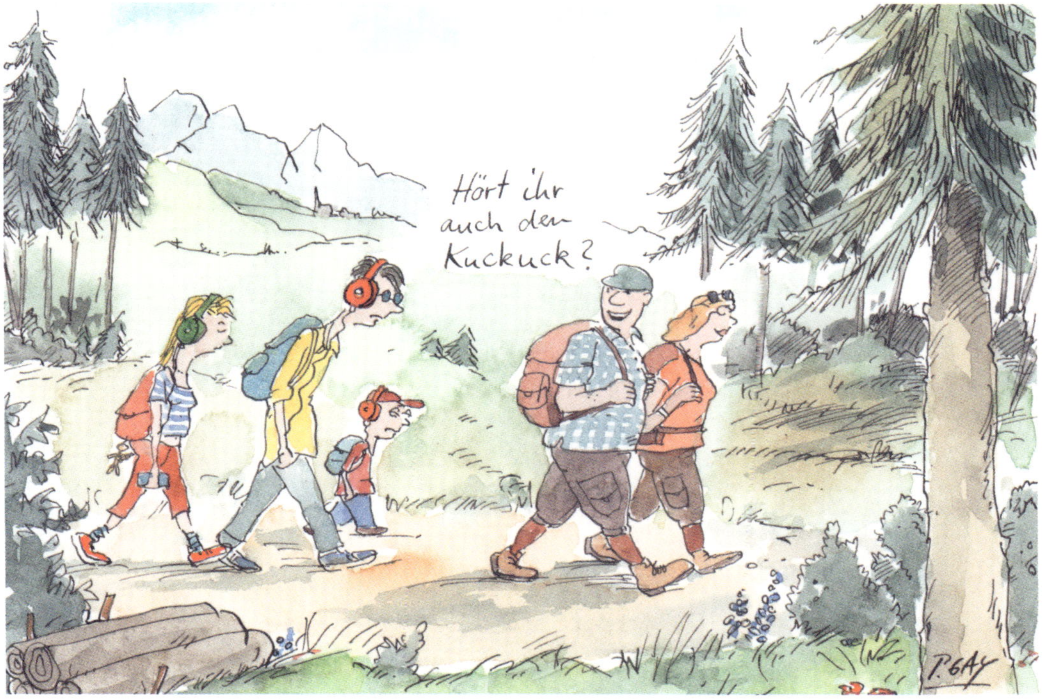
Hört ihr auch den Kuckuck?
P. GAY

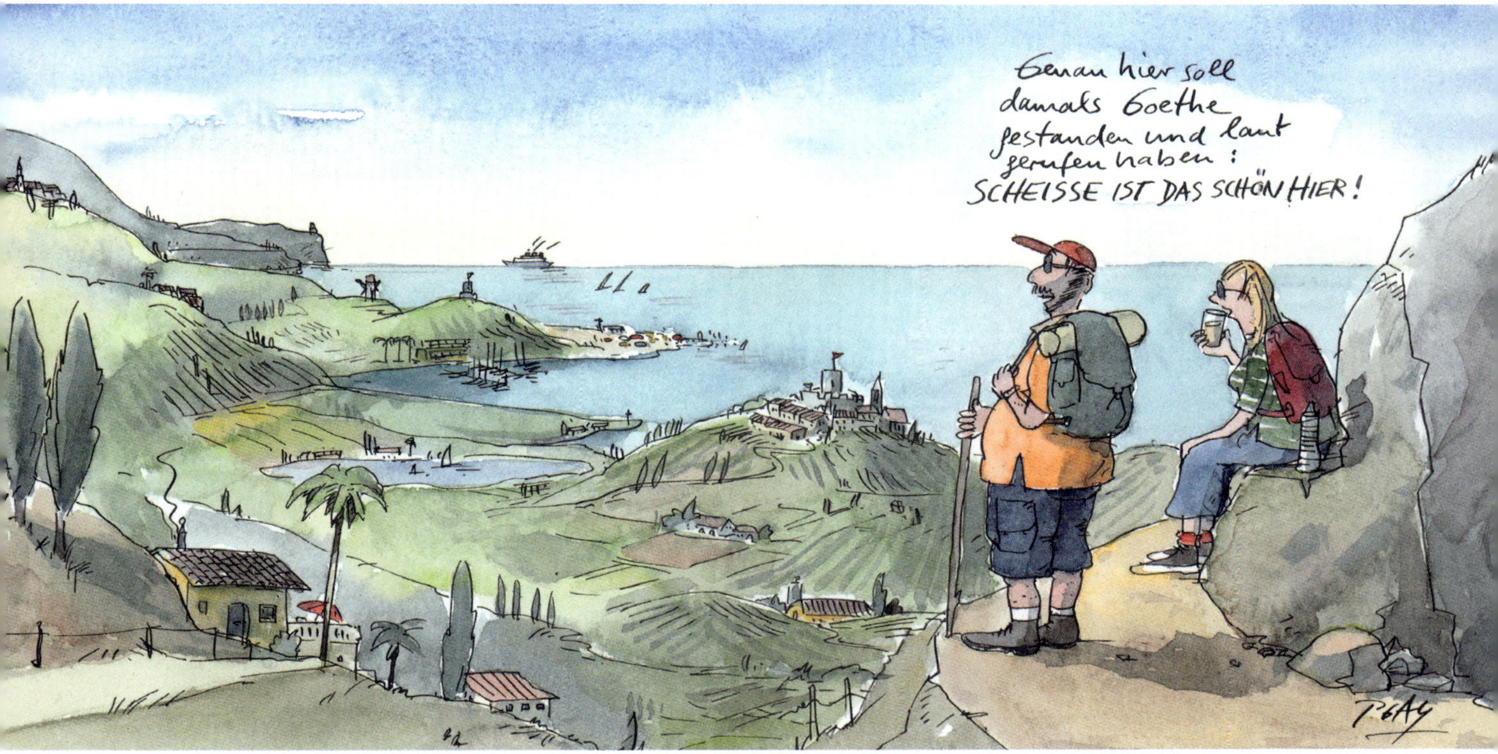
Genau hier soll damals Goethe gestanden und laut gerufen haben: SCHEISSE IST DAS SCHÖN HIER!
P. GAY

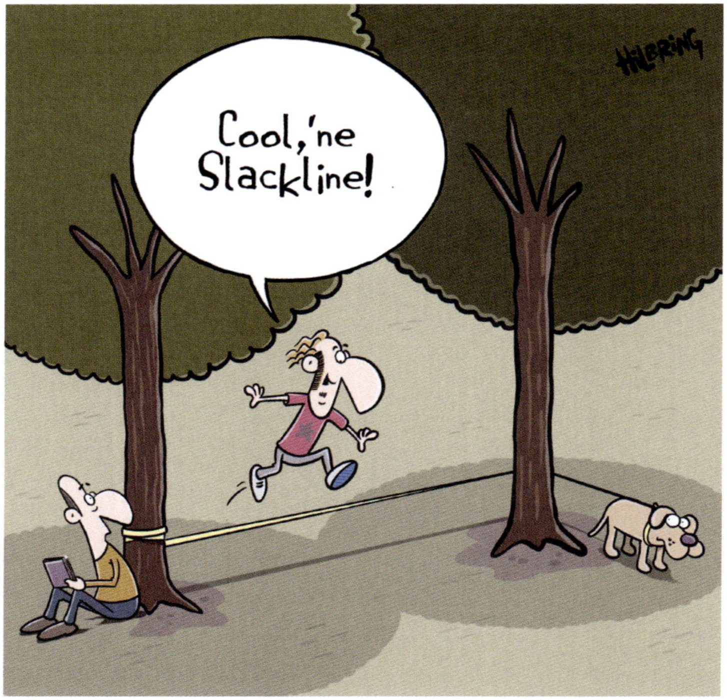
HILBRING
Cool, 'ne Slackline!

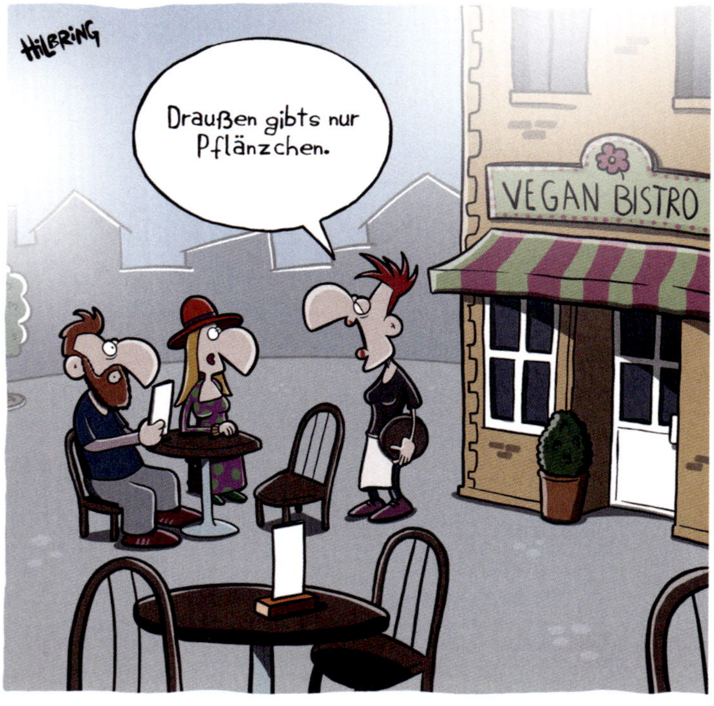
HILBRING
Draußen gibts nur Pflänzchen.
VEGAN BISTRO

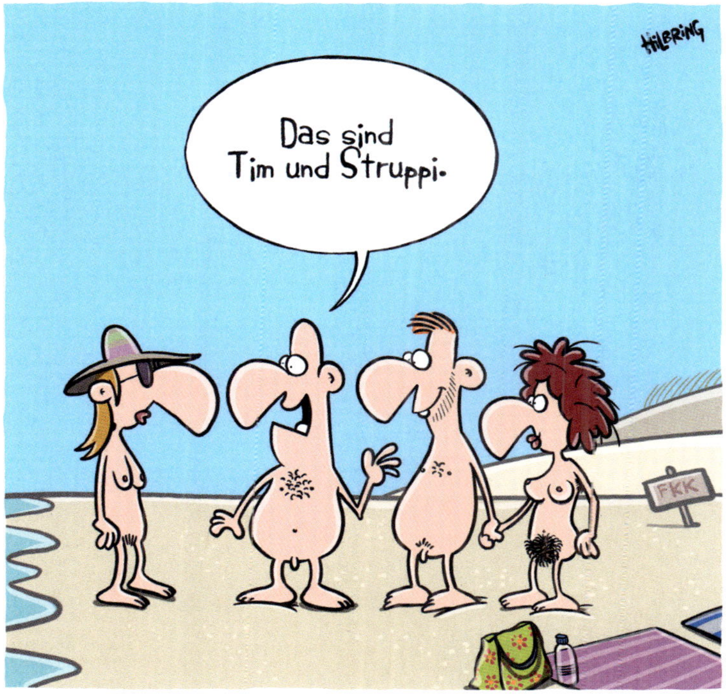
HILBRING
Das sind Tim und Struppi.
FKK

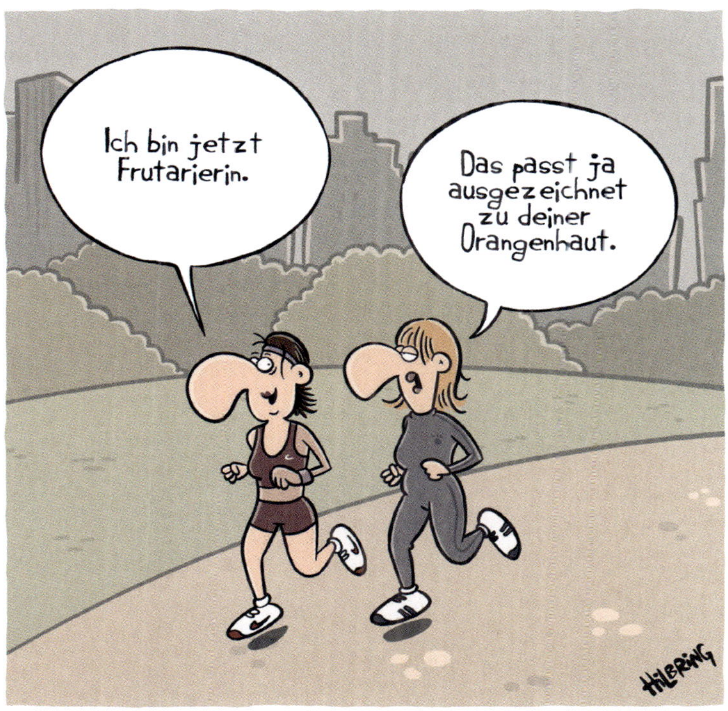
Ich bin jetzt Frutarierin.
Das passt ja ausgezeichnet zu deiner Orangenhaut.
HILBRING

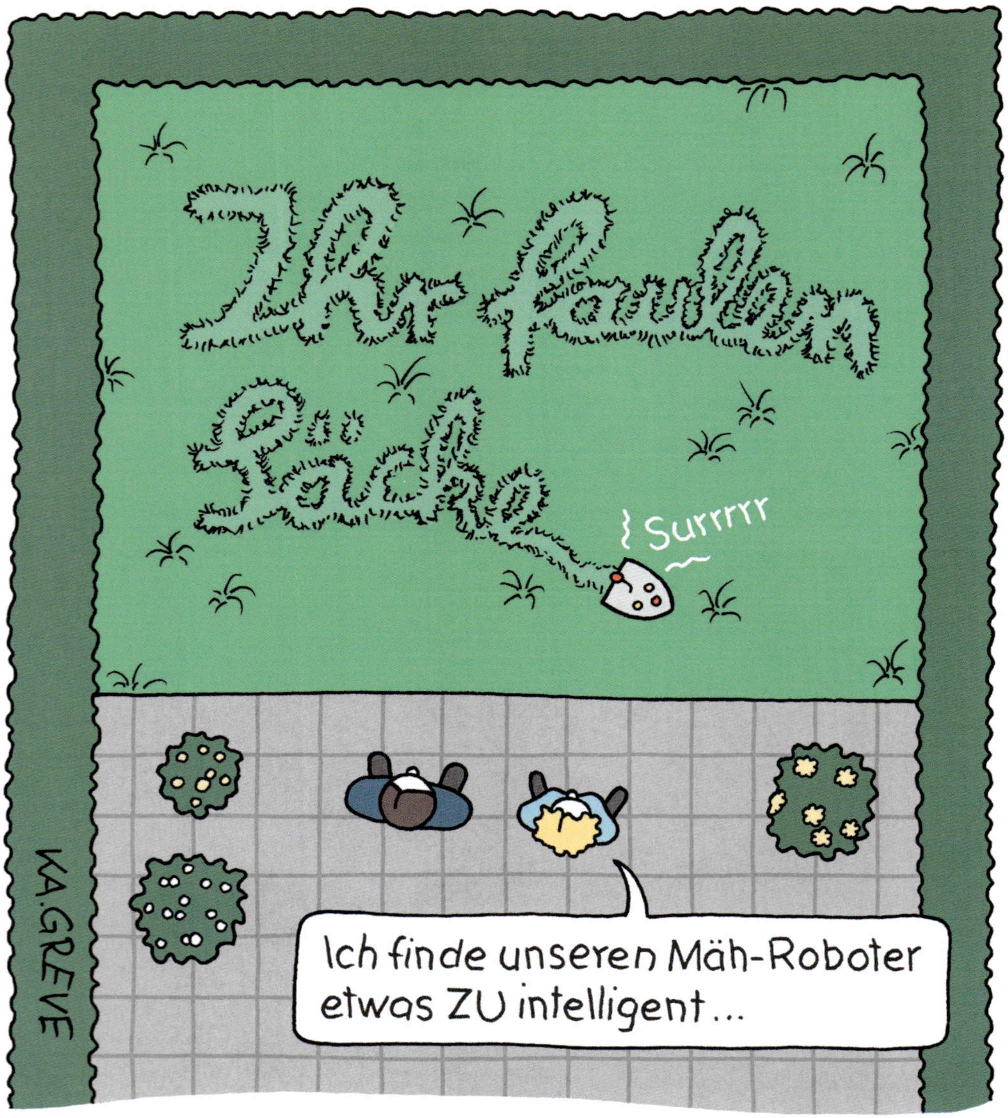
Ihr faulen Säcke
Surrrrr
Ich finde unseren Mäh-Roboter etwas ZU intelligent …
KA.GREVE

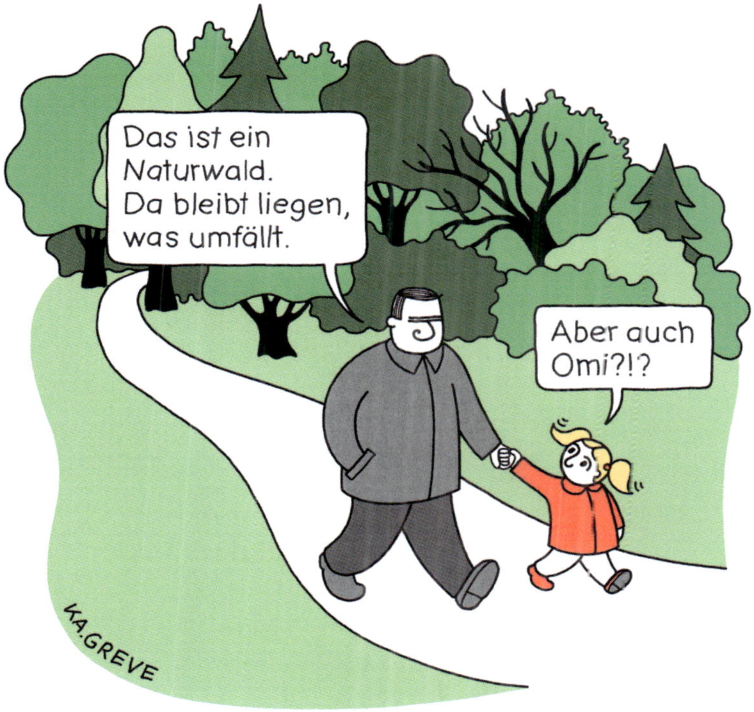
Das ist ein Naturwald. Da bleibt liegen, was umfällt.
Aber auch Omi?!?
KA.GREVE

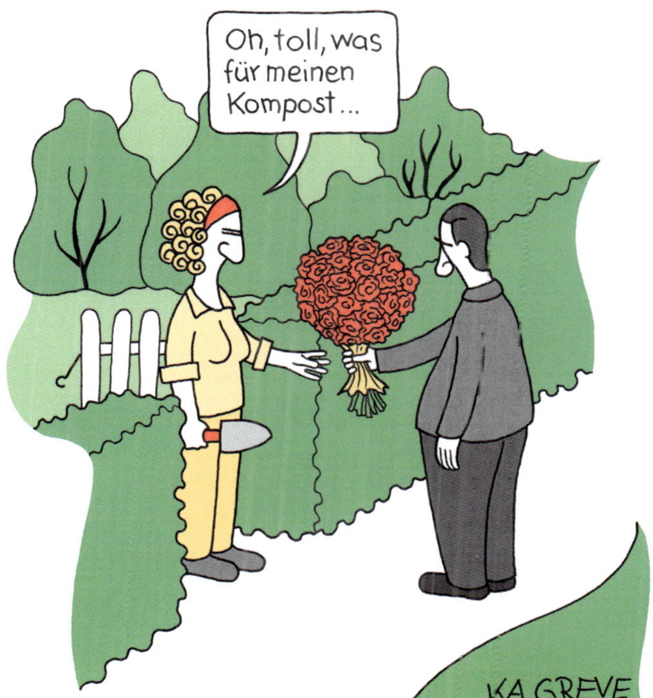
Oh, toll, was für meinen Kompost...
KA.GREVE

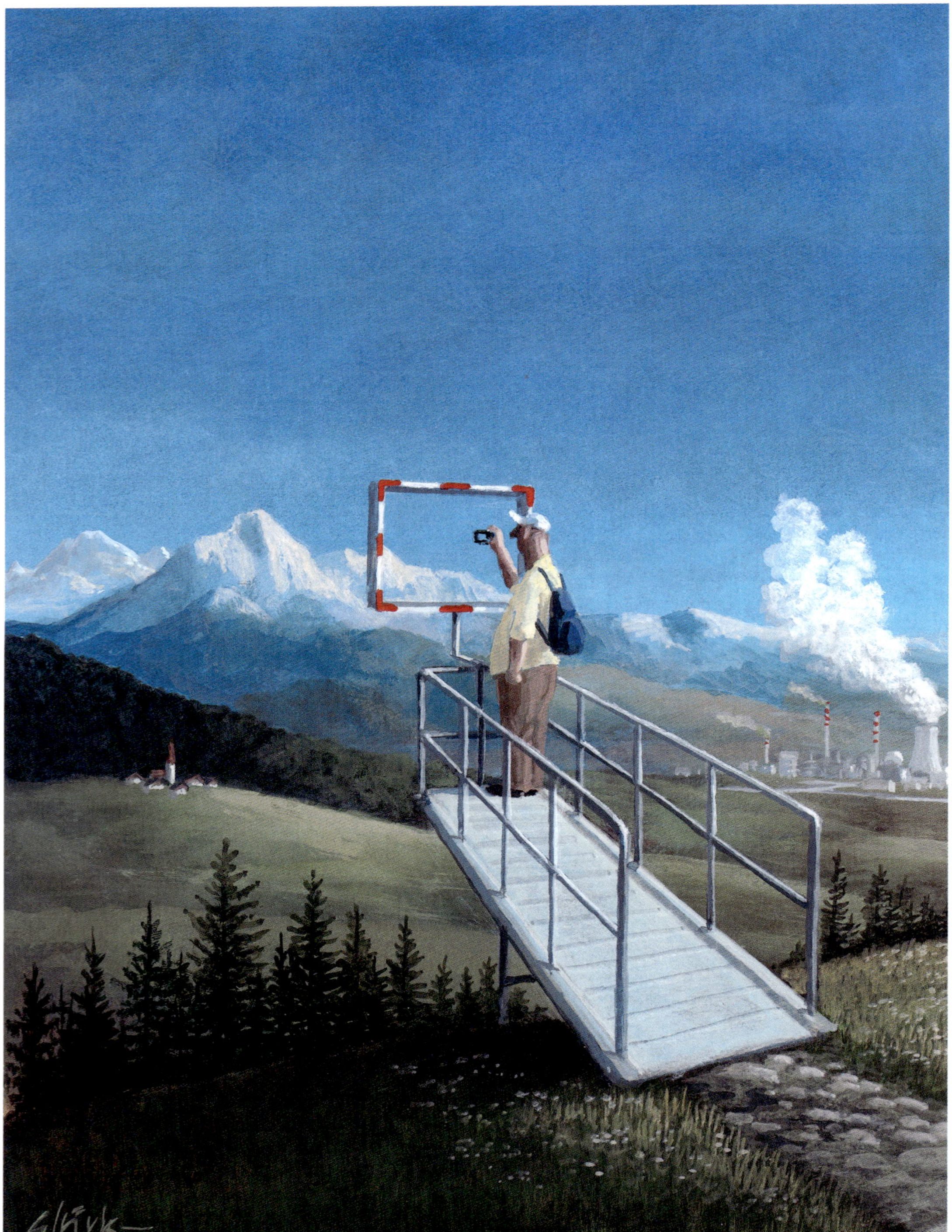

Take picture here!

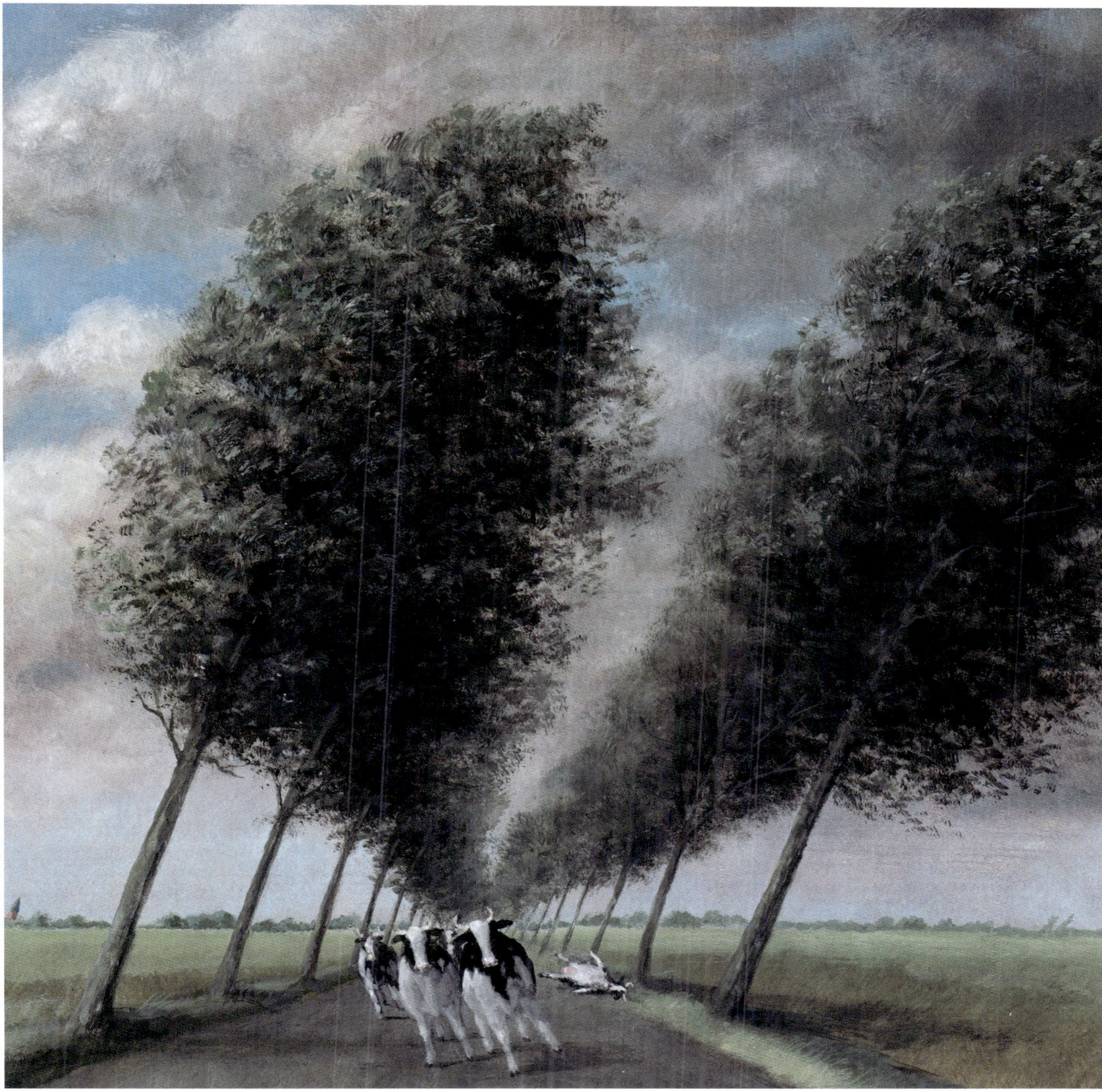

Westwind

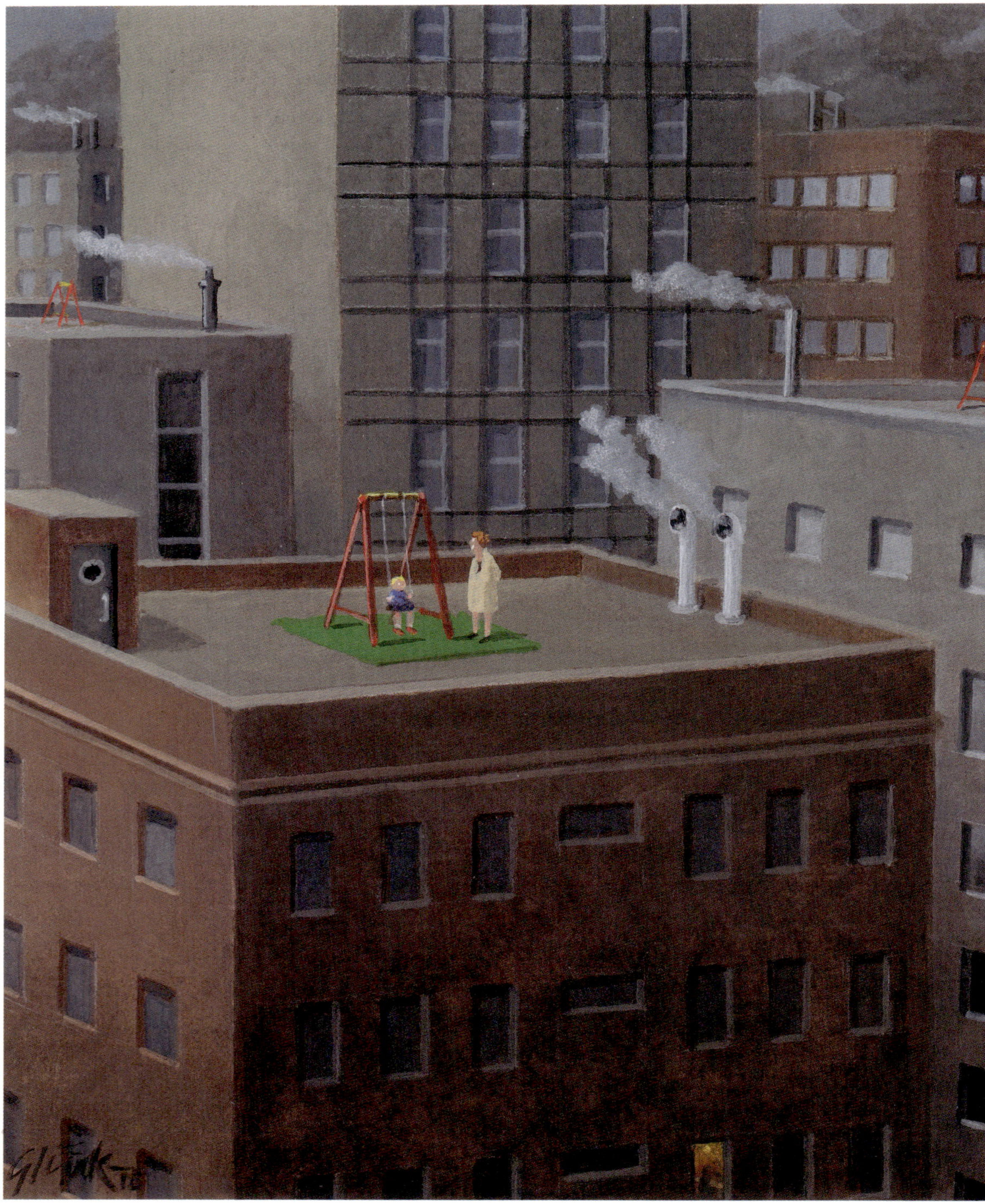

Kinder brauchen Bewegung, Sonne und frische Luft!

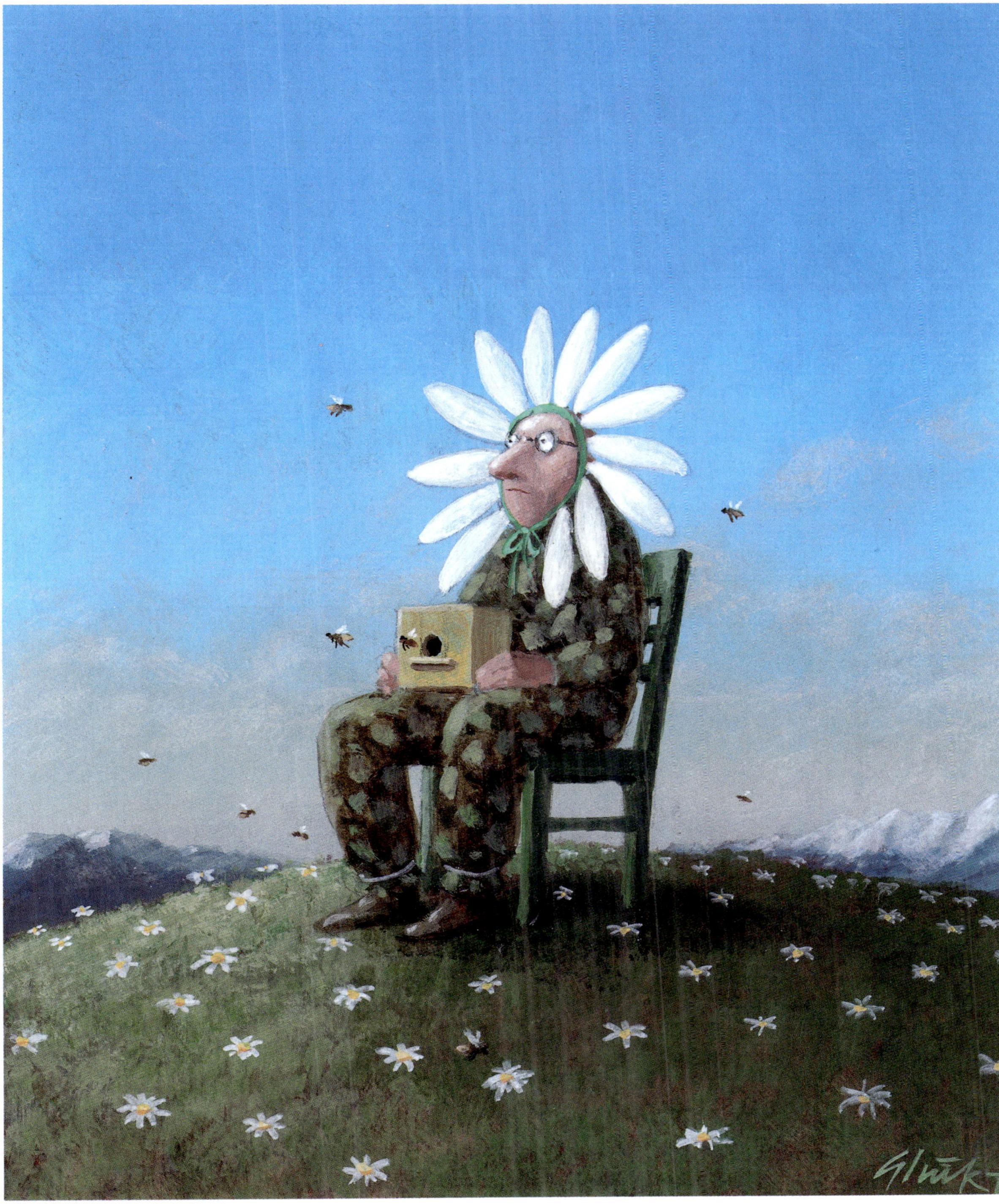

Bienenforscher Dr. Helfrich wartet seit Stunden auf eine Bestäubung.

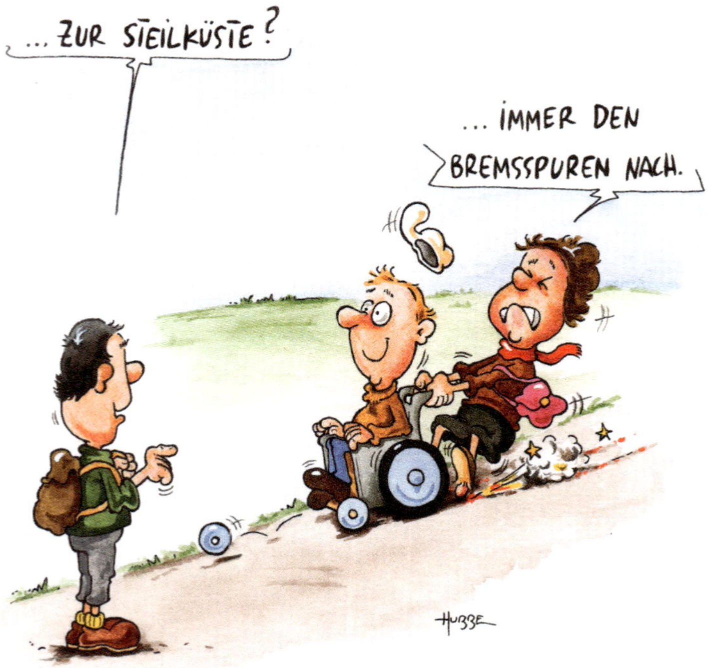
... ZUR STEILKÜSTE?
... IMMER DEN BREMSSPUREN NACH.
HUBBE

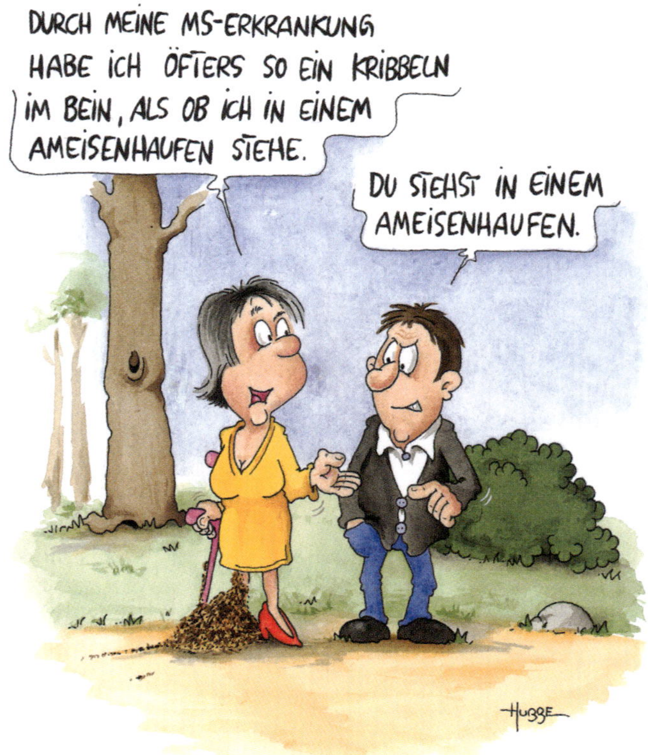
DURCH MEINE MS-ERKRANKUNG HABE ICH ÖFTERS SO EIN KRIBBELN IM BEIN, ALS OB ICH IN EINEM AMEISENHAUFEN STEHE.
DU STEHST IN EINEM AMEISENHAUFEN.
HUBBE

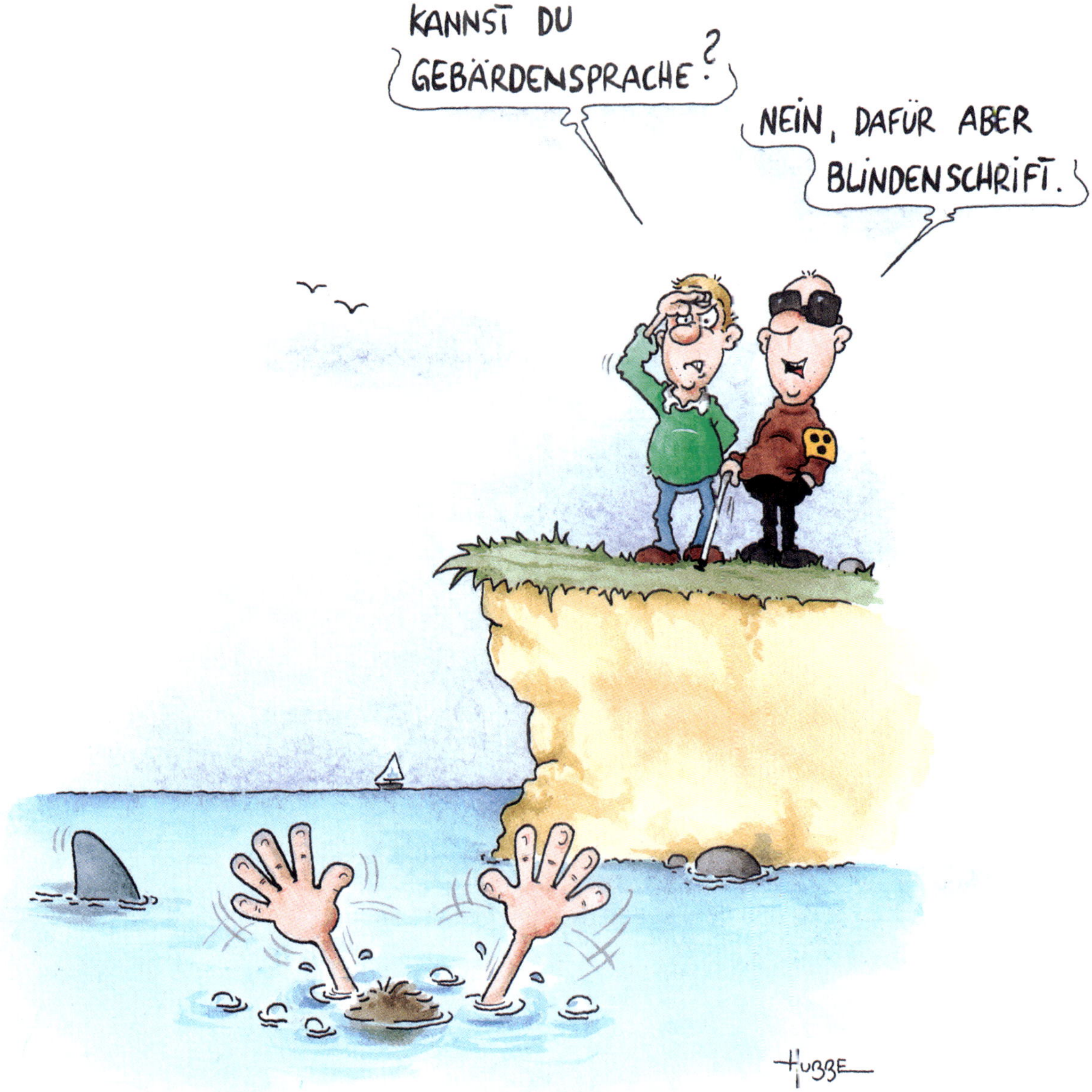
KANNST DU GEBÄRDENSPRACHE?
NEIN, DAFÜR ABER BLINDENSCHRIFT.
HUBBE

ES HEISST, WENN MAN EINEN BAUM UMARMT UND GANZ LEISE IST, KANN MAN IHN SPRECHEN HÖREN...

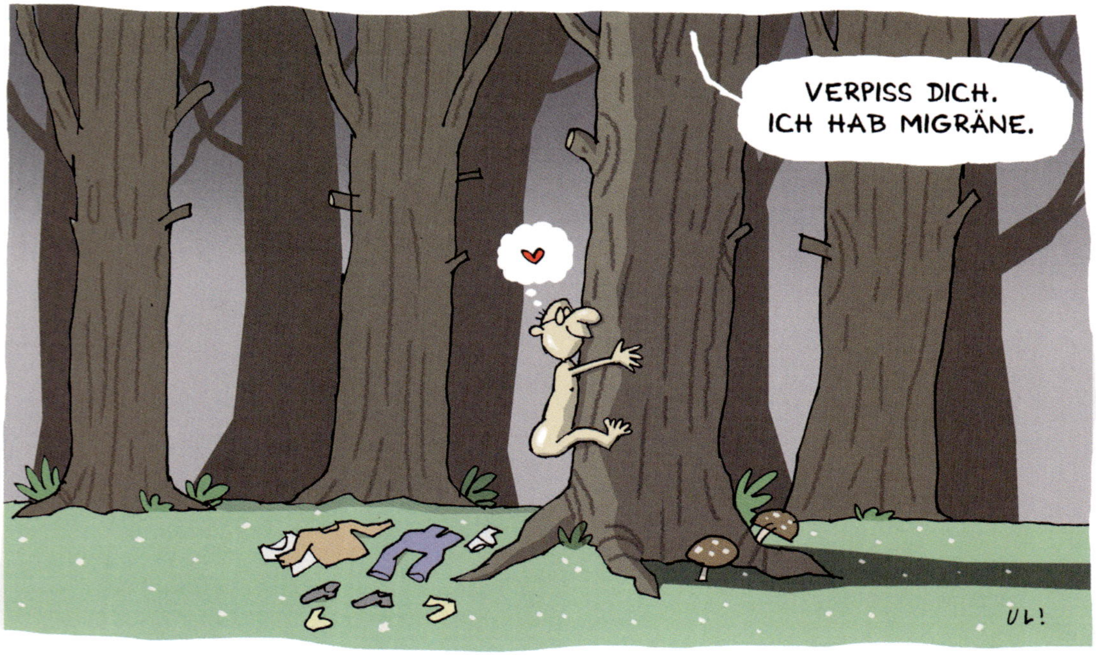
VERPISS DICH.
ICH HAB MIGRÄNE.
UL!

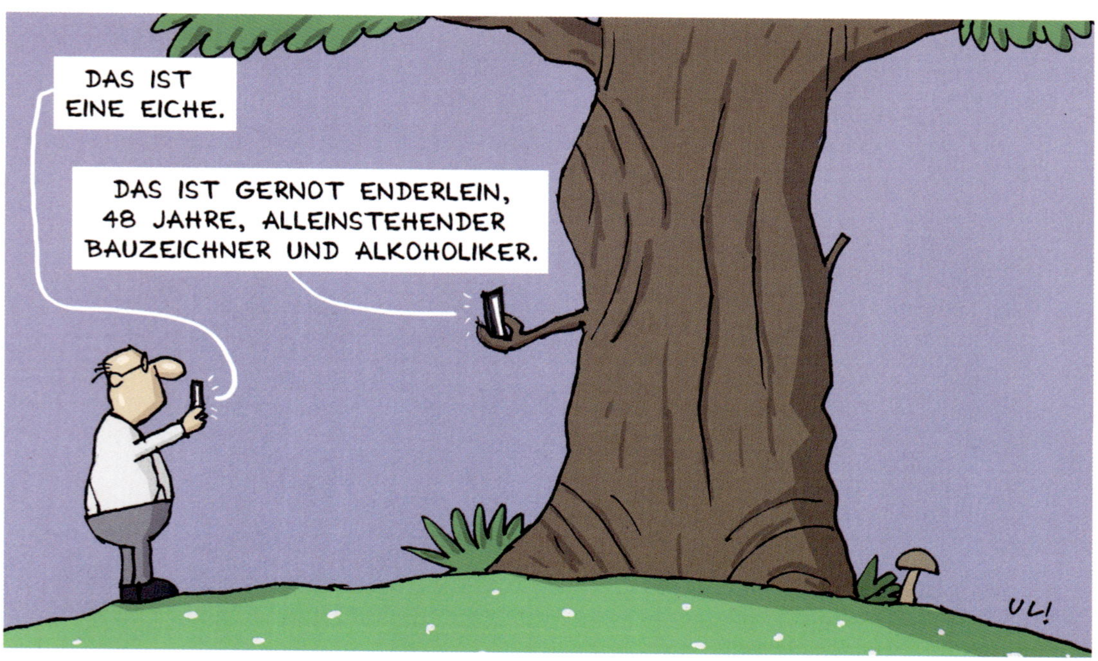
DAS IST EINE EICHE.
DAS IST GERNOT ENDERLEIN, 48 JAHRE, ALLEINSTEHENDER BAUZEICHNER UND ALKOHOLIKER.
UL!

JETZT MEHR VON DEINER UMWELT ERFAHREN MIT DEN NEUEN NATUR-APPS!

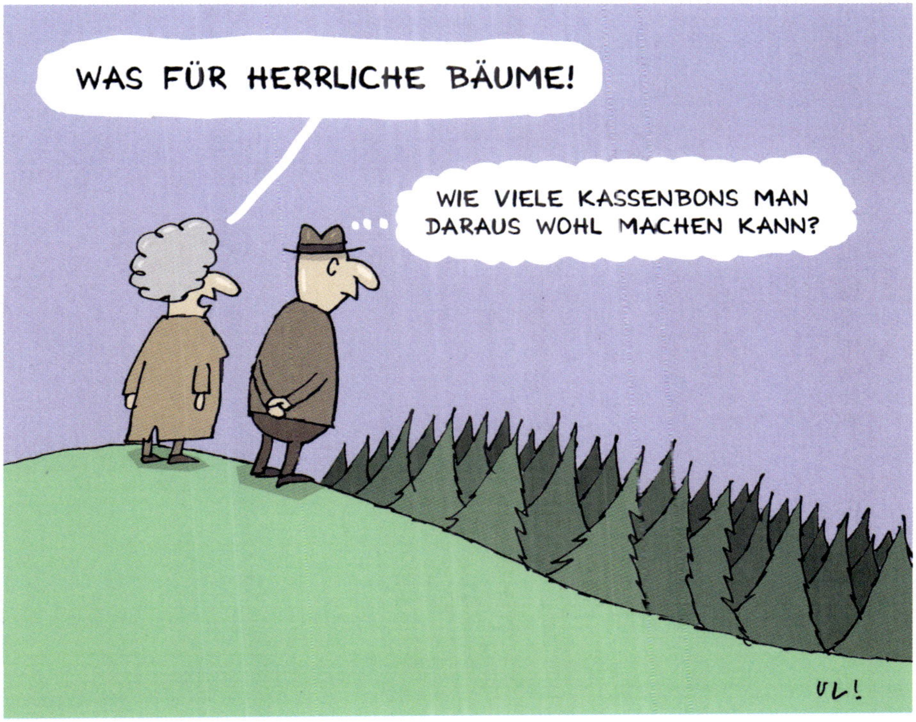
WAS FÜR HERRLICHE BÄUME!
WIE VIELE KASSENBONS MAN DARAUS WOHL MACHEN KANN?
UL!

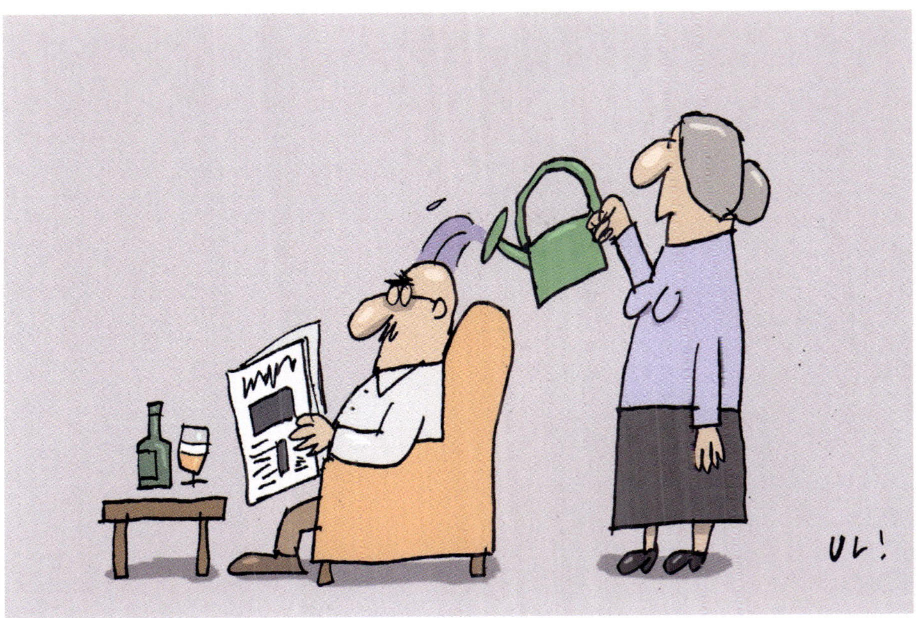
UL!

ANSTELLE EINES EHEMANNS HATTE ALMA
SICH IMMER EINE PFLANZE GEWÜNSCHT

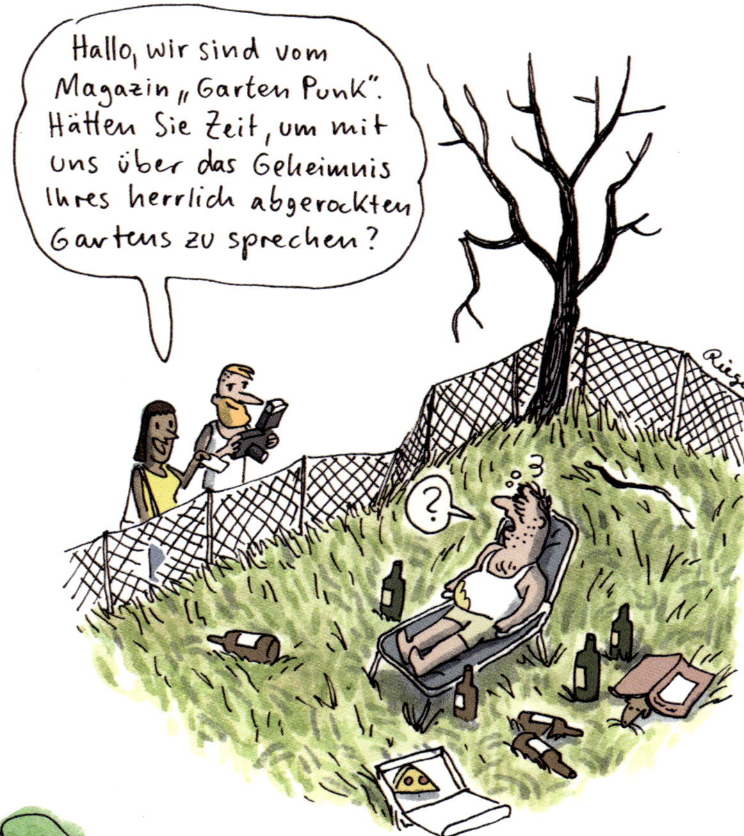
Hallo, wir sind vom Magazin „Garten Punk". Hätten Sie Zeit, um mit uns über das Geheimnis Ihres herrlich abgerockten Gartens zu sprechen?
?
Riegel

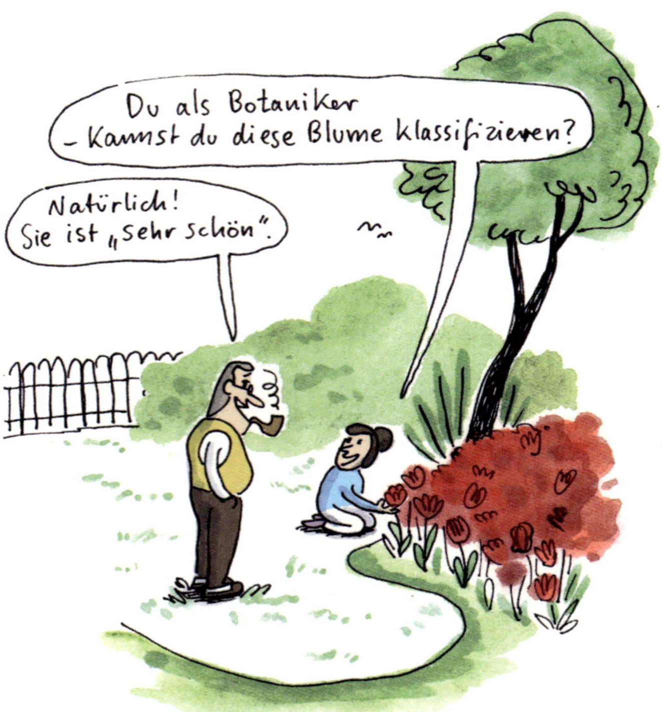
Du als Botaniker – Kannst du diese Blume klassifizieren?
Natürlich! Sie ist „sehr schön".

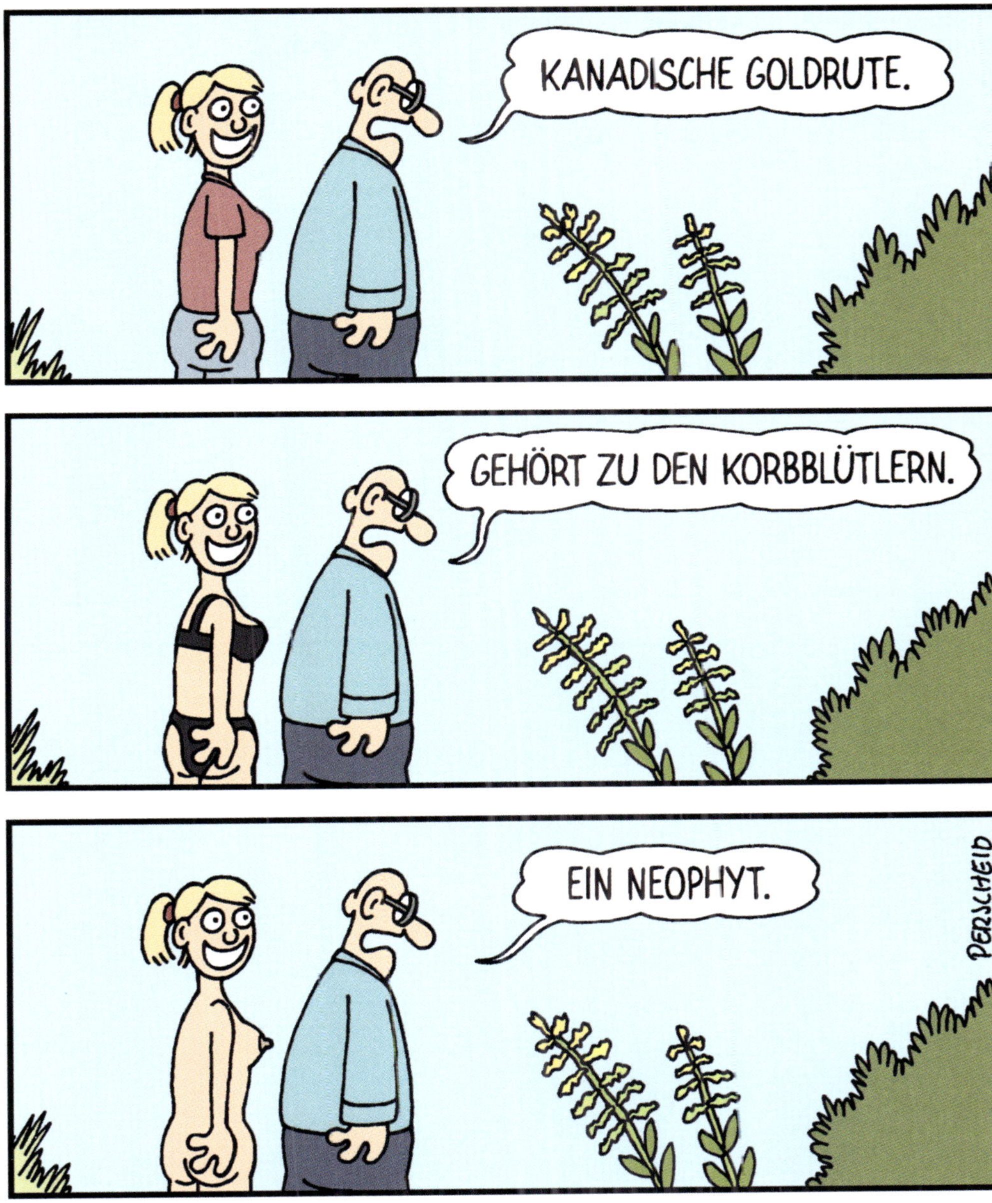

MARTIN HATTE SICH AUF DAS DATE MIT DER BOTANIKERIN VORTREFFLICH VORBEREITET.

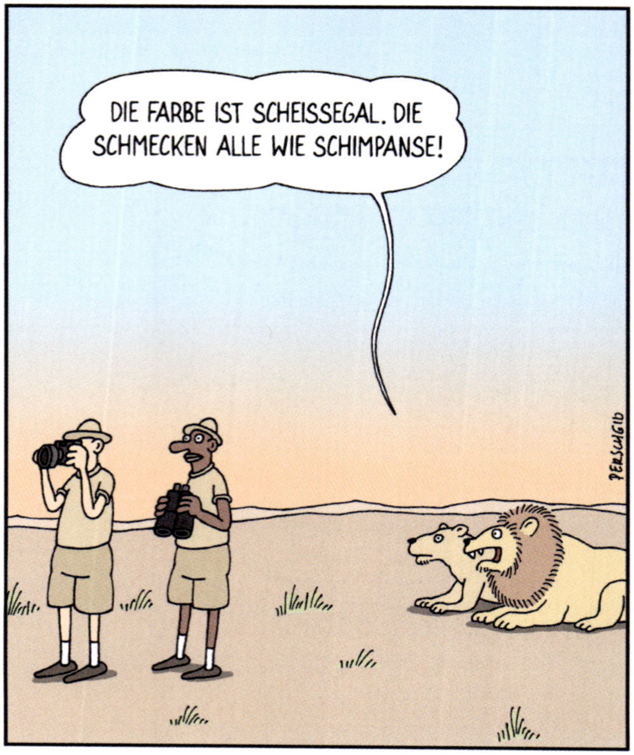
DIE FARBE IST SCHEISSEGAL. DIE SCHMECKEN ALLE WIE SCHIMPANSE!
PERSCHEID

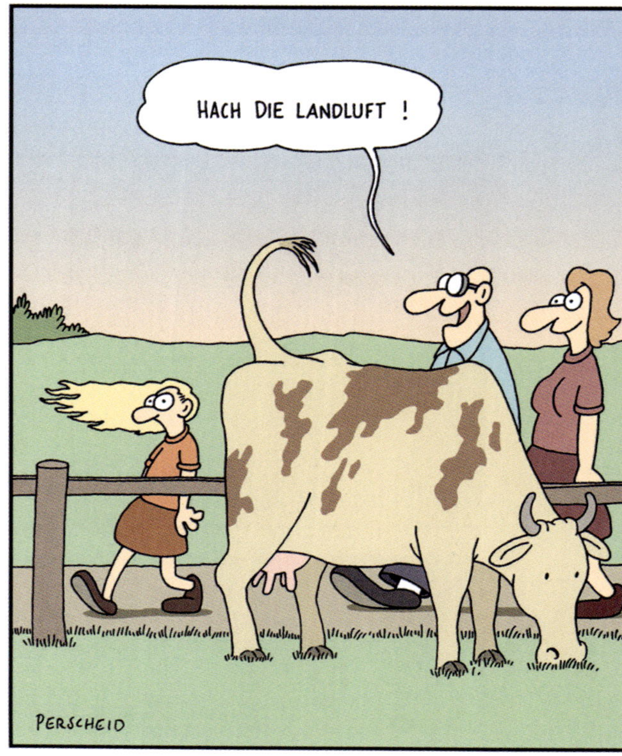
HACH DIE LANDLUFT !
PERSCHEID

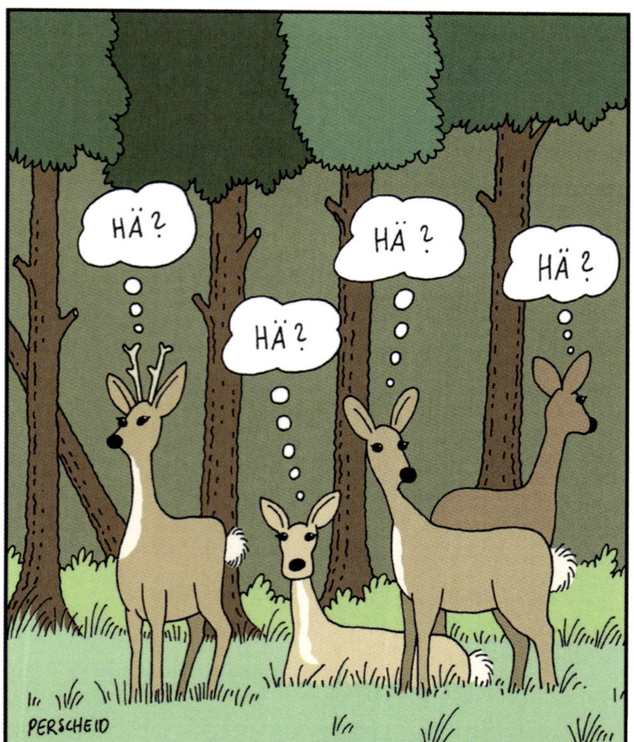
HÄ ?
HÄ ?
HÄ ?
HÄ ?
PERSCHEID

WAS REHE DENKEN

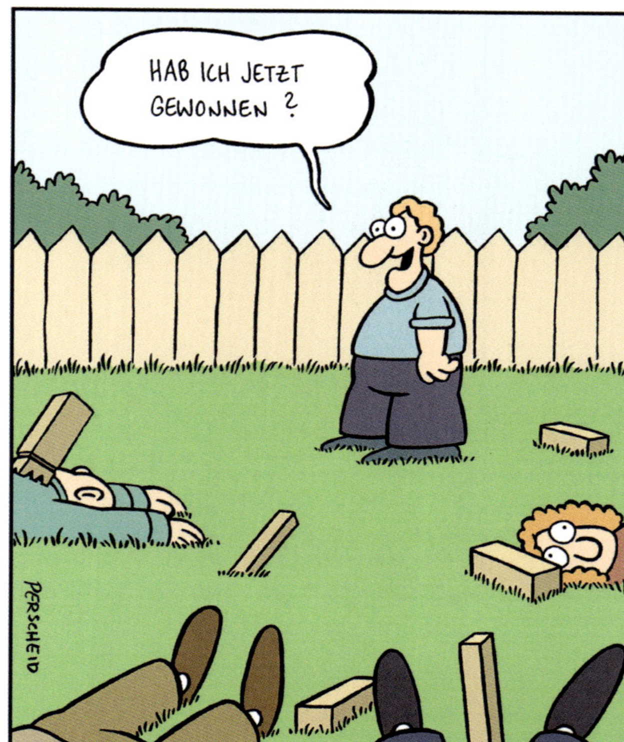
HAB ICH JETZT GEWONNEN ?
PERSCHEID

MEINE ERSTE PARTIE KUBB

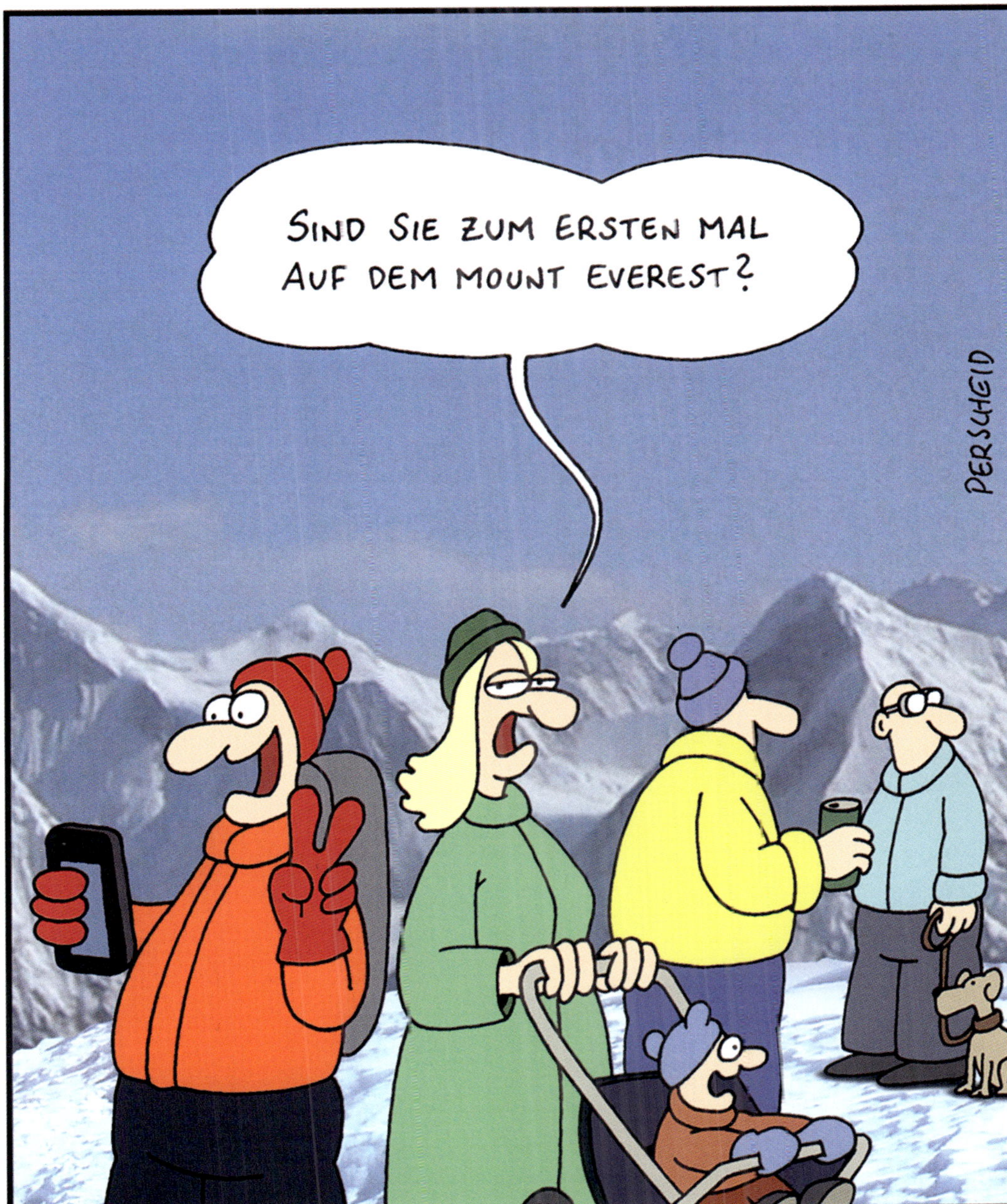
SIND SIE ZUM ERSTEN MAL AUF DEM MOUNT EVEREST?
PERSCHEID

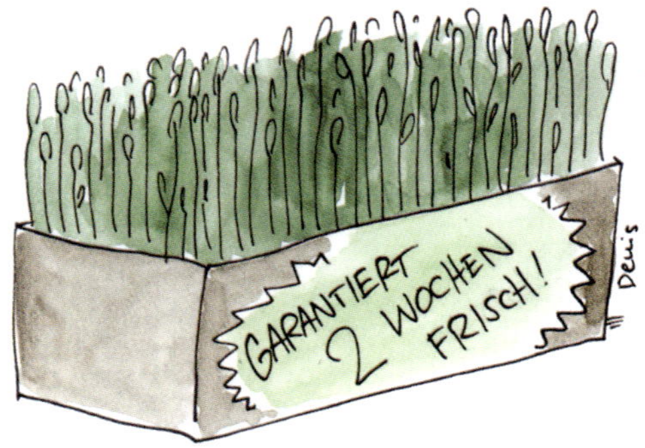

LÜGENKRESSE

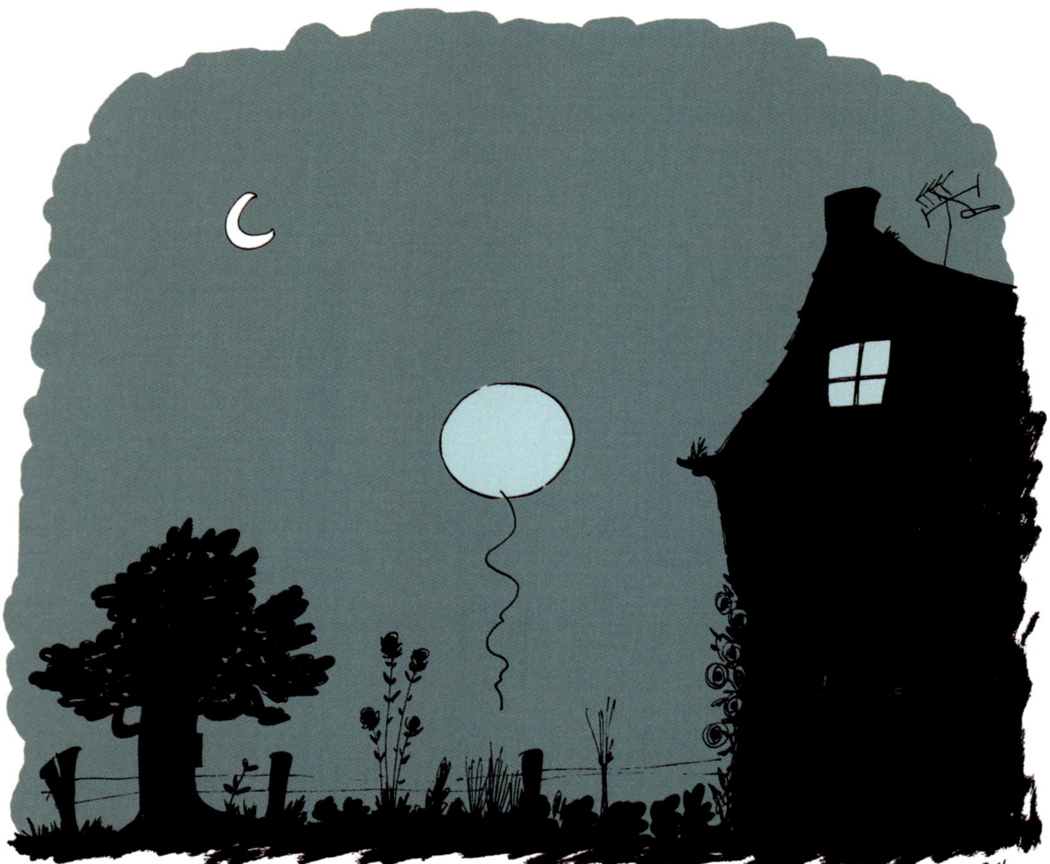

IN LAUEN SOMMERNÄCHTEN HÖRTE ICH MANCHMAL DIE KATZENMINZE LEISE SCHNURREN.

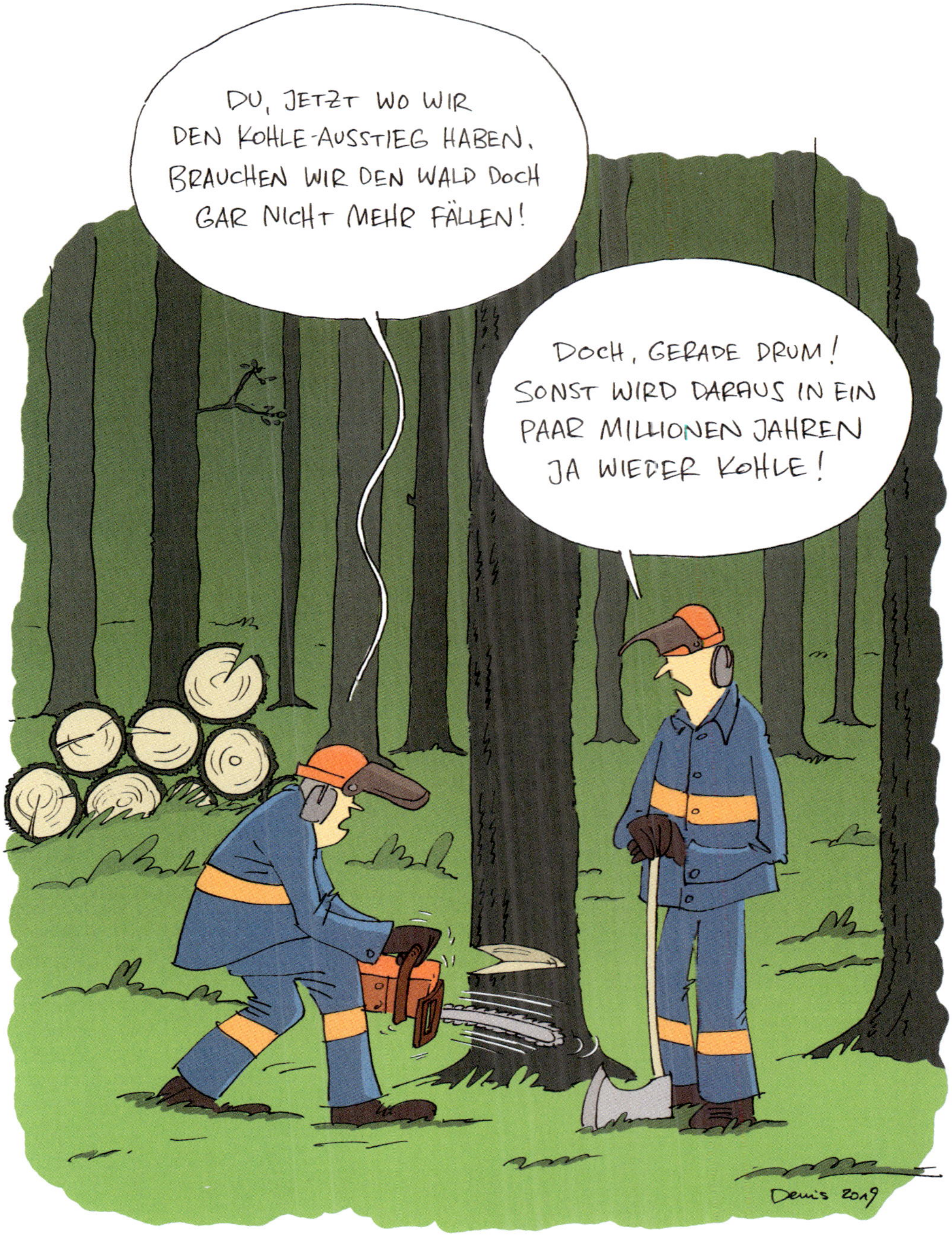
DU, JETZT WO WIR DEN KOHLE-AUSSTIEG HABEN, BRAUCHEN WIR DEN WALD DOCH GAR NICHT MEHR FÄLLEN!
DOCH, GERADE DRUM! SONST WIRD DARAUS IN EIN PAAR MILLIONEN JAHREN JA WIEDER KOHLE!
Denis 2019

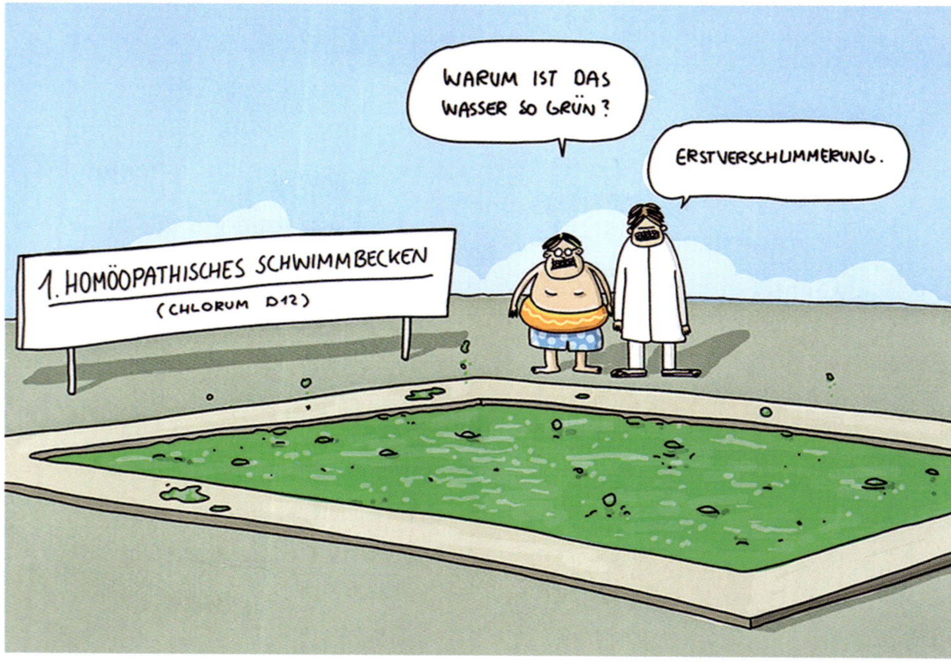
WARUM IST DAS WASSER SO GRÜN?
ERSTVERSCHLIMMERUNG.
1. HOMÖOPATHISCHES SCHWIMMBECKEN
(CHLORUM D12)

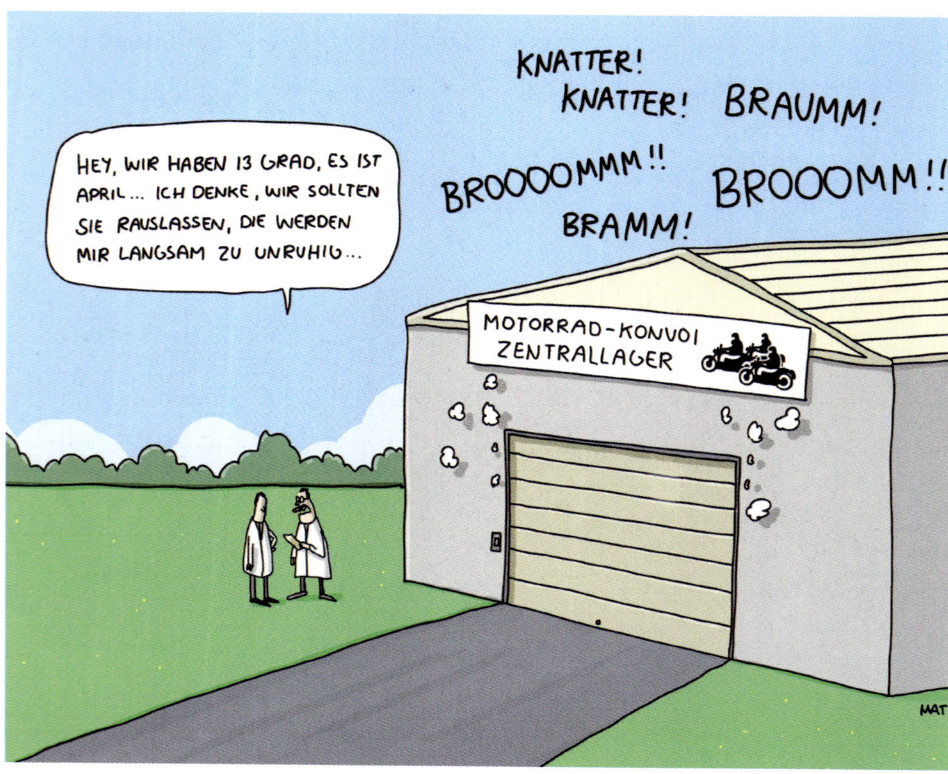
KNATTER!
KNATTER!
BRAUMM!
HEY, WIR HABEN 13 GRAD, ES IST APRIL... ICH DENKE, WIR SOLLTEN SIE RAUSLASSEN, DIE WERDEN MIR LANGSAM ZU UNRUHIG...
BROOOOMMM!!
BROOOMM!!
BRAMM!
MOTORRAD-KONVOI ZENTRALLAGER
MAT

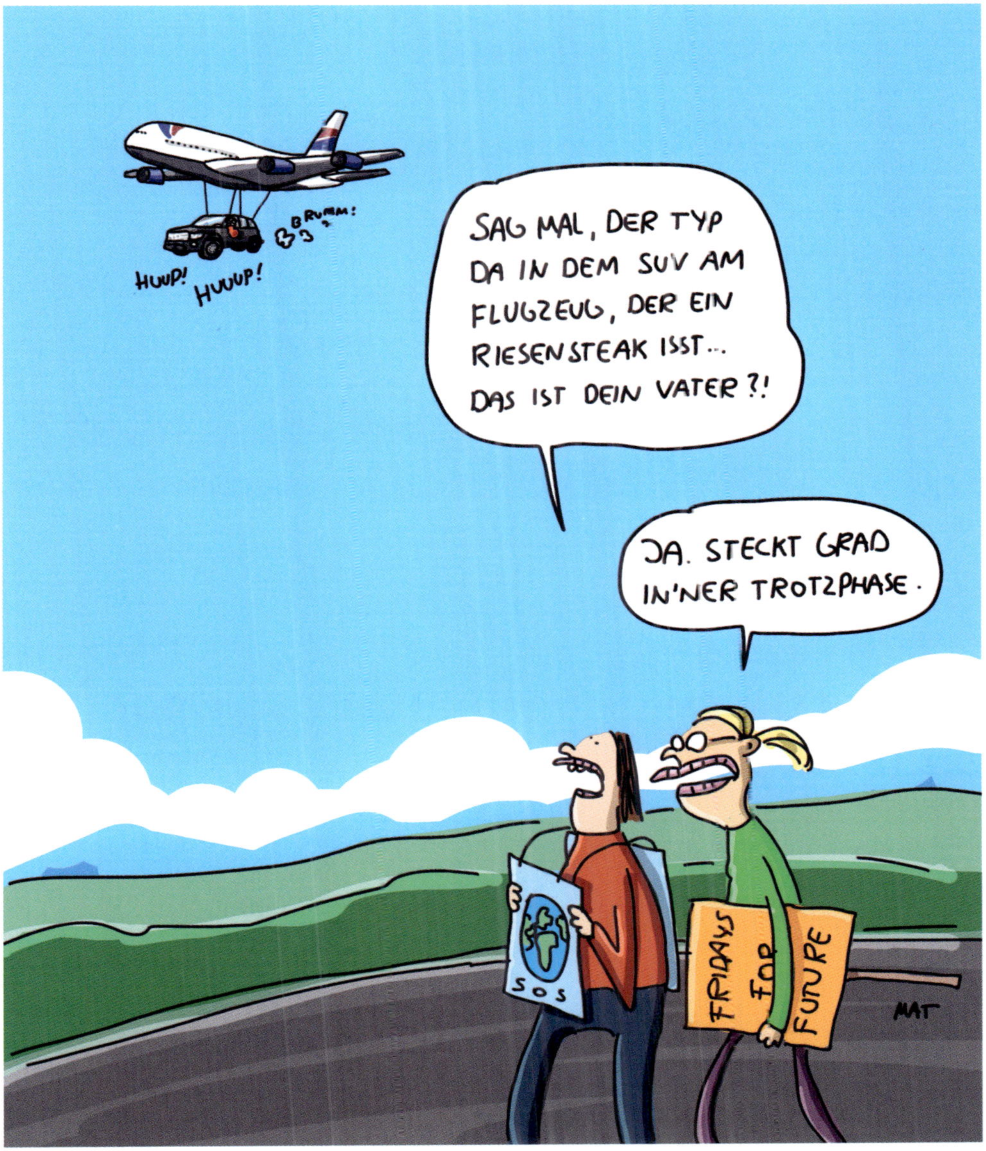
BRUMM!
HUUP!
HUUUP!
SAG MAL, DER TYP DA IN DEM SUV AM FLUGZEUG, DER EIN RIESENSTEAK ISST... DAS IST DEIN VATER?!
JA. STECKT GRAD IN'NER TROTZPHASE.
SOS
FRIDAYS FOR FUTURE
MAT

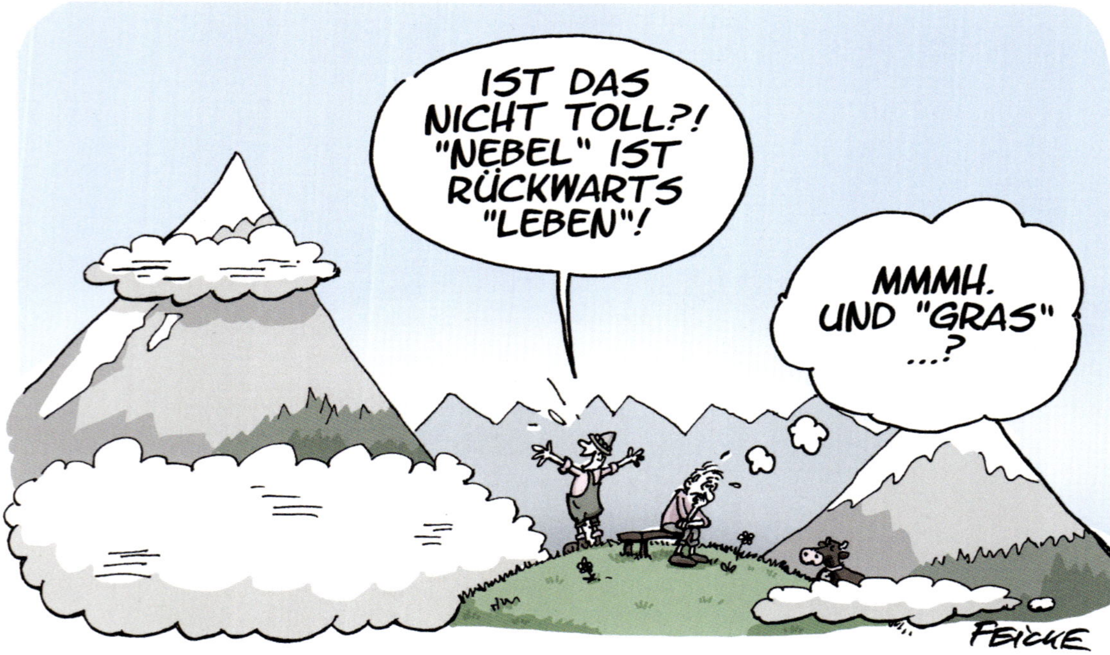
IST DAS NICHT TOLL?! "NEBEL" IST RÜCKWARTS "LEBEN"!
MMMH. UND "GRAS" ...?
FEICKE
Natur-Philosophen

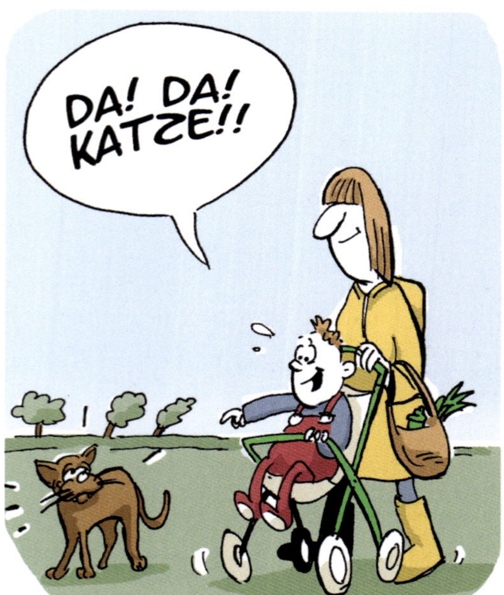
DA! DA! KATZE!!
Auf dem Land

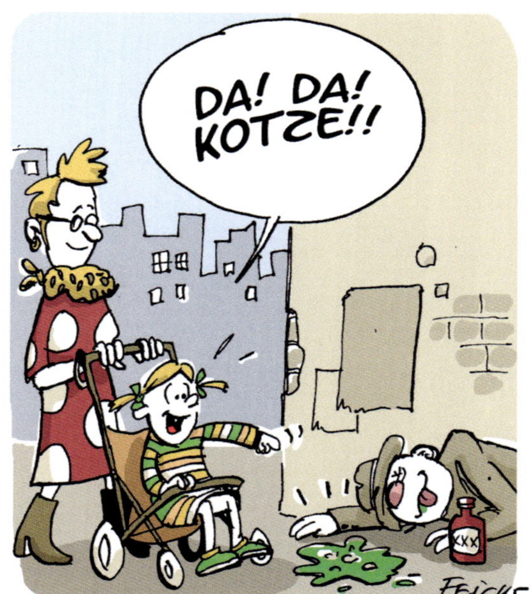
DA! DA! KOTZE!!
XXX
FEICKE
In der Stadt

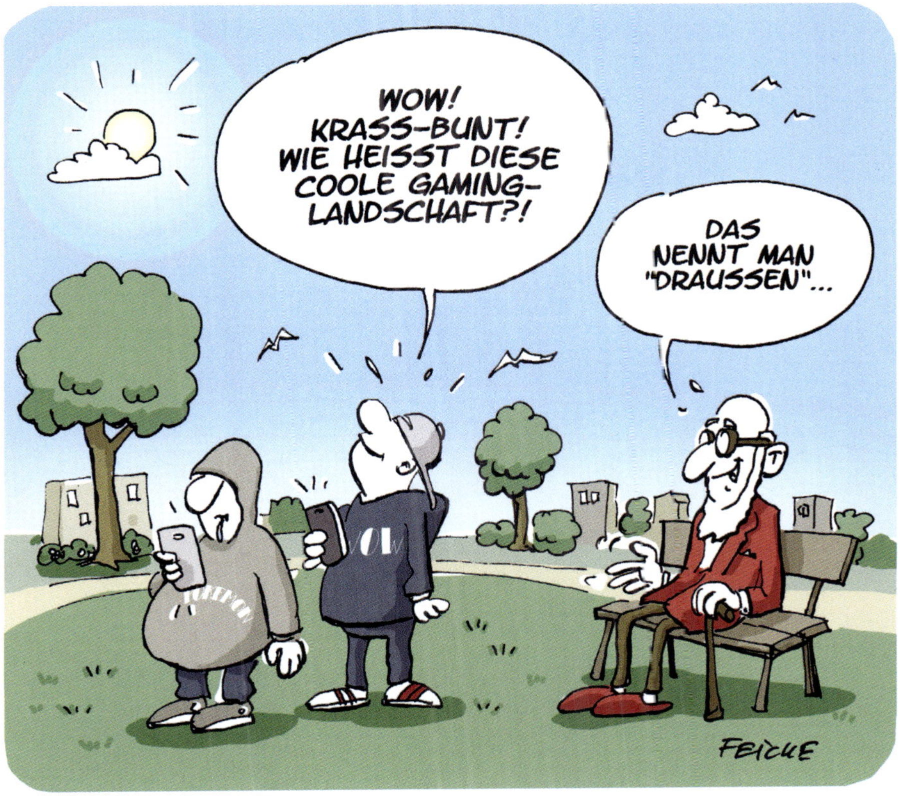
WOW! KRASS-BUNT! WIE HEISST DIESE COOLE GAMING-LANDSCHAFT?!
DAS NENNT MAN "DRAUSSEN"...
FEICKE

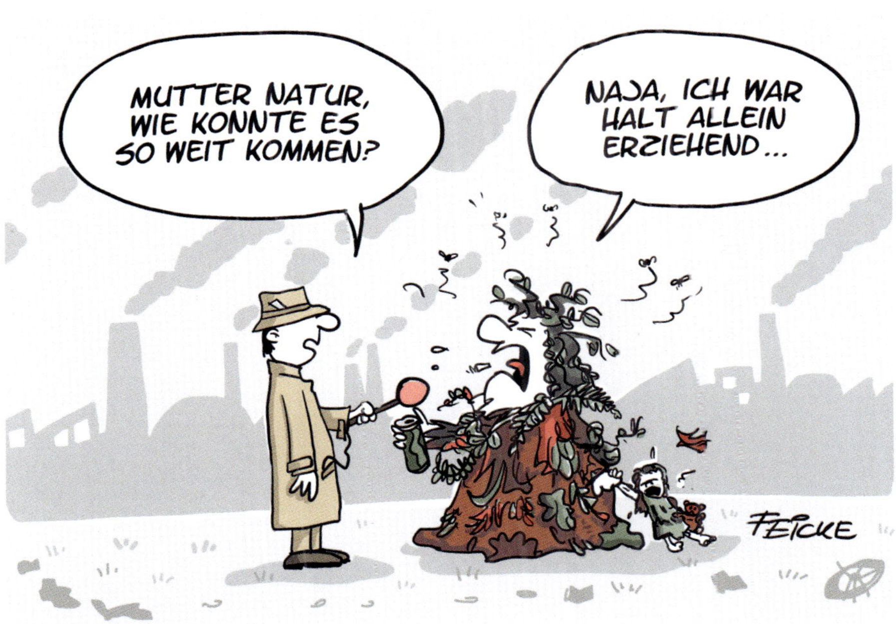
MUTTER NATUR, WIE KONNTE ES SO WEIT KOMMEN?
NAJA, ICH WAR HALT ALLEIN ERZIEHEND...
FEICKE

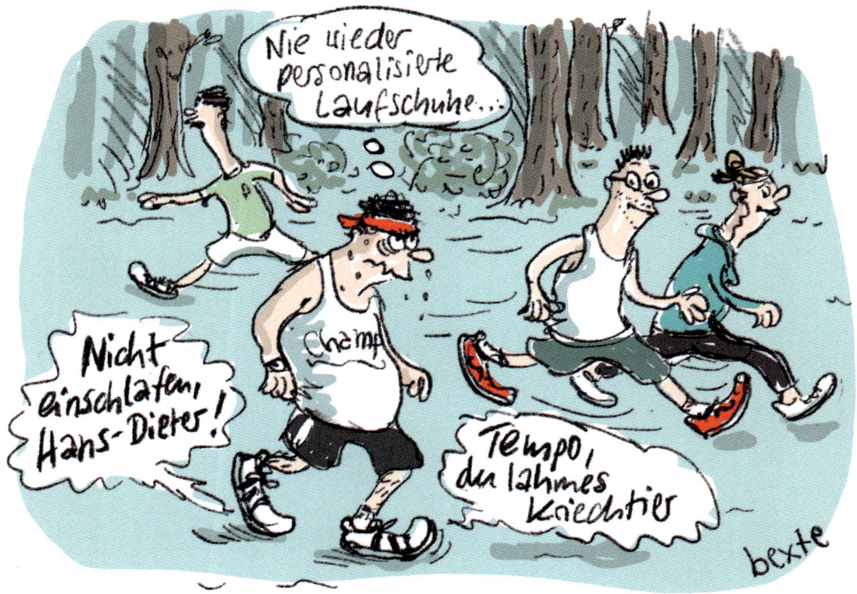

Nie wieder personalisierte Laufschuhe...
Nicht einschlafen, Hans-Dieter!
Champ
Tempo, du lahmes Kriechtier
bexte

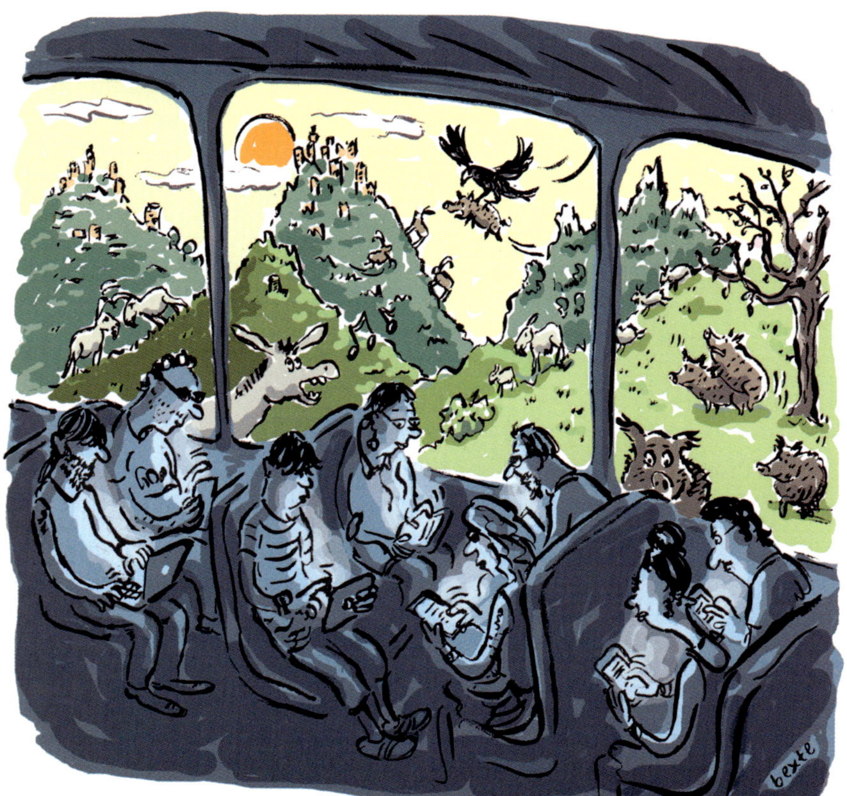

bexte

Erlebnistour durchs wilde Korsika

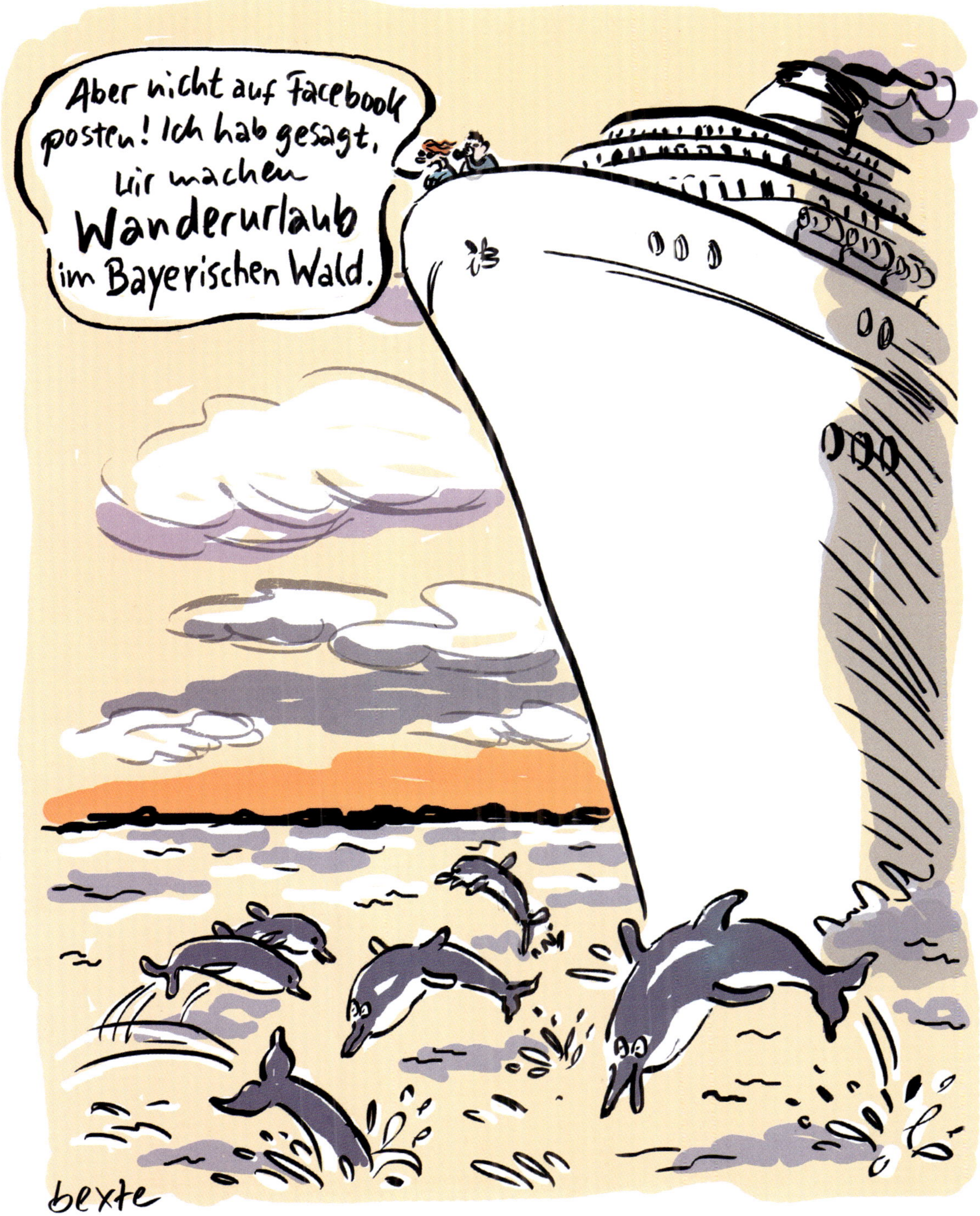
Aber nicht auf Facebook posten! Ich hab gesagt, wir machen Wanderurlaub im Bayerischen Wald.
bexte

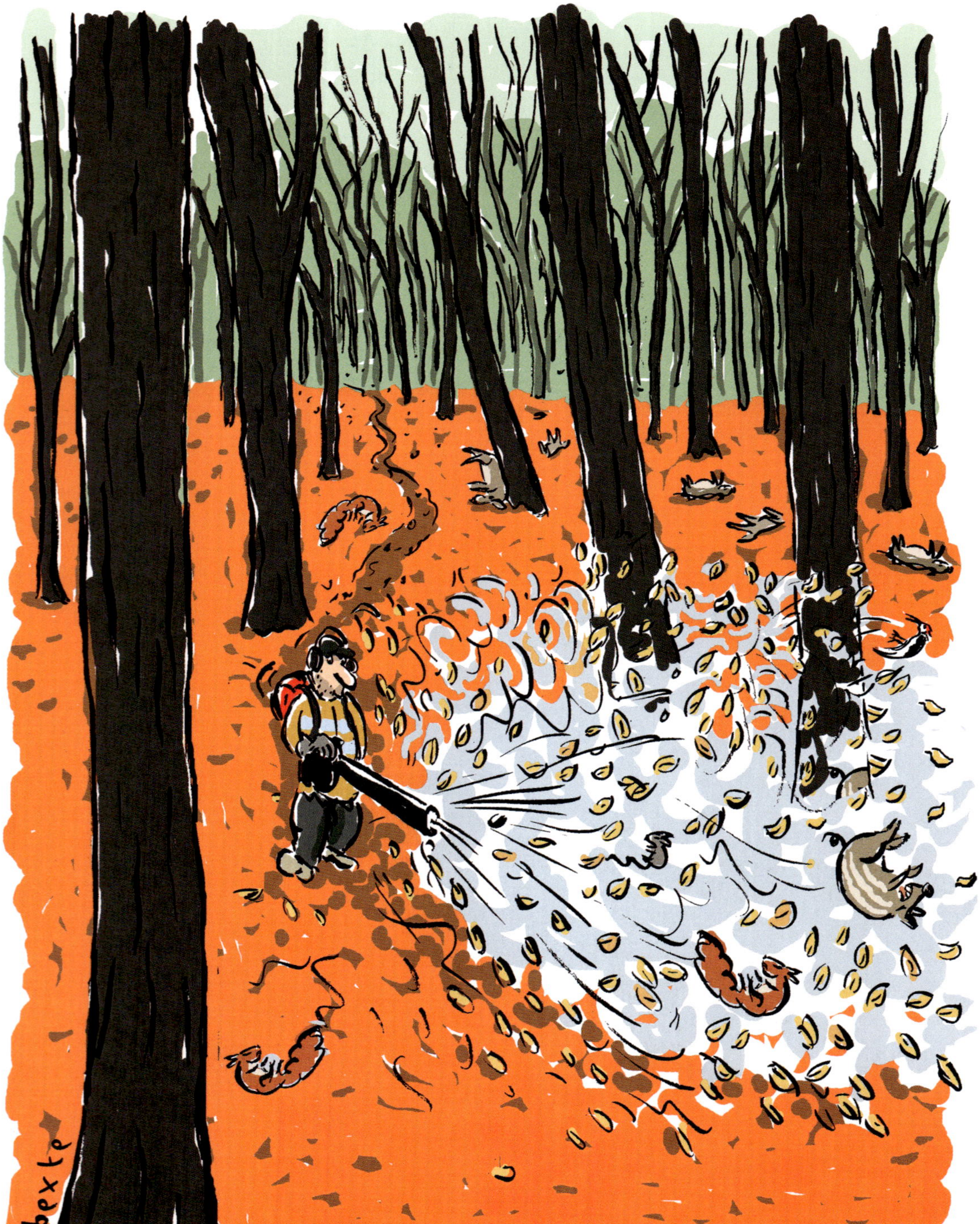
bexte

NOVEMBER

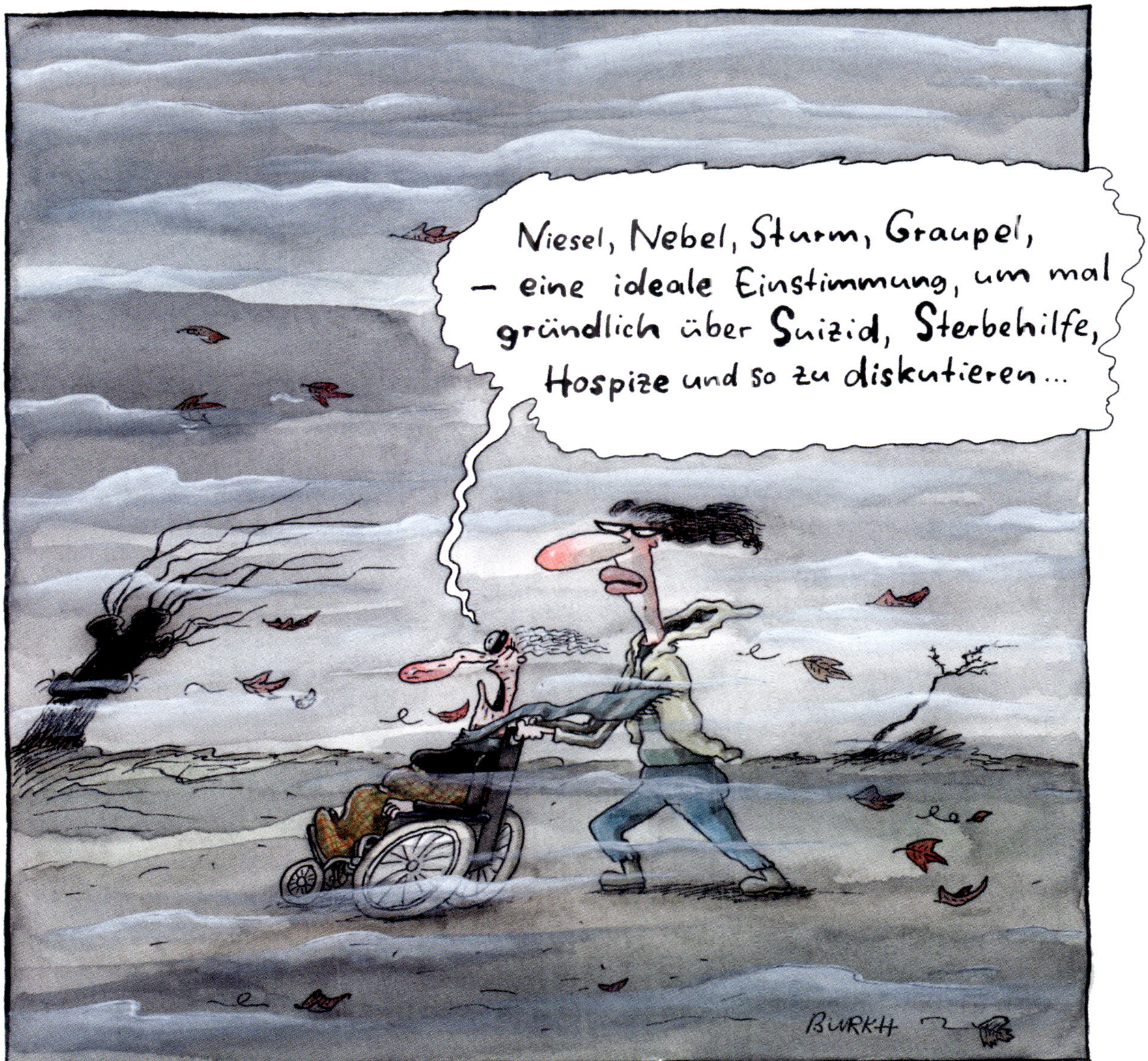
Niesel, Nebel, Sturm, Graupel, – eine ideale Einstimmung, um mal gründlich über Suizid, Sterbehilfe, Hospize und so zu diskutieren...
BURKH

Öko-Urlaub im Regenwald

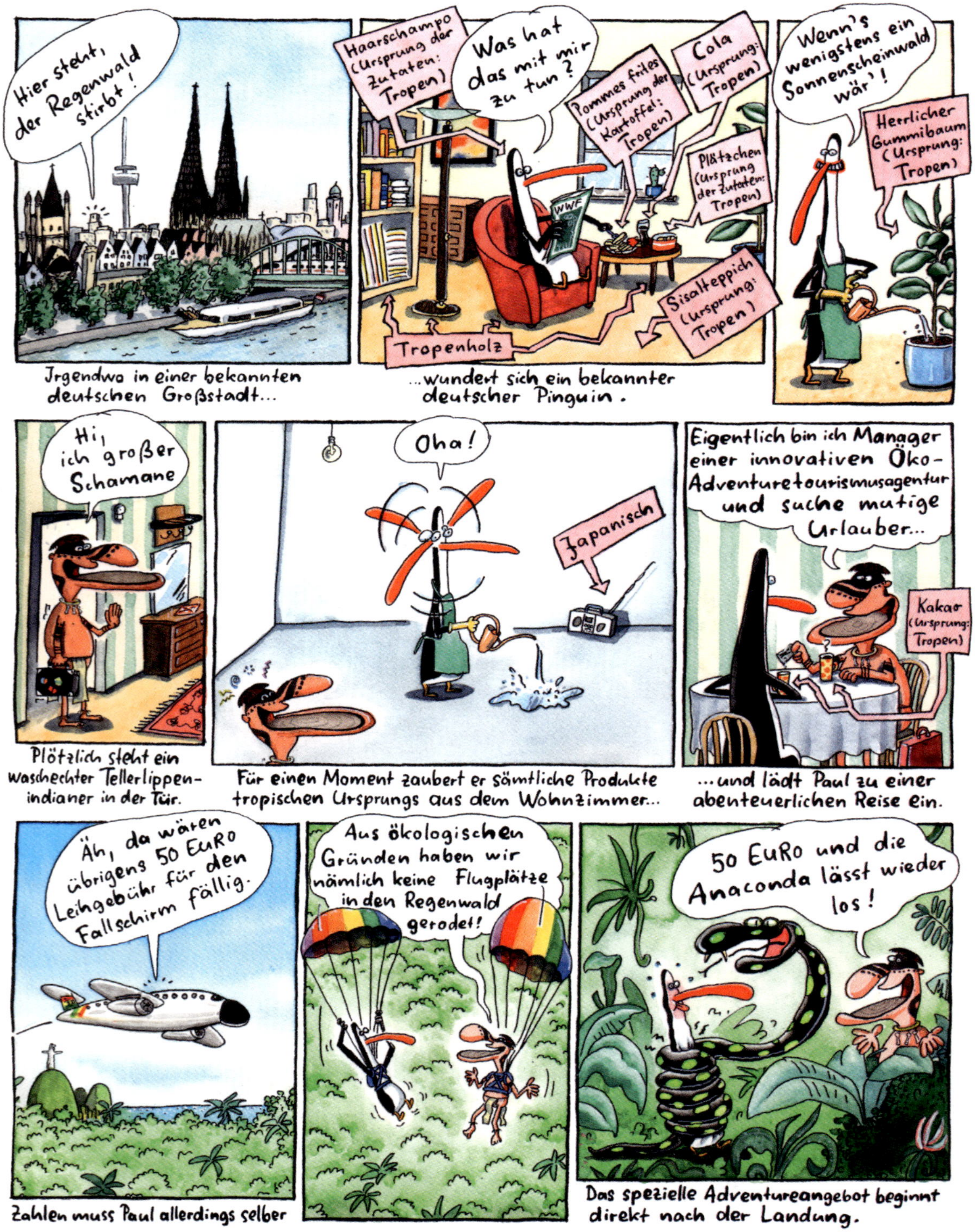
Hier steht, der Regenwald stirbt!
Irgendwo in einer bekannten deutschen Großstadt...
Haarschampo (Ursprung der Zutaten: Tropen)
Was hat das mit mir zu tun?
Pommes frites (Ursprung der Kartoffel: Tropen)
Cola (Ursprung: Tropen)
Plätzchen (Ursprung der Zutaten: Tropen)
WWF
Sisalteppich (Ursprung: Tropen)
Tropenholz
...wundert sich ein bekannter deutscher Pinguin.
Wenn's wenigstens ein Sonnenscheinwald wär'!
Herrlicher Gummibaum (Ursprung: Tropen)
Hi, ich großer Schamane
Plötzlich steht ein waschechter Tellerlippen-indianer in der Tür.
Oha!
Japanisch
Für einen Moment zaubert er sämtliche Produkte tropischen Ursprungs aus dem Wohnzimmer...
Eigentlich bin ich Manager einer innovativen Öko-Adventuretourismusagentur und suche mutige Urlauber...
Kakao (Ursprung: Tropen)
...und lädt Paul zu einer abenteuerlichen Reise ein.
Äh, da wären übrigens 50 EURO Leihgebühr für den Fallschirm fällig.
Zahlen muss Paul allerdings selber
Aus ökologischen Gründen haben wir nämlich keine Flugplätze in den Regenwald gerodet!
50 EURO und die Anaconda lässt wieder los!
Das spezielle Adventureangebot beginnt direkt nach der Landung.

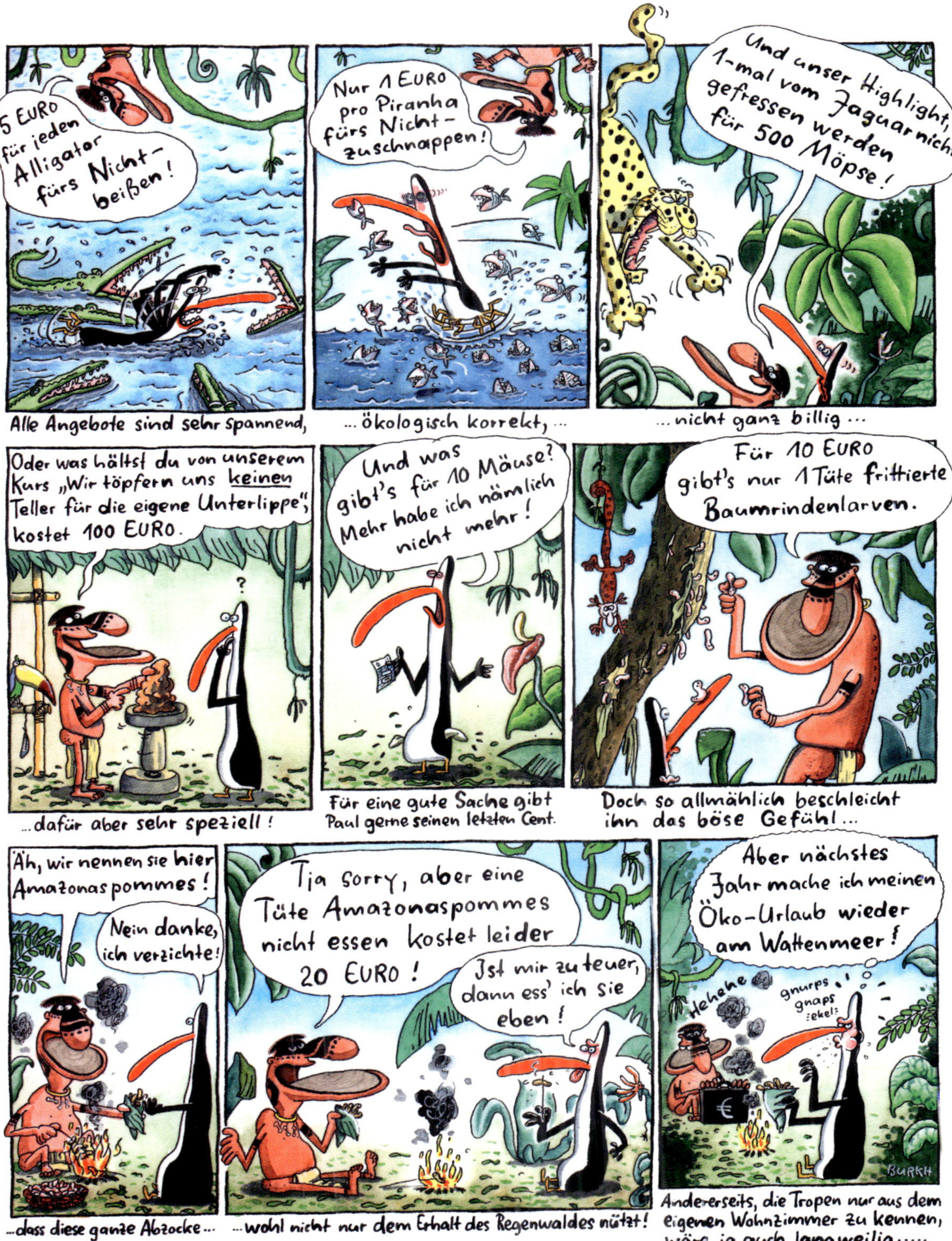
5 EURO für jeden Alligator fürs Nicht-beißen!
Alle Angebote sind sehr spannend,
Nur 1 EURO pro Piranha fürs Nicht-zuschnappen!
... ökologisch korrekt, ...
Und unser Highlight, 1-mal vom Jaguar nicht gefressen werden für 500 Möpse!
... nicht ganz billig ...
Oder was hältst du von unserem Kurs „Wir töpfern uns keinen Teller für die eigene Unterlippe", kostet 100 EURO.
?
... dafür aber sehr speziell!
Und was gibt's für 10 Mäuse? Mehr habe ich nämlich nicht mehr!
Für eine gute Sache gibt Paul gerne seinen letzten Cent.
Für 10 EURO gibt's nur 1 Tüte frittierte Baumrindenlarven.
Doch so allmählich beschleicht ihn das böse Gefühl ...
Äh, wir nennen sie hier Amazonaspommes!
Nein danke, ich verzichte!
... dass diese ganze Abzocke ...
Tja sorry, aber eine Tüte Amazonaspommes nicht essen kostet leider 20 EURO!
Jst mir zu teuer, dann ess' ich sie eben!
... wohl nicht nur dem Erhalt des Regenwaldes nützt!
Aber nächstes Jahr mache ich meinen Öko-Urlaub wieder am Wattenmeer!
Hehehe
gnurps gnaps ekel
BURKH
Andererseits, die Tropen nur aus dem eigenen Wohnzimmer zu kennen, wäre ja auch langweilig .....

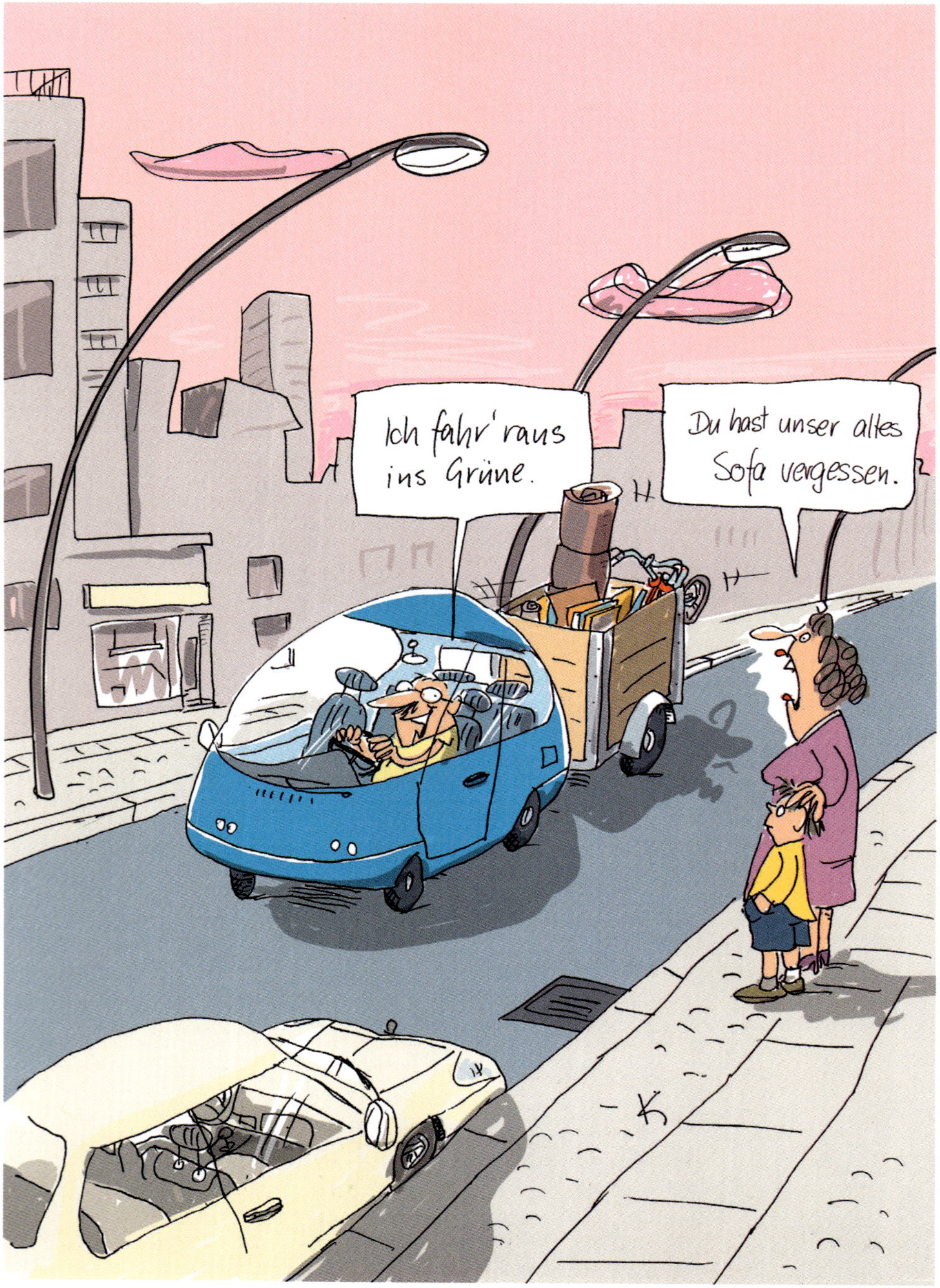
Ich fahr' raus ins Grüne.
Du hast unser altes Sofa vergessen.

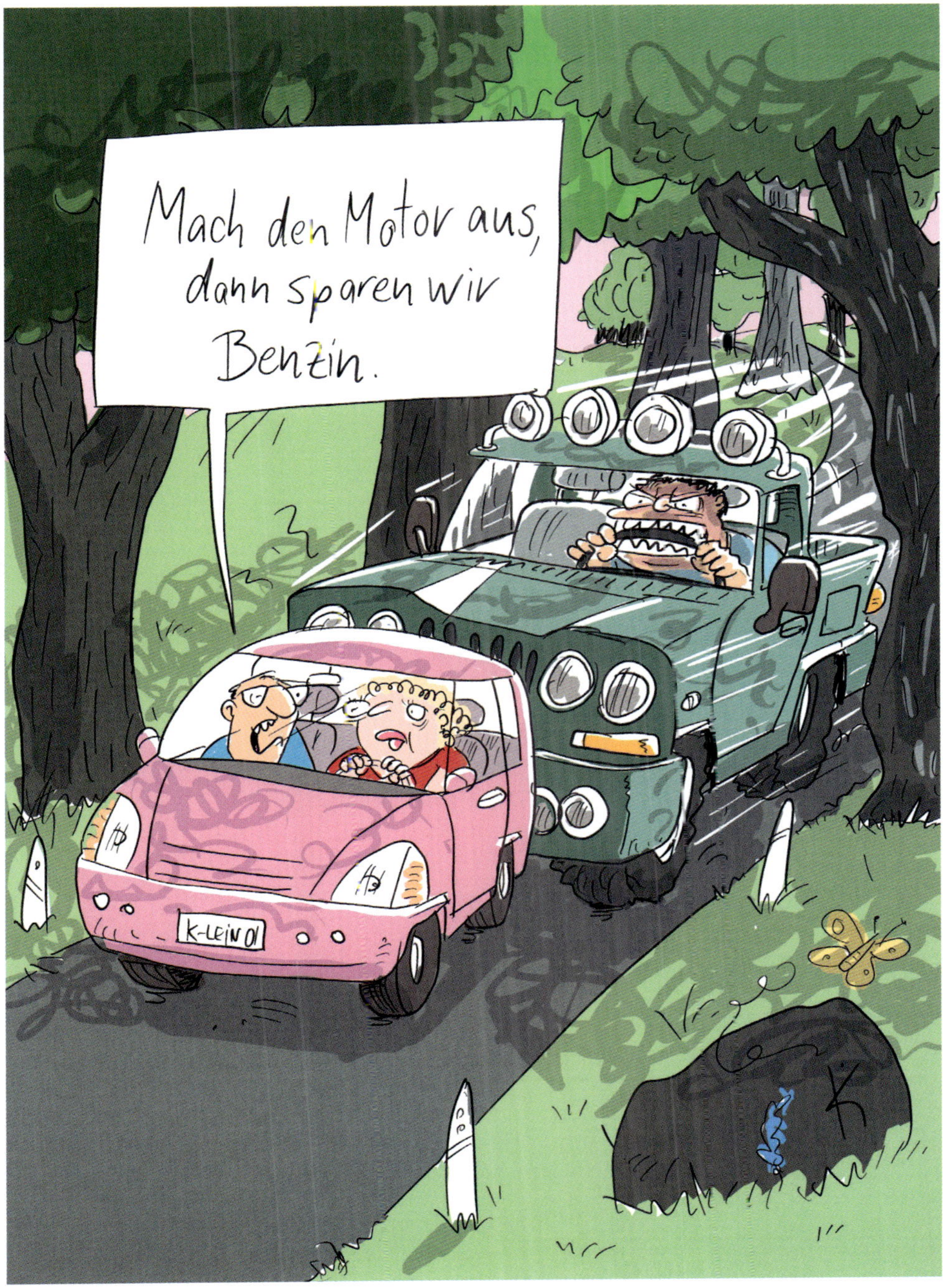
Mach den Motor aus, dann sparen wir Benzin.
K-LEIN 01

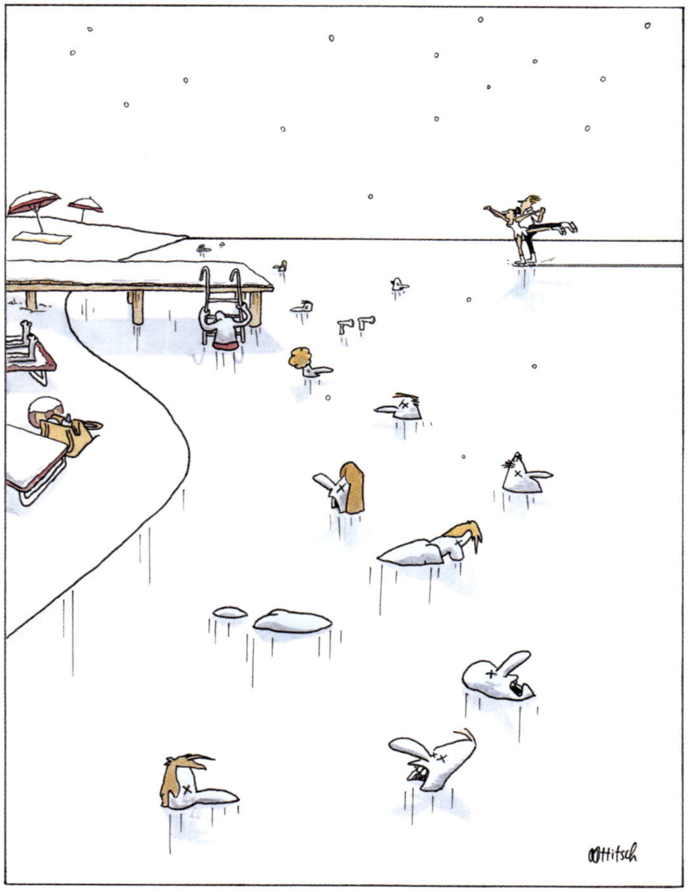

PLÖTZLICHER WINTEREINBRUCH

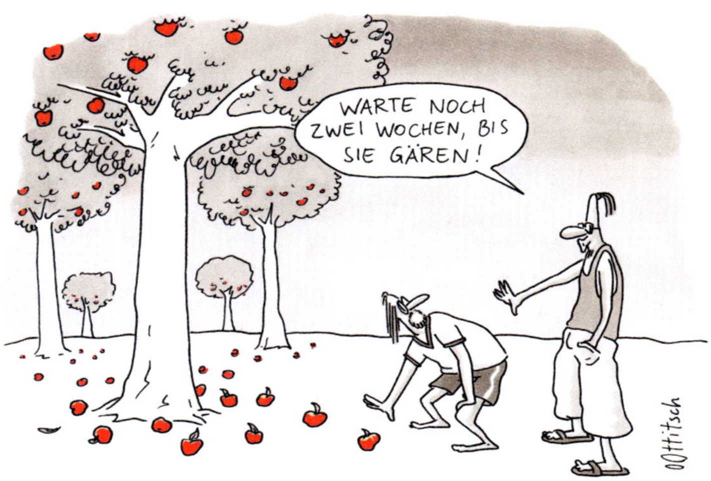

WENN FRUTARIER SAUFEN GEHEN

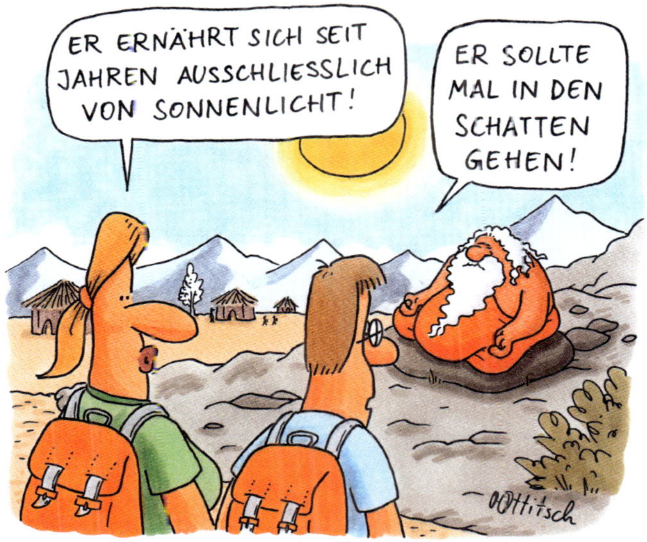
ER ERNÄHRT SICH SEIT JAHREN AUSSCHLIESSLICH VON SONNENLICHT!
ER SOLLTE MAL IN DEN SCHATTEN GEHEN!
OTTITSCH

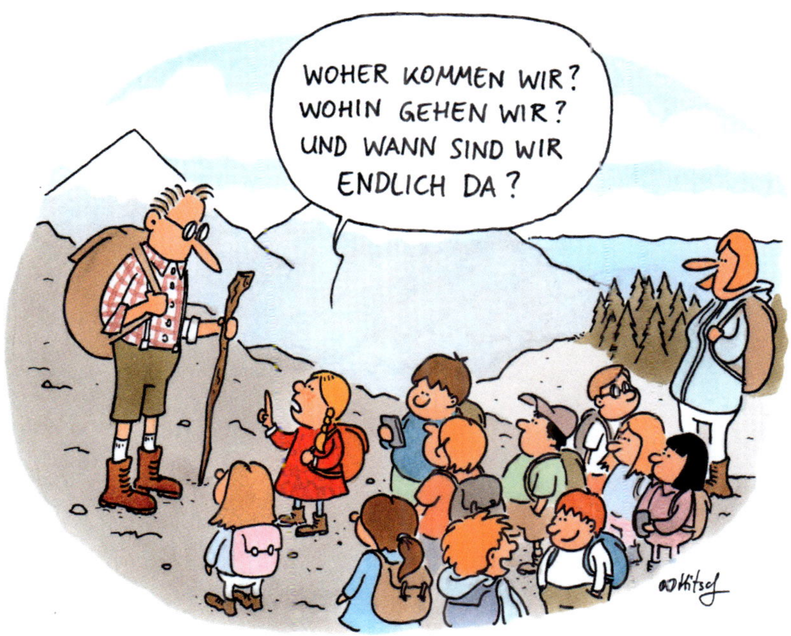
WOHER KOMMEN WIR? WOHIN GEHEN WIR? UND WANN SIND WIR ENDLICH DA?

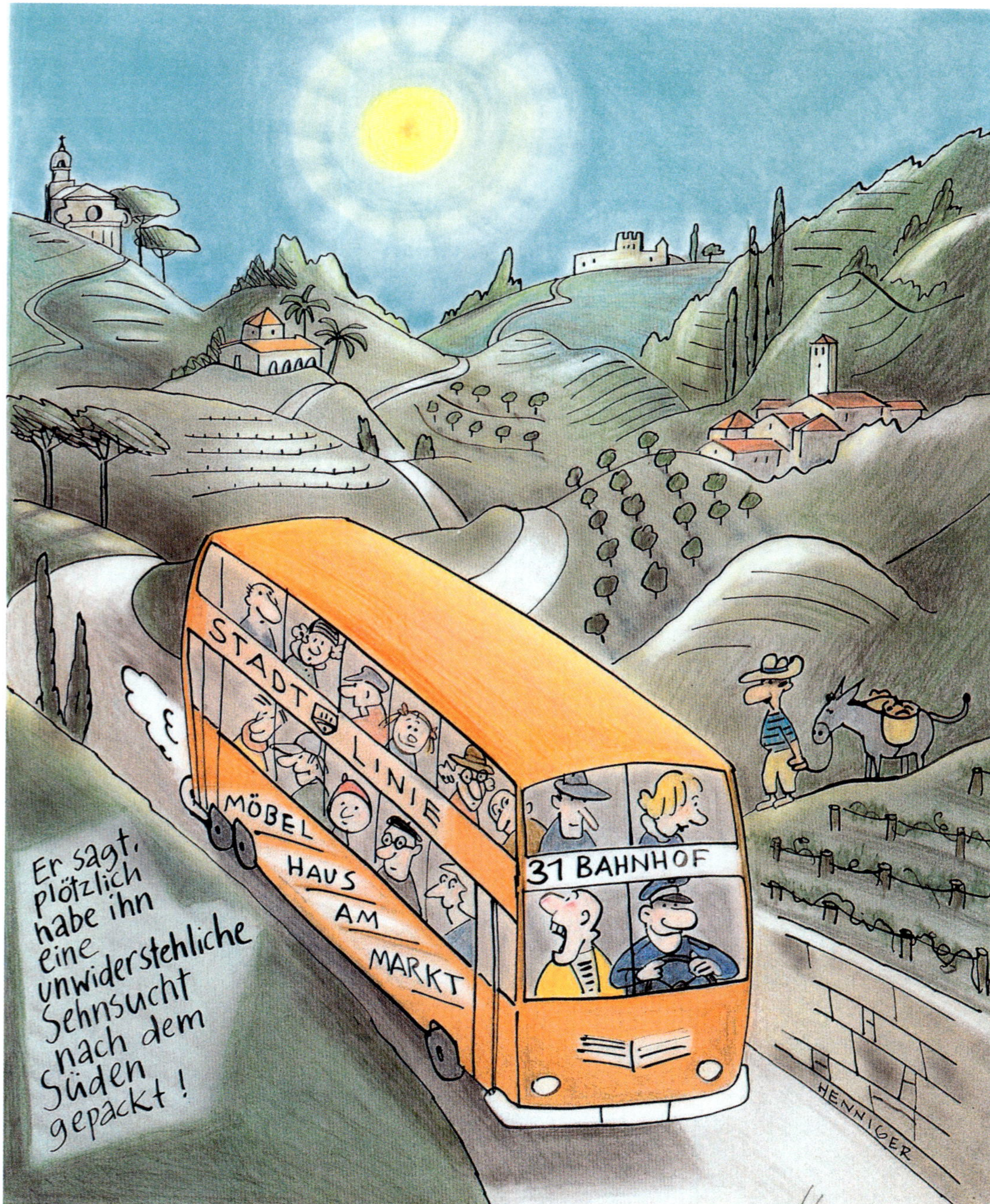
STADT LINIE
MÖBEL HAUS AM MARKT
31 BAHNHOF
Er sagt, plötzlich habe ihn eine unwiderstehliche Sehnsucht nach dem Süden gepackt!
HENNIGER

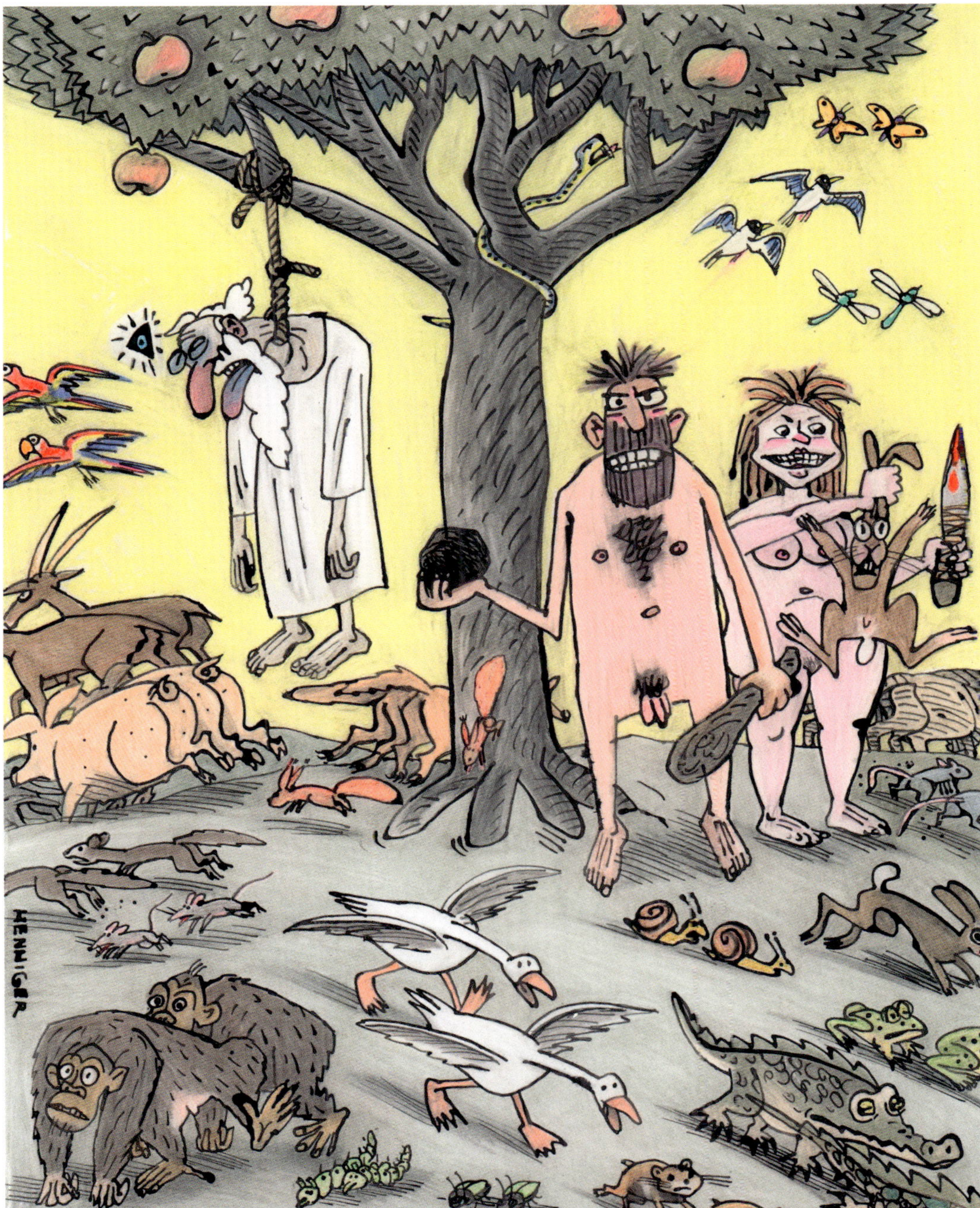
HENNIGER

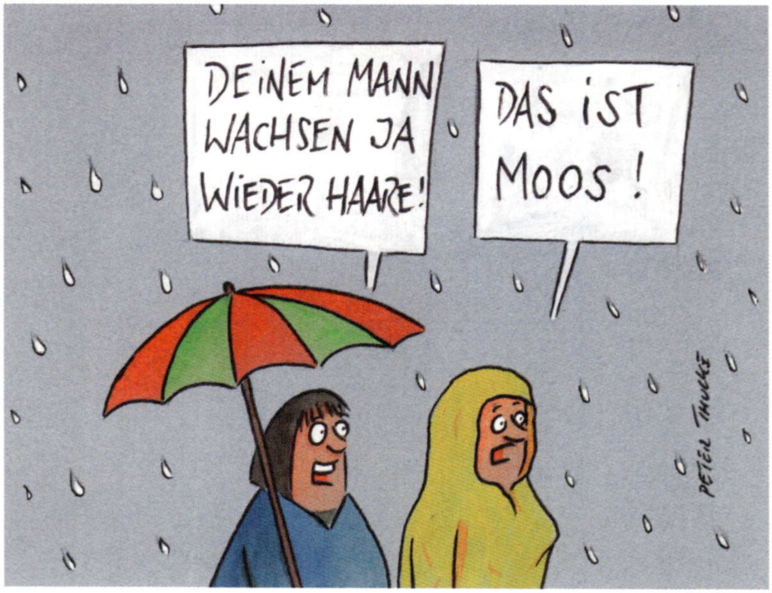
DEINEM MANN WACHSEN JA WIEDER HAARE!
DAS IST MOOS!
PETER THULKE

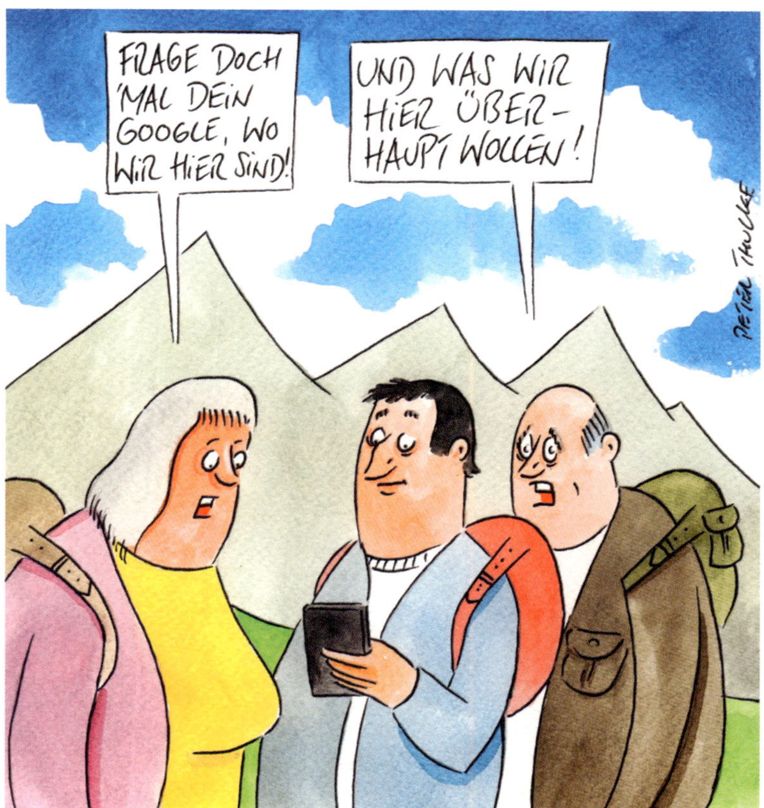
FRAGE DOCH 'MAL DEIN GOOGLE, WO WIR HIER SIND!
UND WAS WIR HIER ÜBERHAUPT WOLLEN!
PETER THULKE

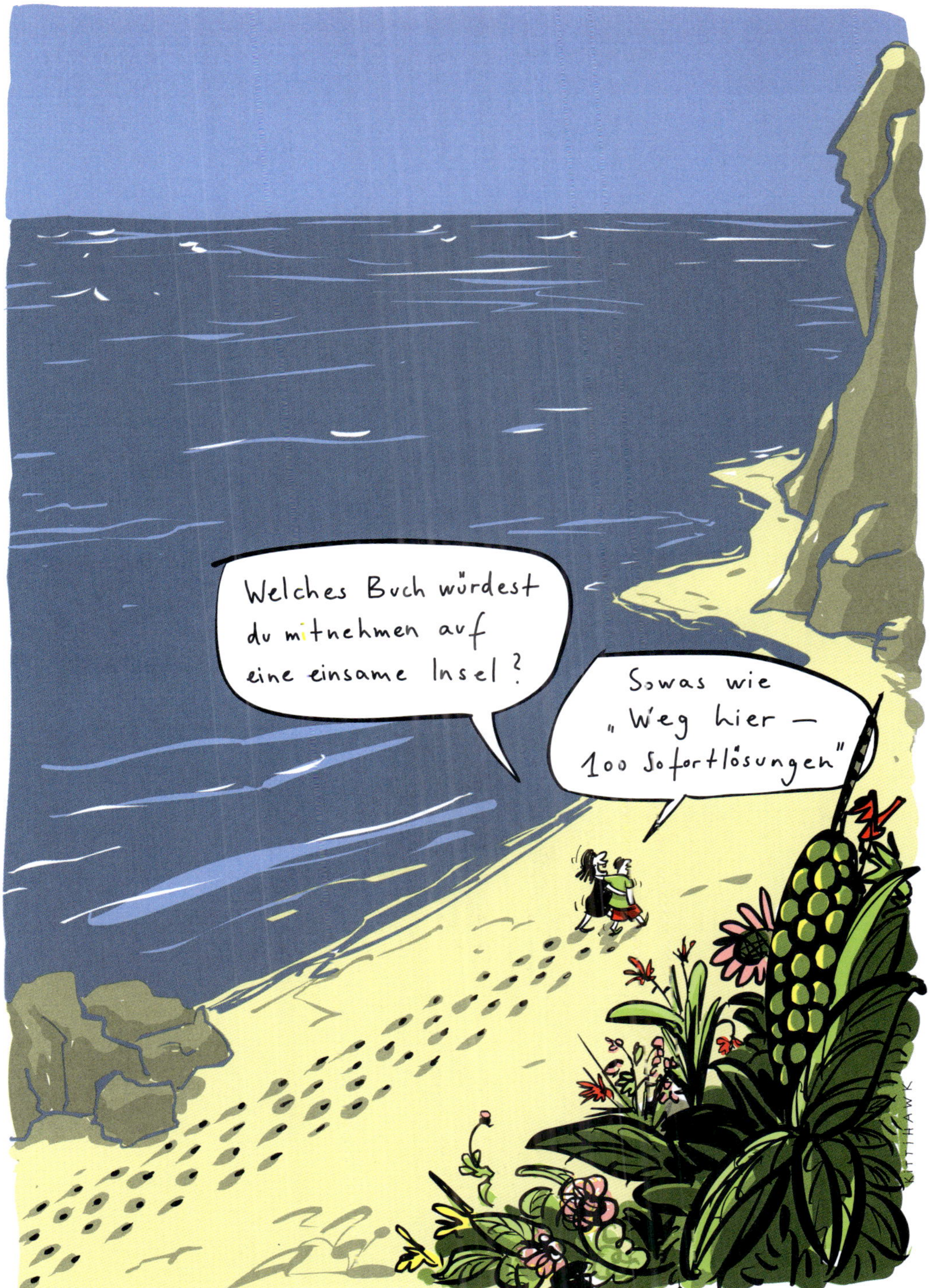
Welches Buch würdest du mitnehmen auf eine einsame Insel?
Sowas wie „Weg hier – 100 Sofortlösungen"

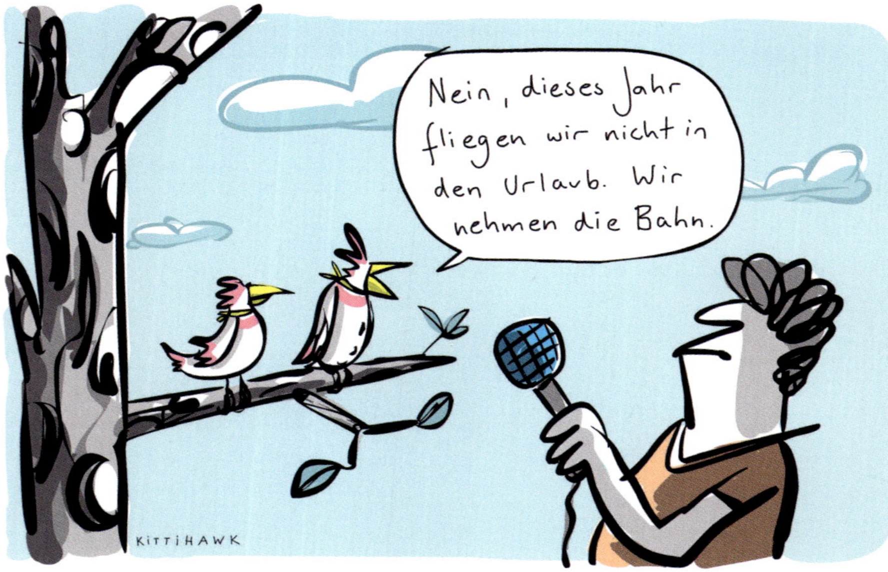
Nein, dieses Jahr fliegen wir nicht in den Urlaub. Wir nehmen die Bahn.
KITTIHAWK

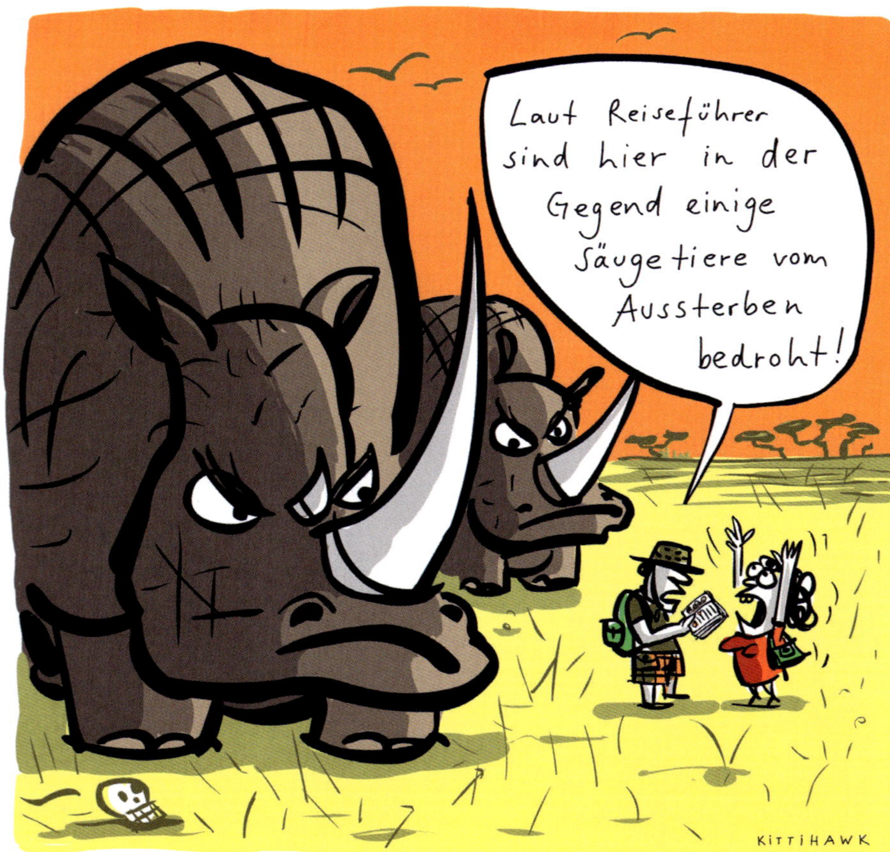
Laut Reiseführer sind hier in der Gegend einige Säugetiere vom Aussterben bedroht!
KITTIHAWK

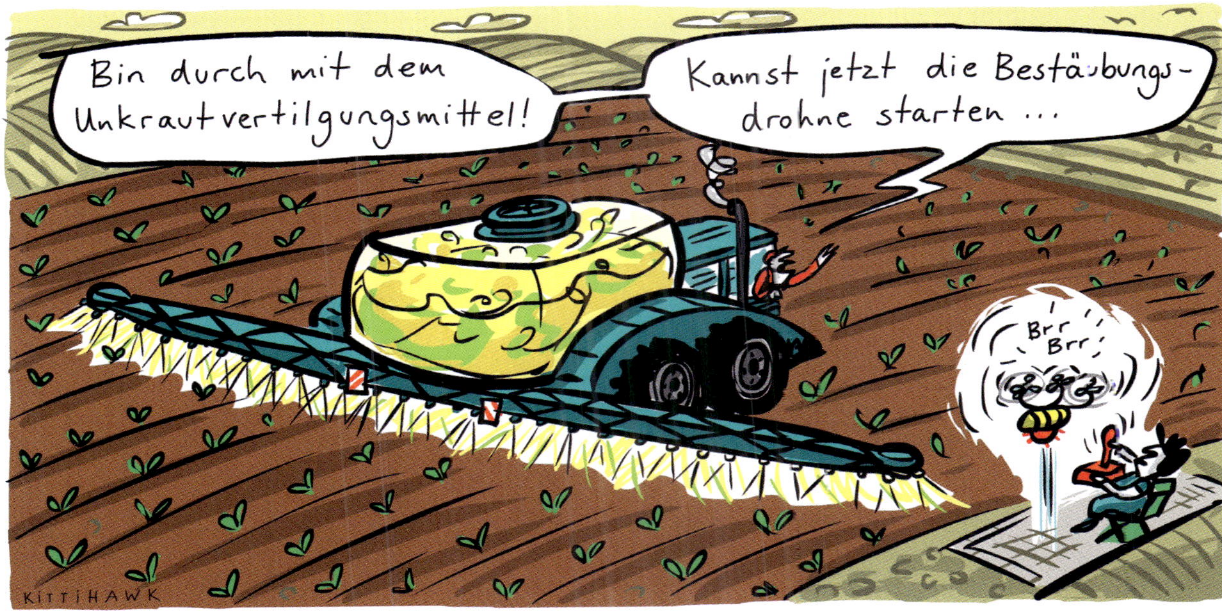
Bin durch mit dem Unkrautvertilgungsmittel!
Kannst jetzt die Bestäubungs-drohne starten ...
Brr Brr
KITTIHAWK

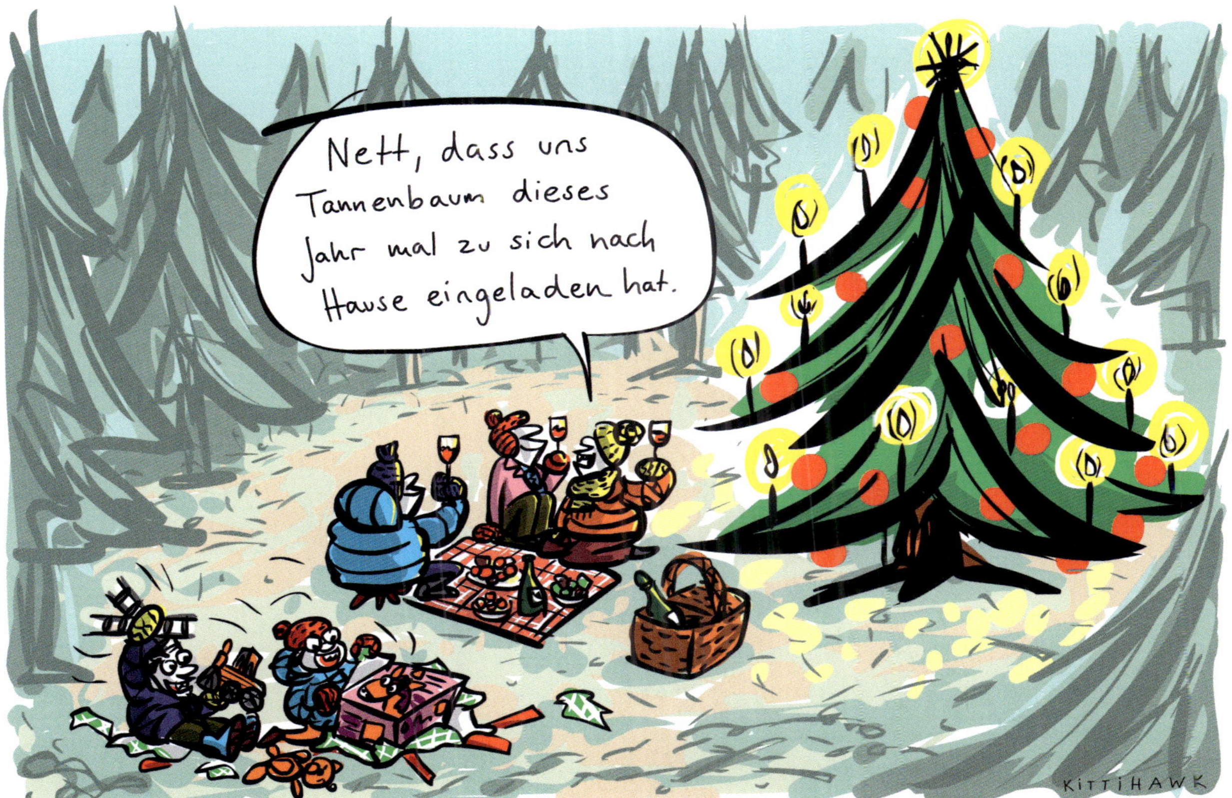
Nett, dass uns Tannenbaum dieses Jahr mal zu sich nach Hause eingeladen hat.
KITTIHAWK

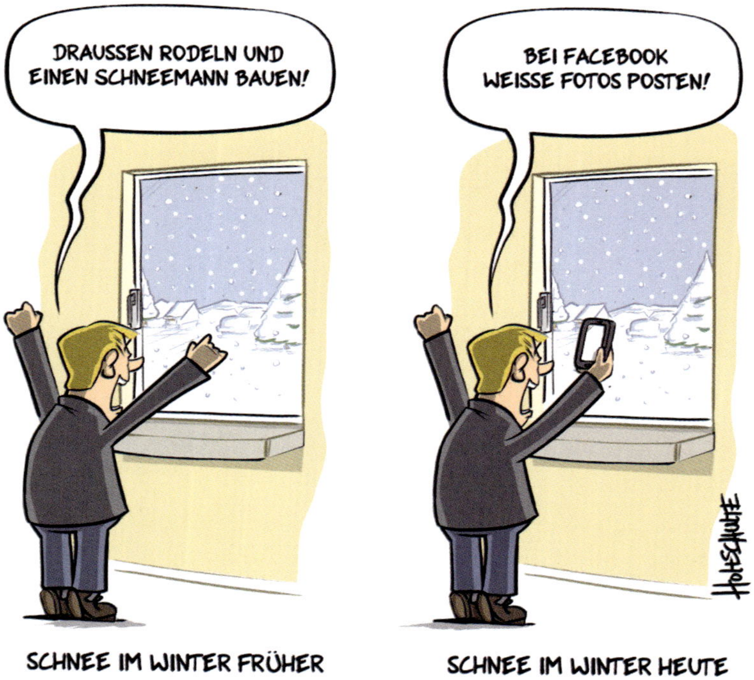
DRAUSSEN RODELN UND EINEN SCHNEEMANN BAUEN!
BEI FACEBOOK WEISSE FOTOS POSTEN!
SCHNEE IM WINTER FRÜHER
SCHNEE IM WINTER HEUTE

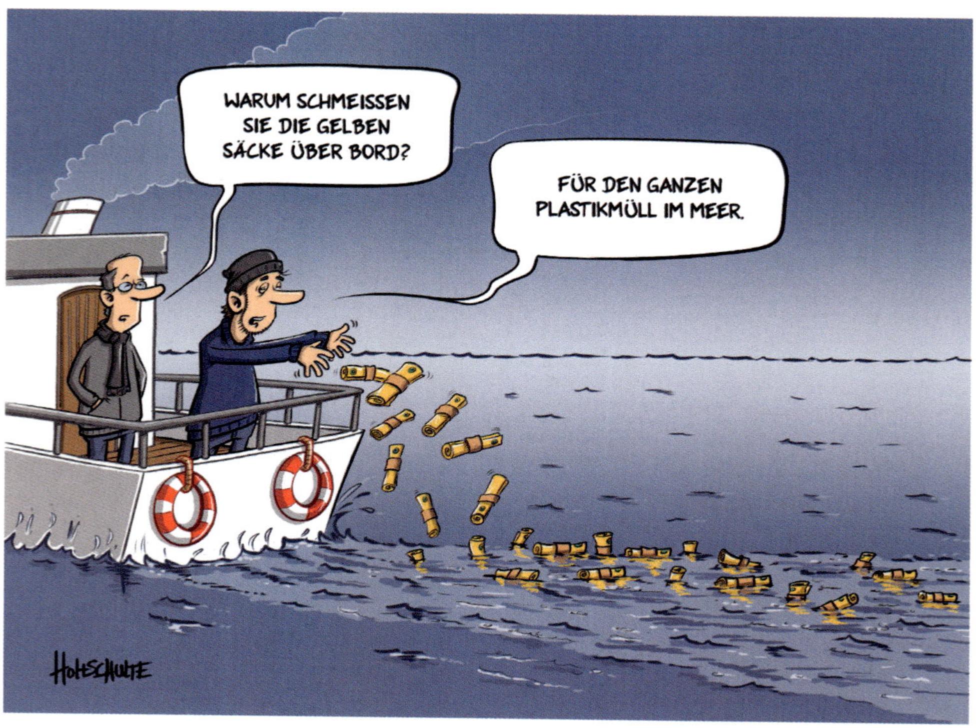
WARUM SCHMEISSEN SIE DIE GELBEN SÄCKE ÜBER BORD?
FÜR DEN GANZEN PLASTIKMÜLL IM MEER.

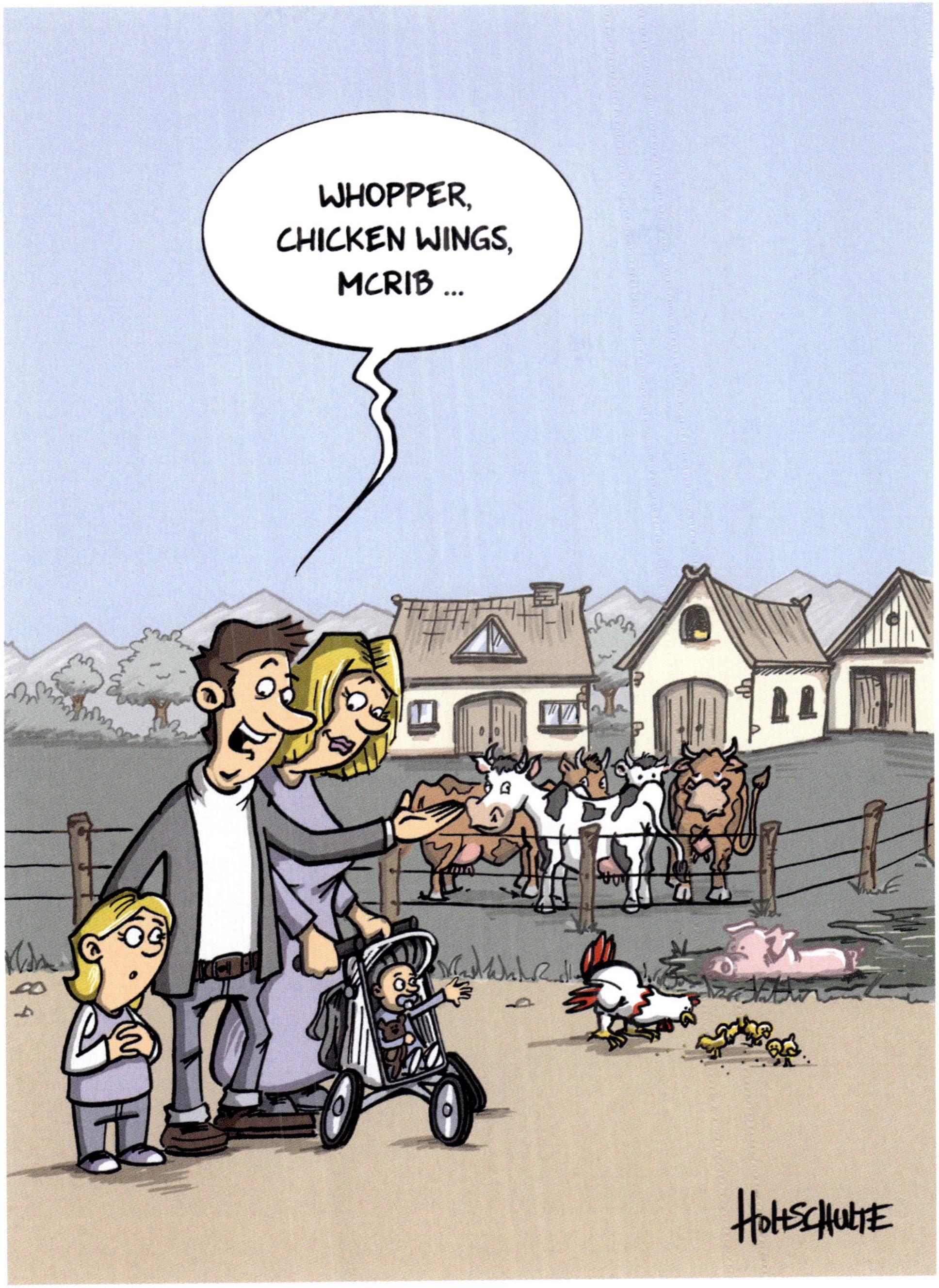
WHOPPER, CHICKEN WINGS, MCRIB ...
HOLTSCHULTE

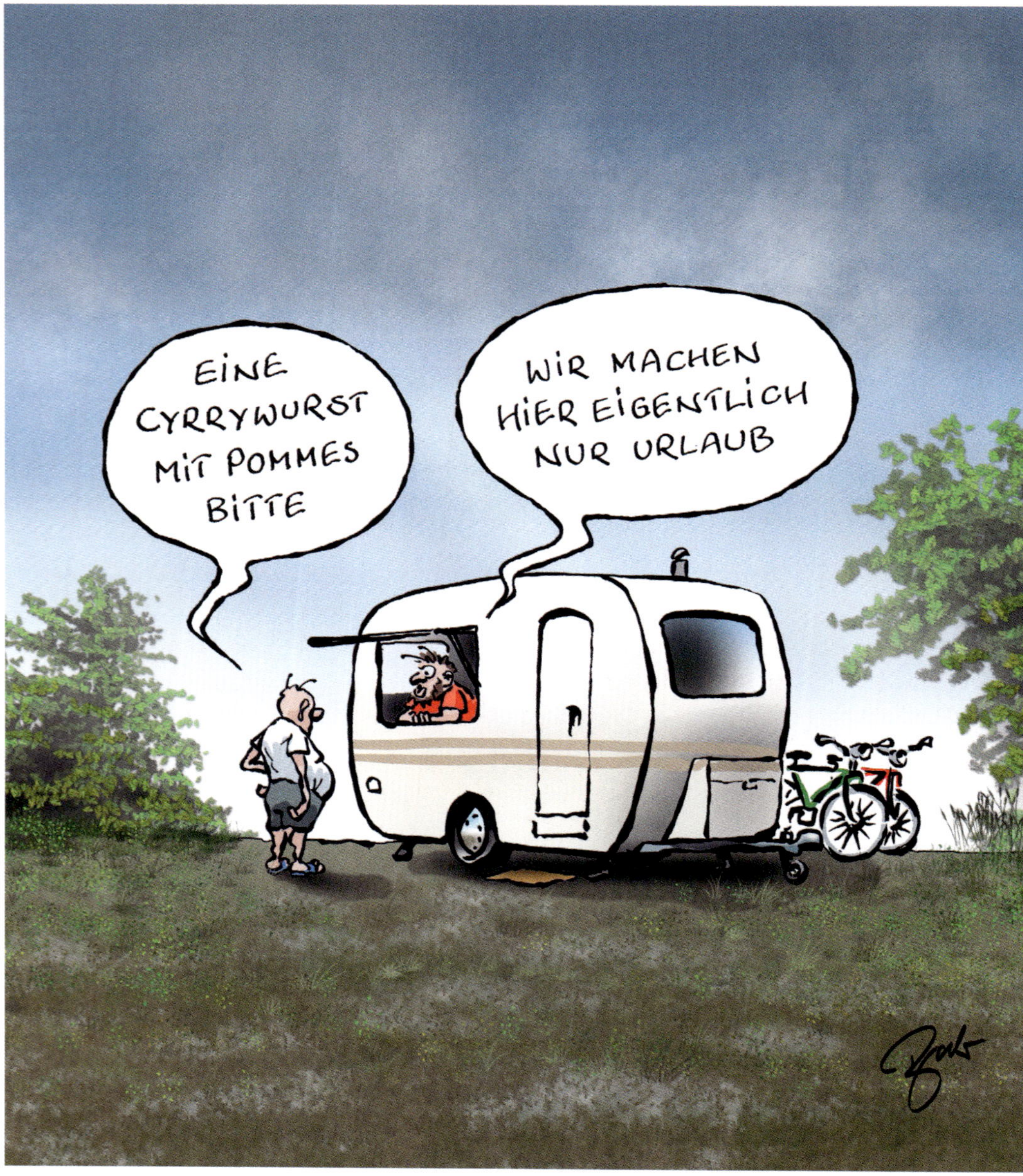
EINE CYRRYWURST MIT POMMES BITTE
WIR MACHEN HIER EIGENTLICH NUR URLAUB

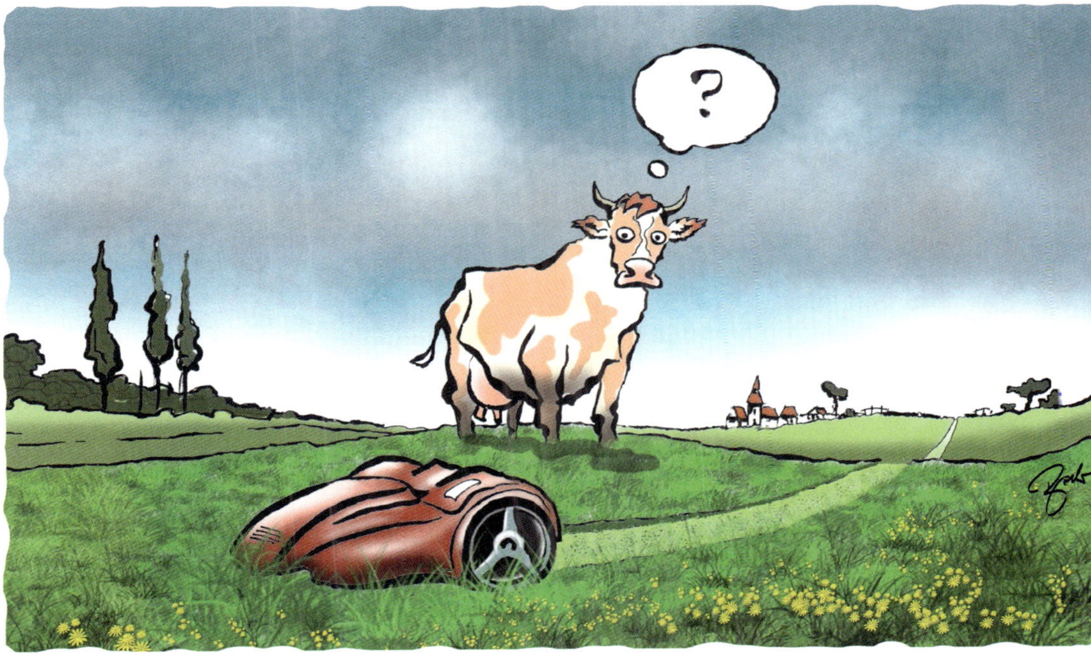
?

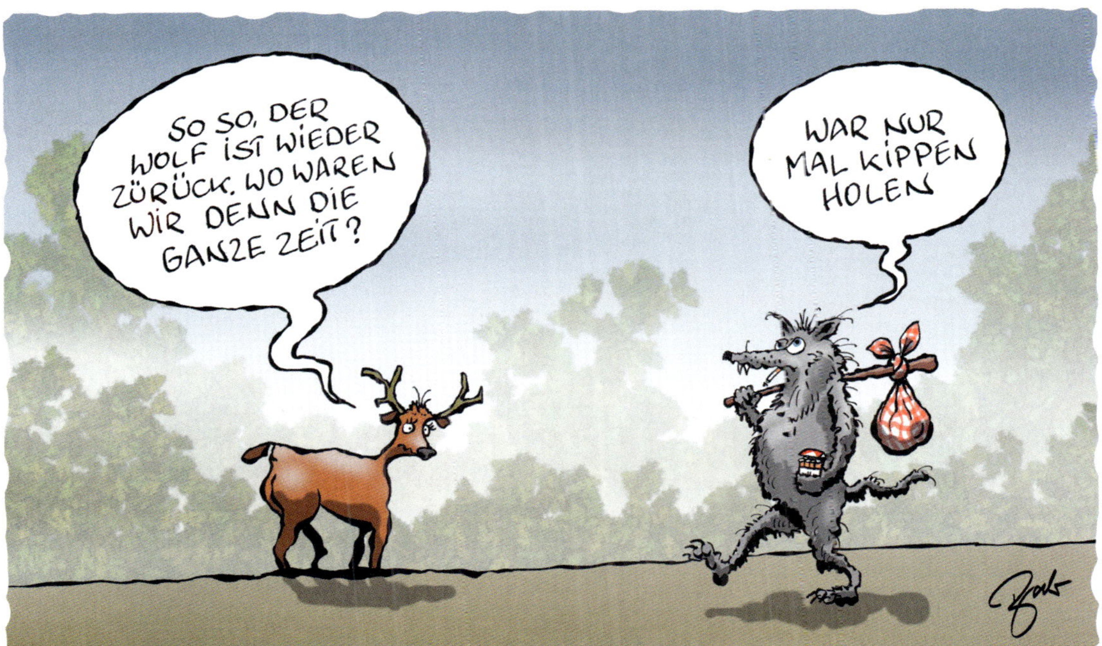
SO SO, DER WOLF IST WIEDER ZURÜCK. WO WAREN WIR DENN DIE GANZE ZEIT?
WAR NUR MAL KIPPEN HOLEN

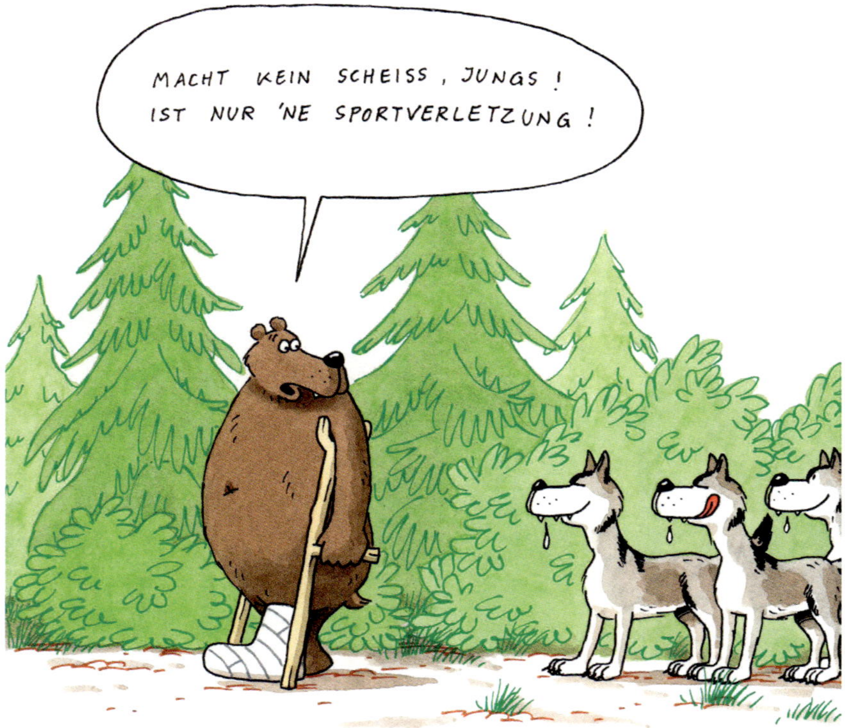
MACHT KEIN SCHEISS, JUNGS!
IST NUR 'NE SPORTVERLETZUNG!

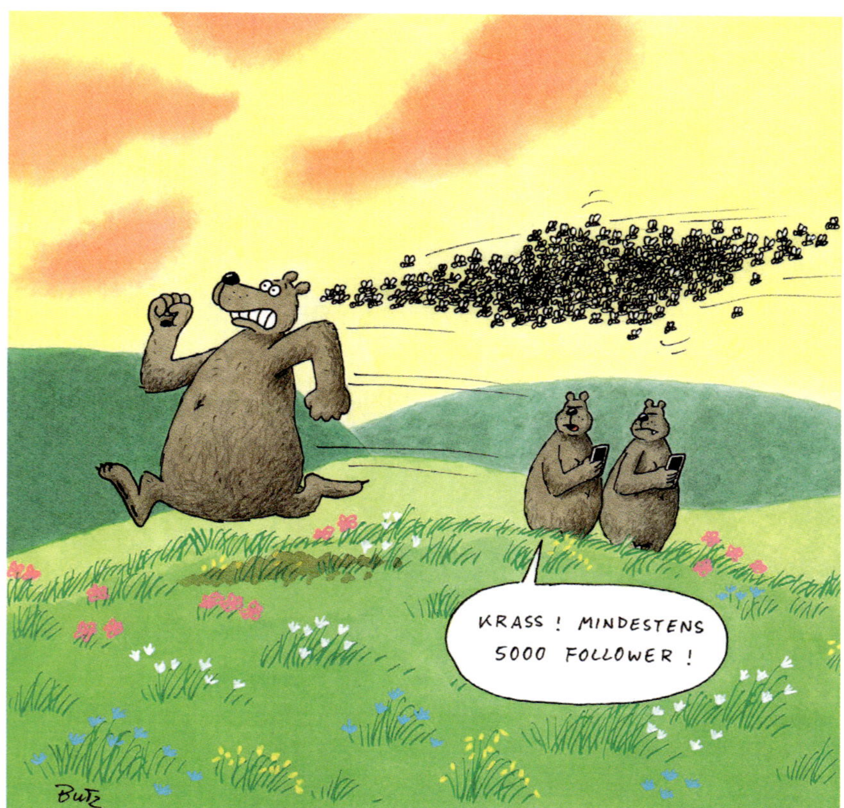
KRASS! MINDESTENS
5000 FOLLOWER!
BUTZ

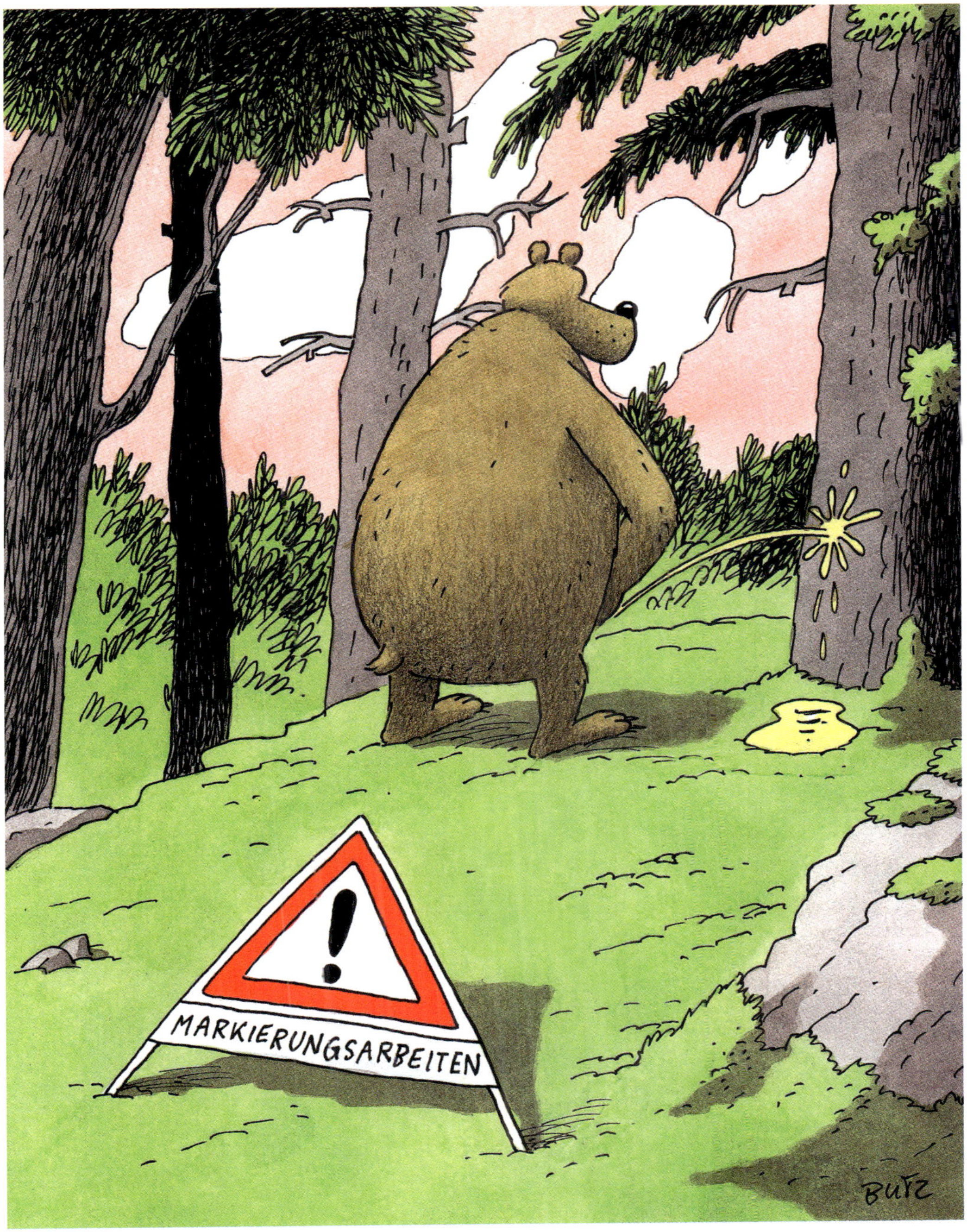
MARKIERUNGSARBEITEN
BUTZ

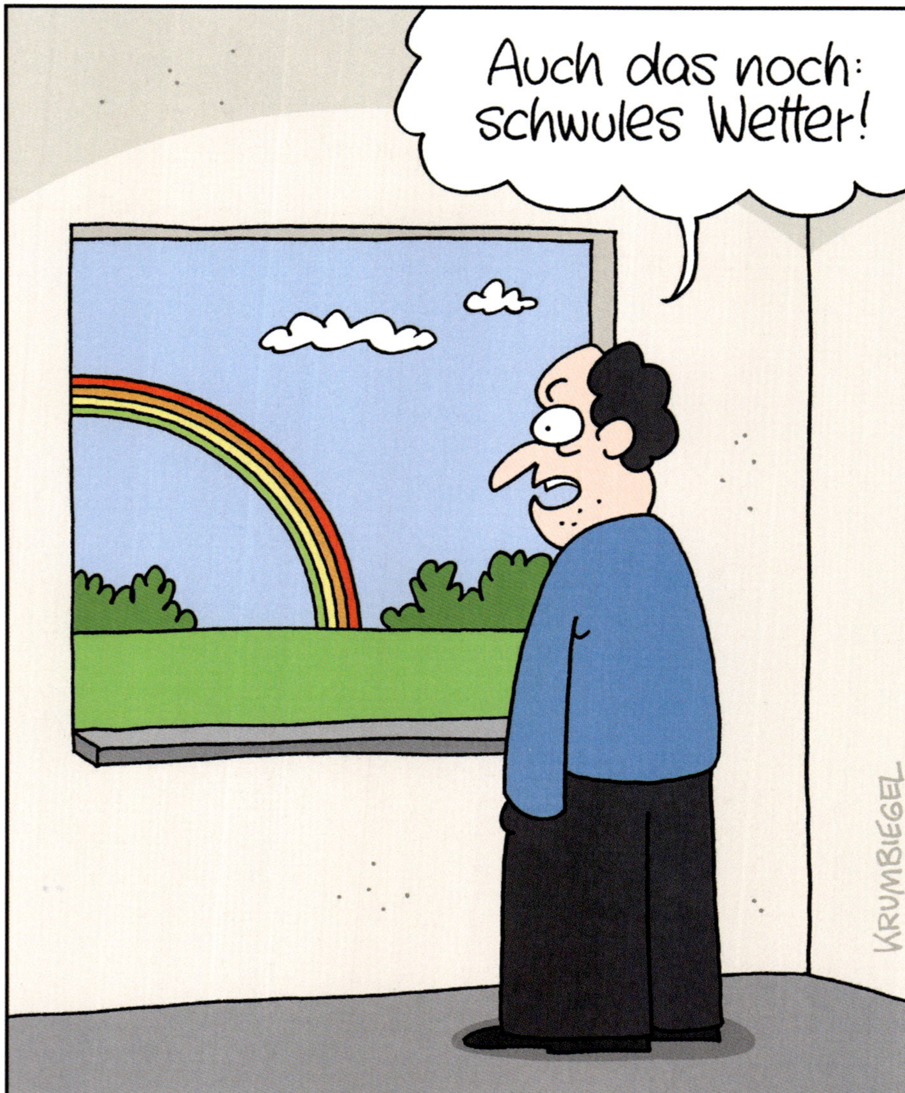
Auch das noch: schwules Wetter!
KRUMBIEGEL

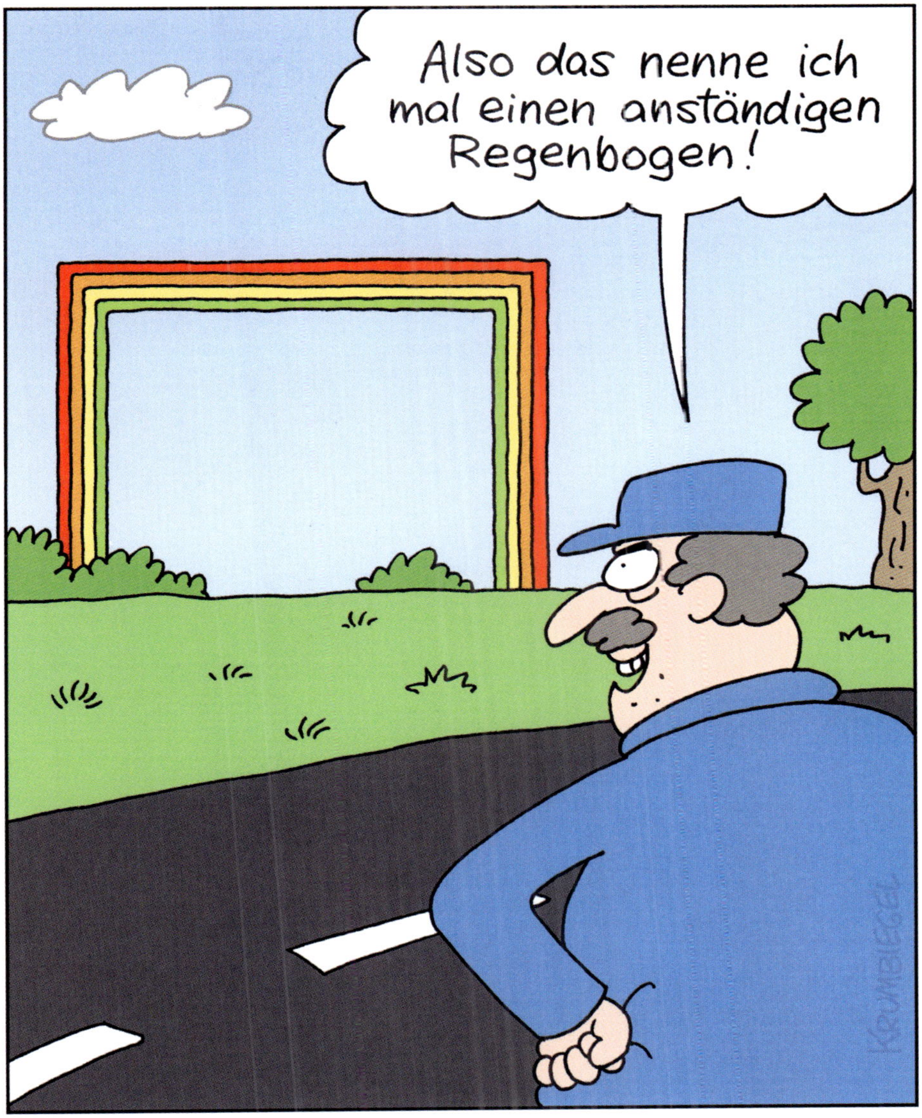

Natur für Handwerker

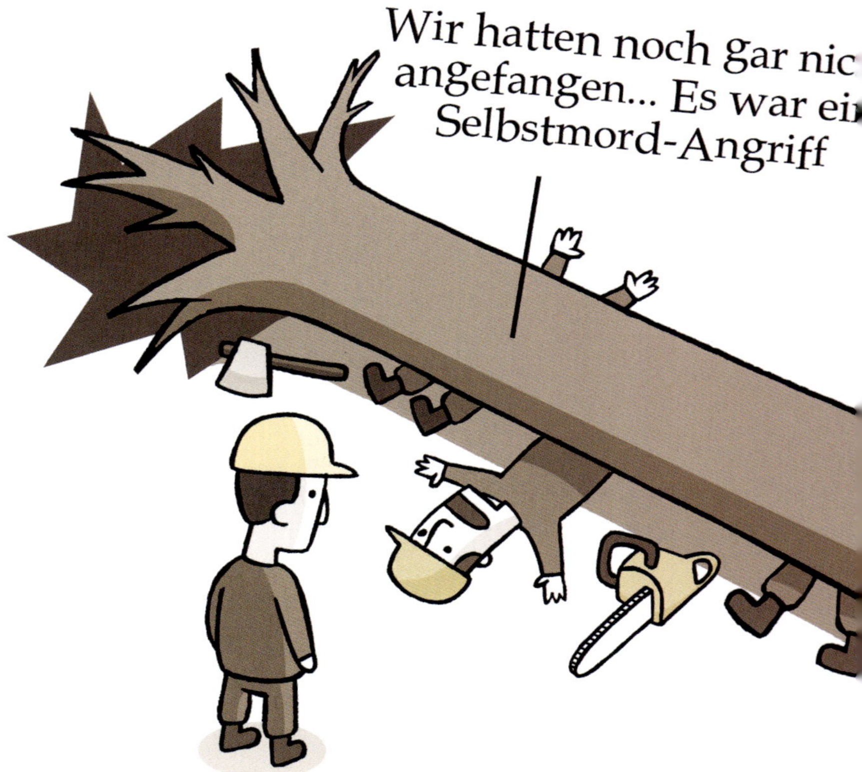
Wir hatten noch gar nic
angefangen... Es war ei
Selbstmord-Angriff

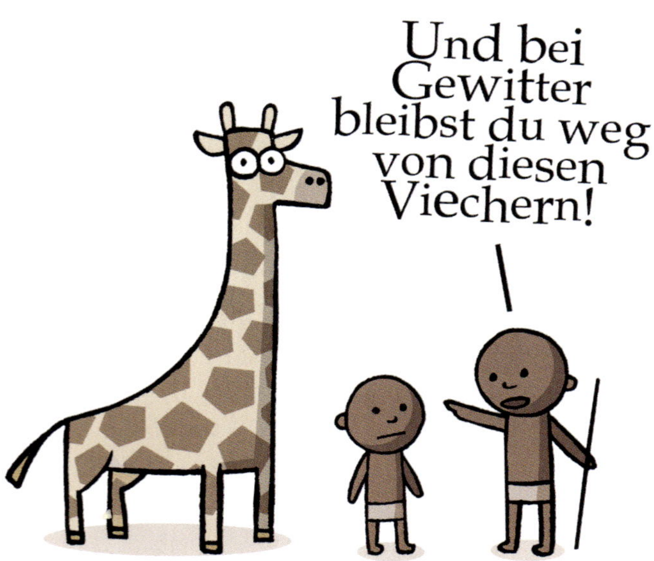
Und bei Gewitter bleibst du weg von diesen Viechern!

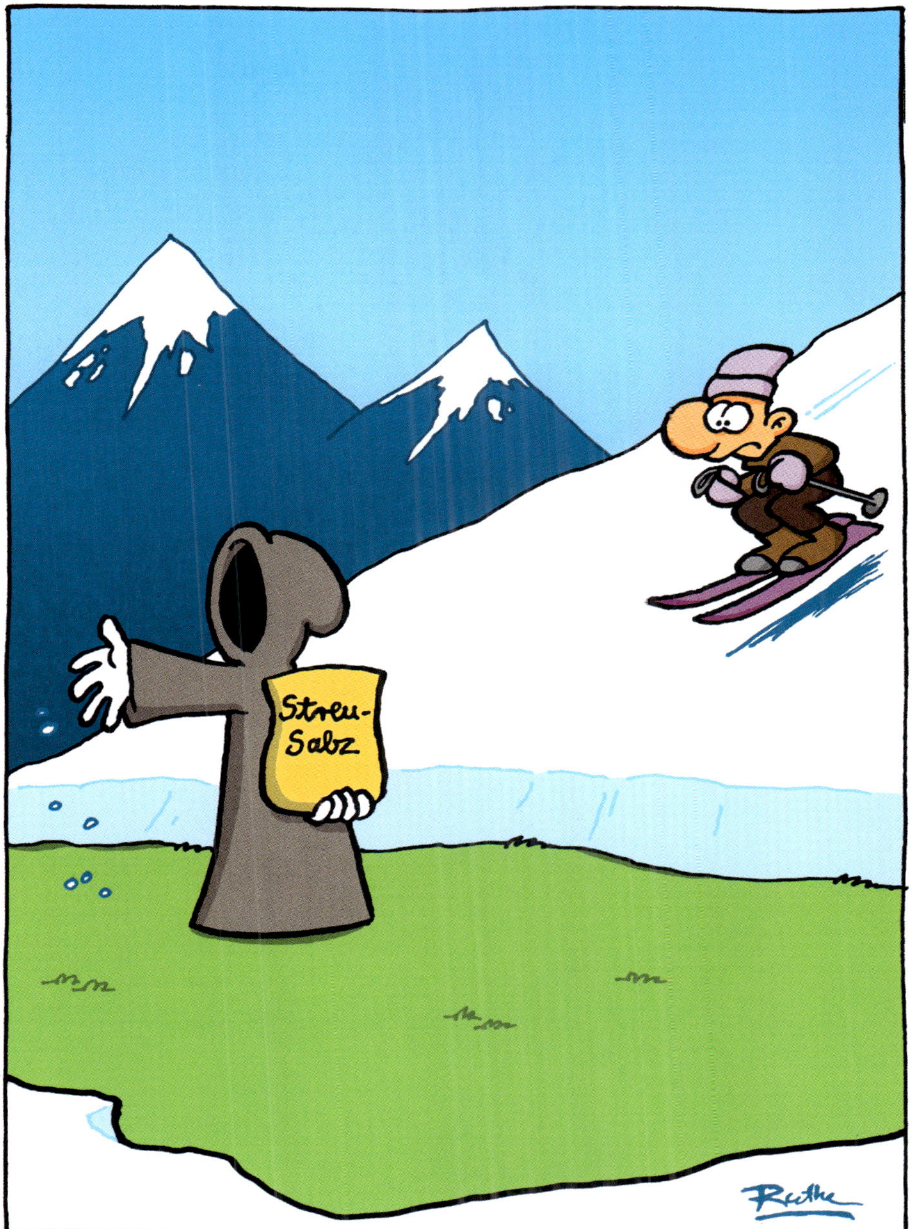
Streu-
Salz
Ruthe

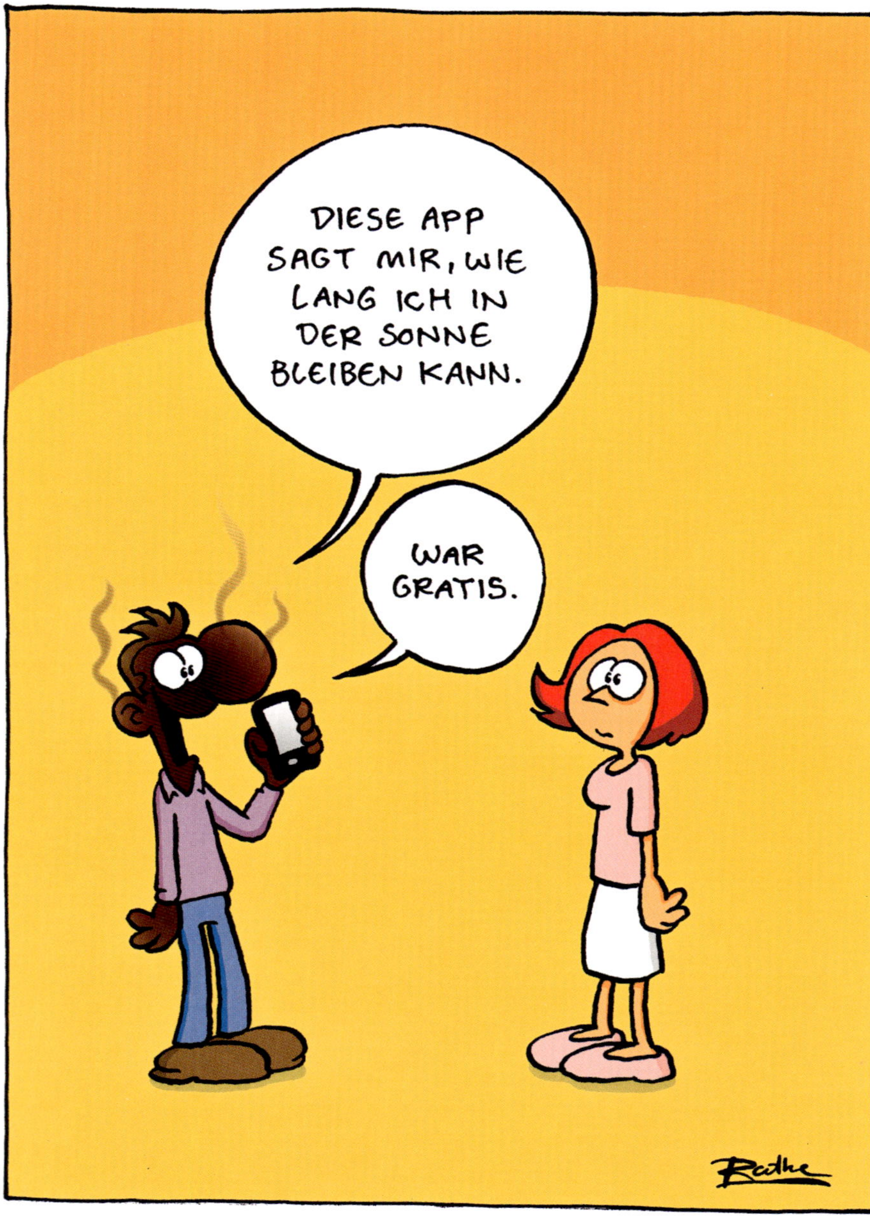
DIESE APP SAGT MIR, WIE LANG ICH IN DER SONNE BLEIBEN KANN.
WAR GRATIS.
Ruthe

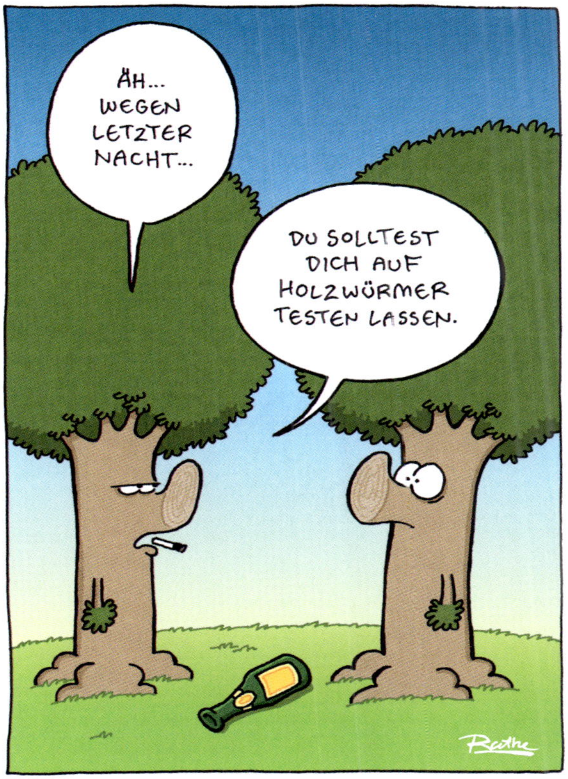
ÄH... WEGEN LETZTER NACHT...
DU SOLLTEST DICH AUF HOLZWÜRMER TESTEN LASSEN.

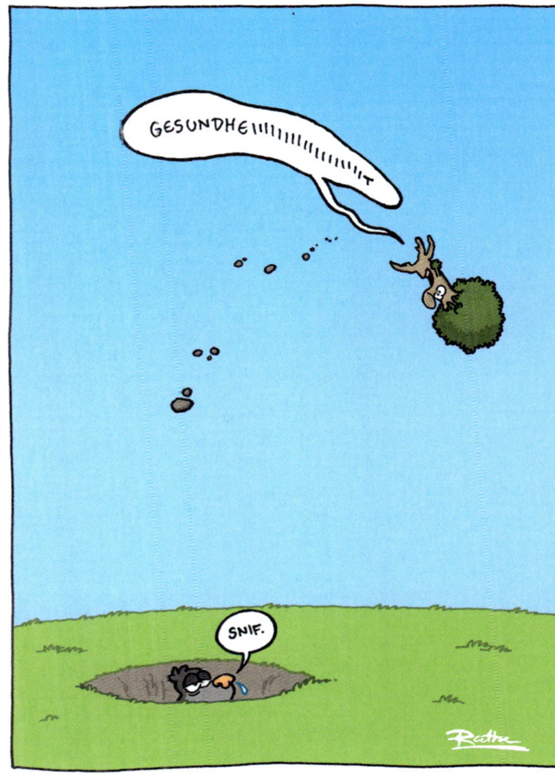
GESUNDHEIIIIIIIIIIIIIIT
SNIF.

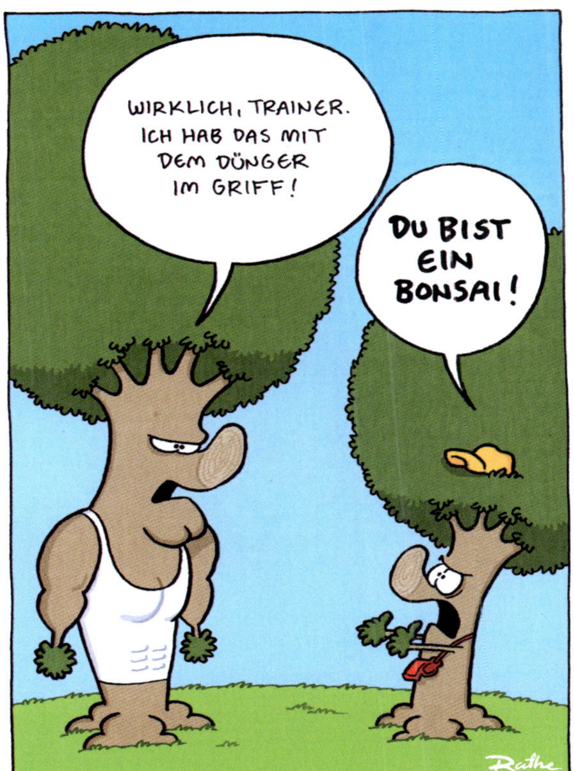
WIRKLICH, TRAINER. ICH HAB DAS MIT DEM DÜNGER IM GRIFF!
DU BIST EIN BONSAI!

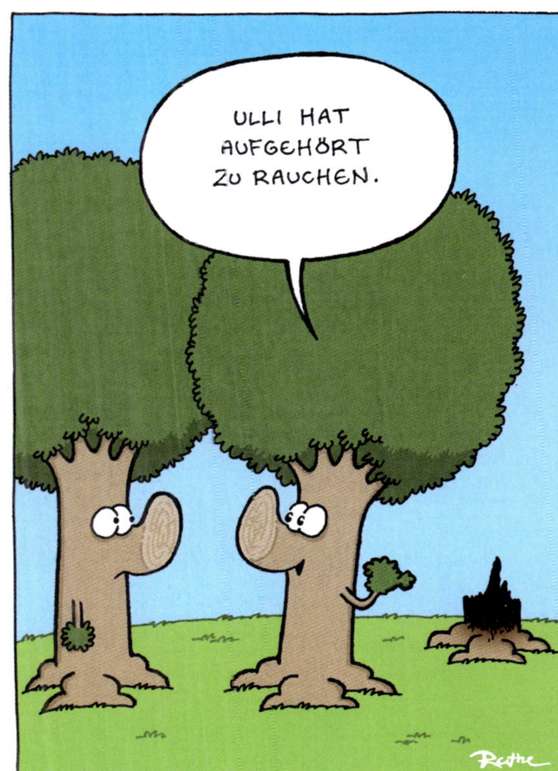
ULLI HAT AUFGEHÖRT ZU RAUCHEN.

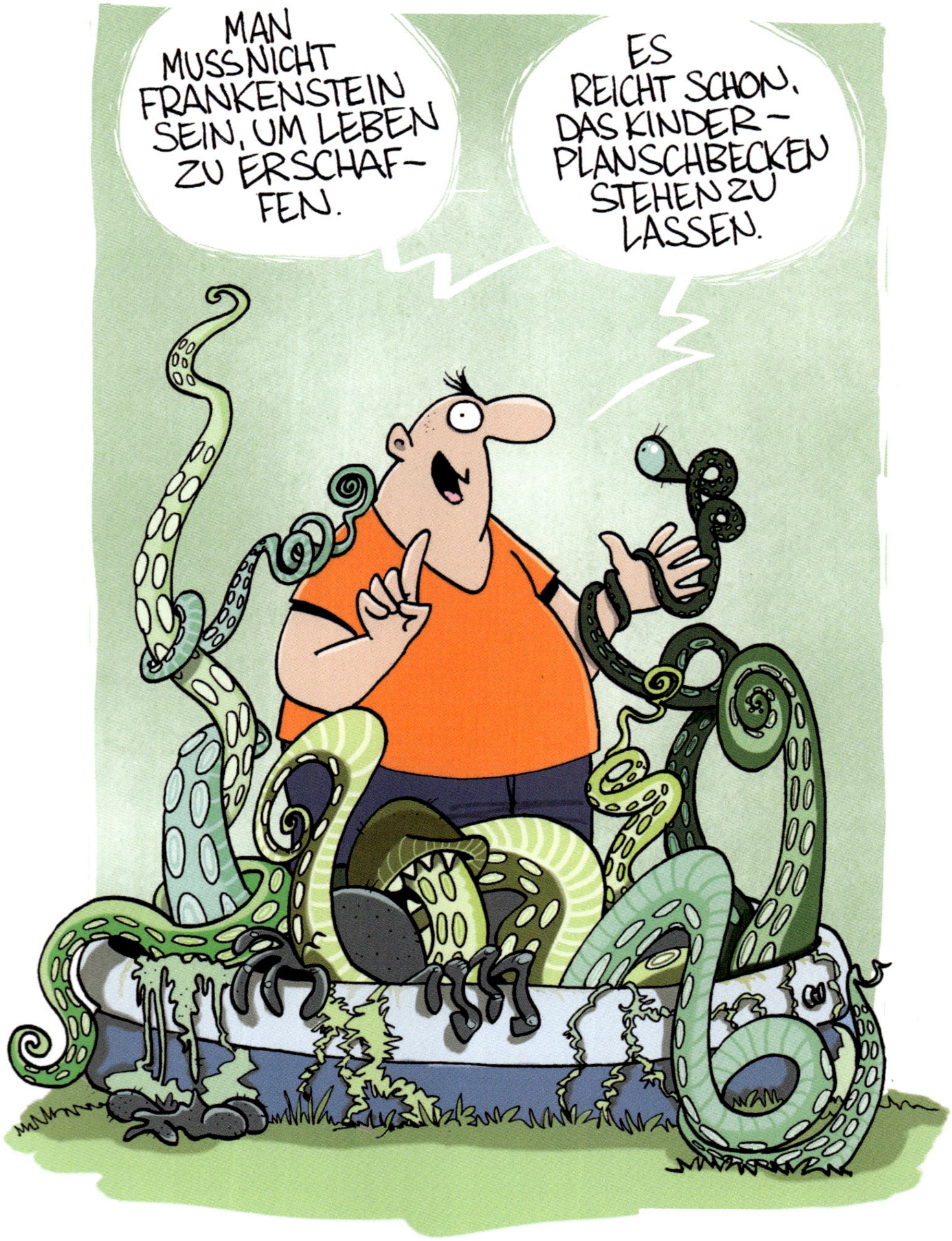
MAN MUSS NICHT FRANKENSTEIN SEIN, UM LEBEN ZU ERSCHAF-FEN.
ES REICHT SCHON, DAS KINDER-PLANSCHBECKEN STEHEN ZU LASSEN.

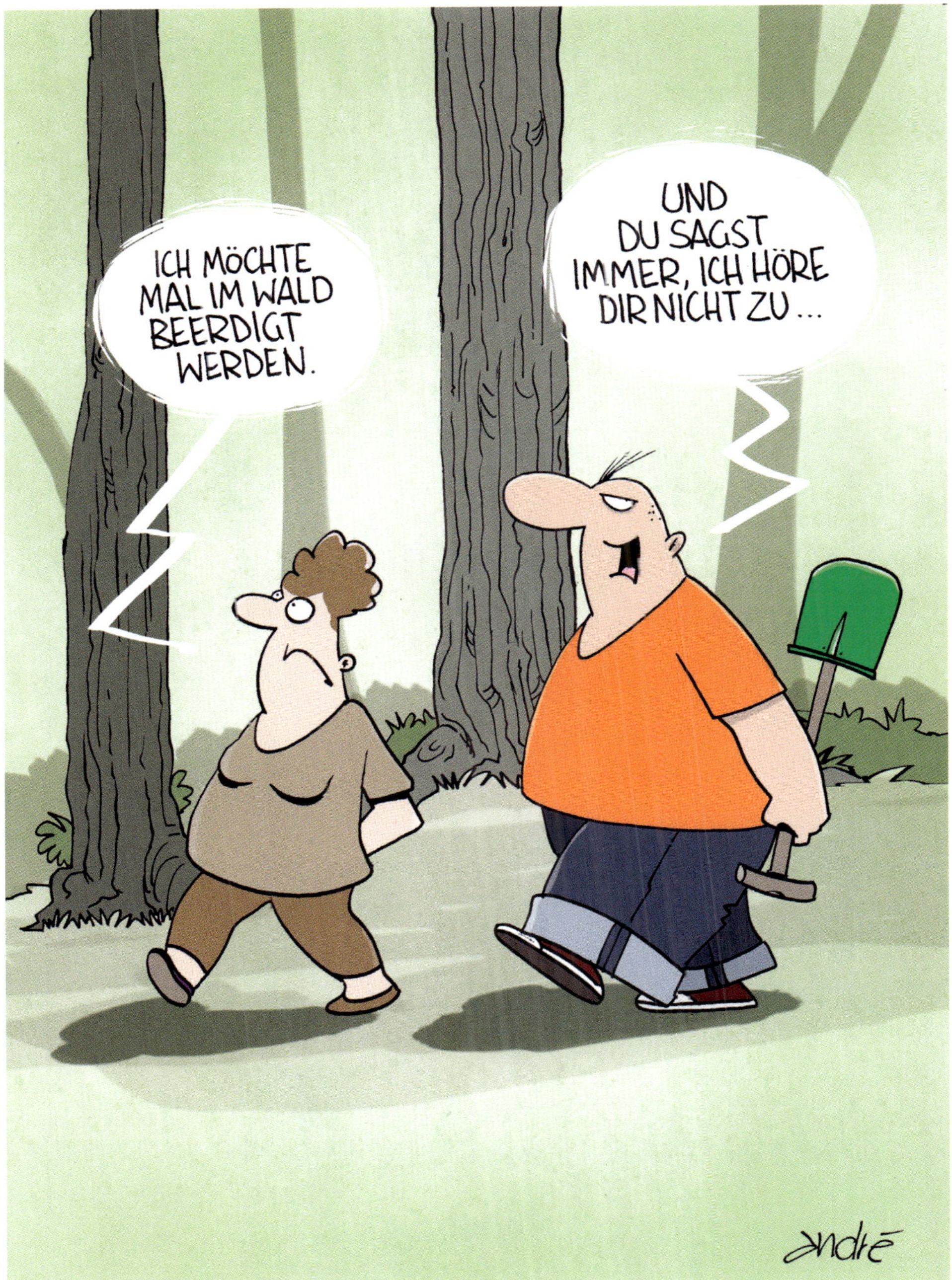
ICH MÖCHTE MAL IM WALD BEERDIGT WERDEN.
UND DU SAGST IMMER, ICH HÖRE DIR NICHT ZU ...
andré

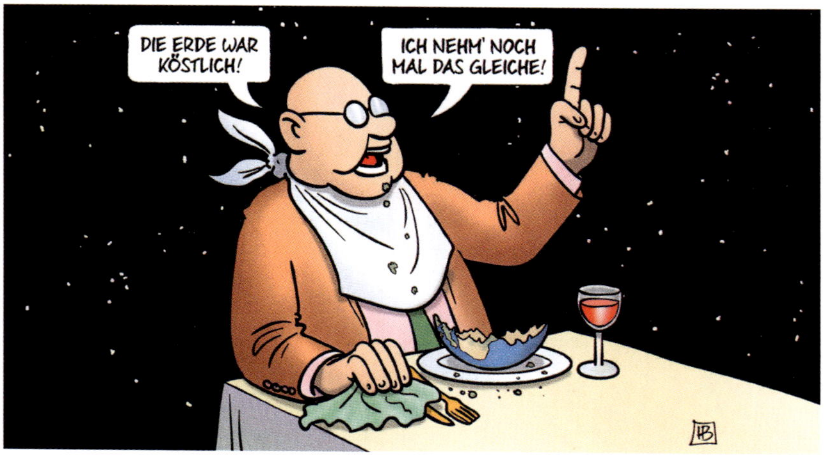
DIE ERDE WAR KÖSTLICH!
ICH NEHM' NOCH MAL DAS GLEICHE!
HB

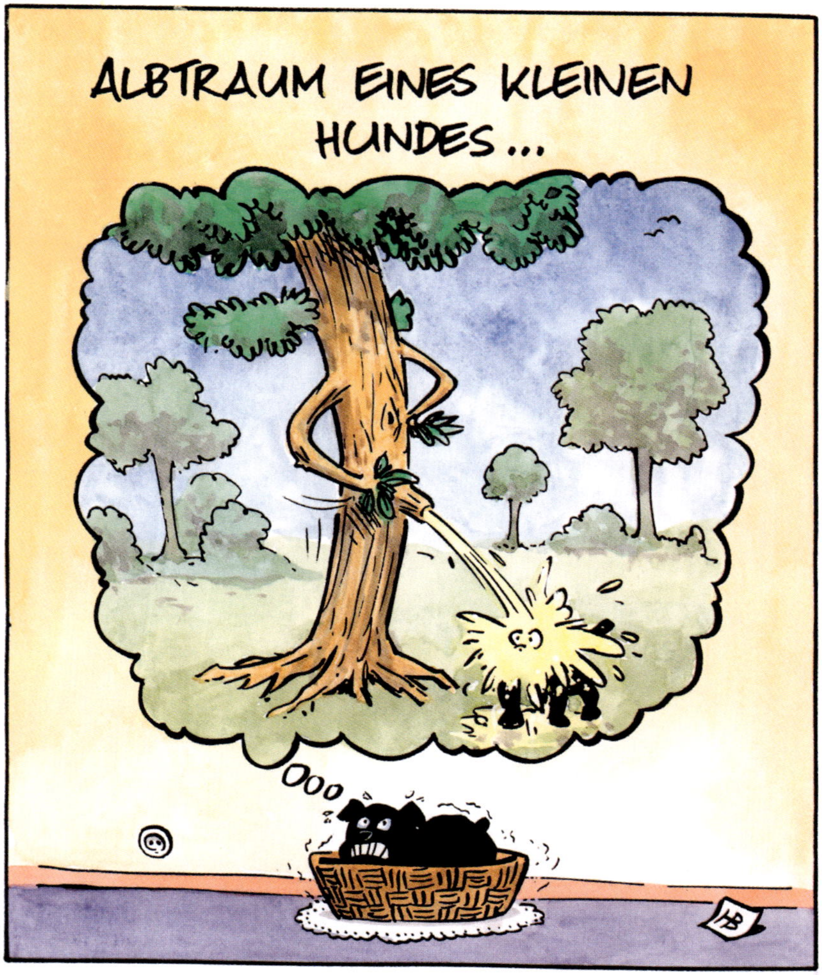
ALBTRAUM EINES KLEINEN HUNDES ...
OOO
HB

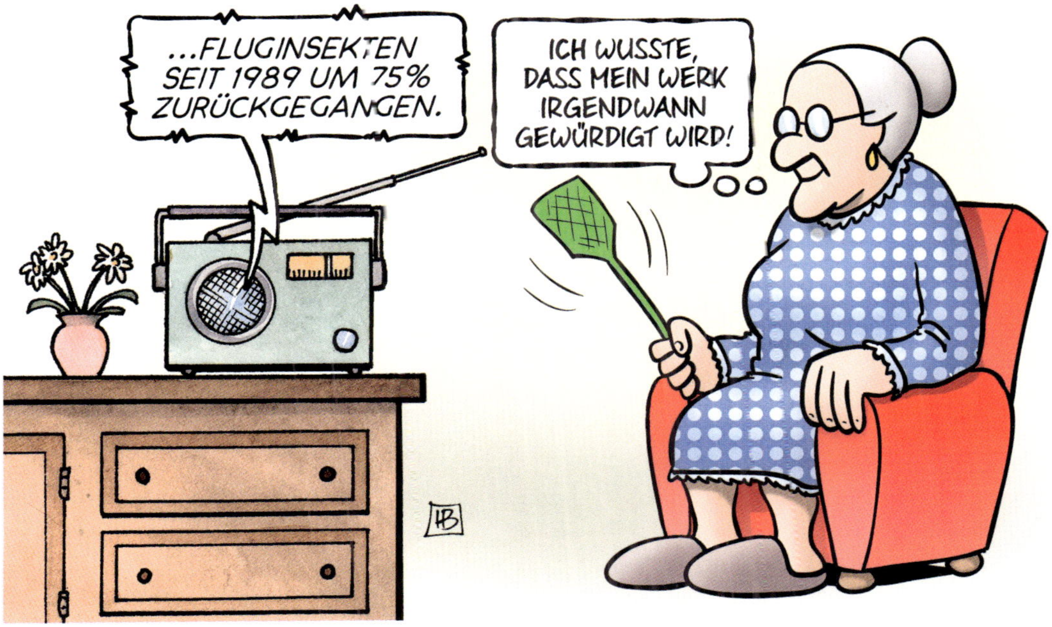
...FLUGINSEKTEN SEIT 1989 UM 75% ZURÜCKGEGANGEN.
ICH WUSSTE, DASS MEIN WERK IRGENDWANN GEWÜRDIGT WIRD!
HB

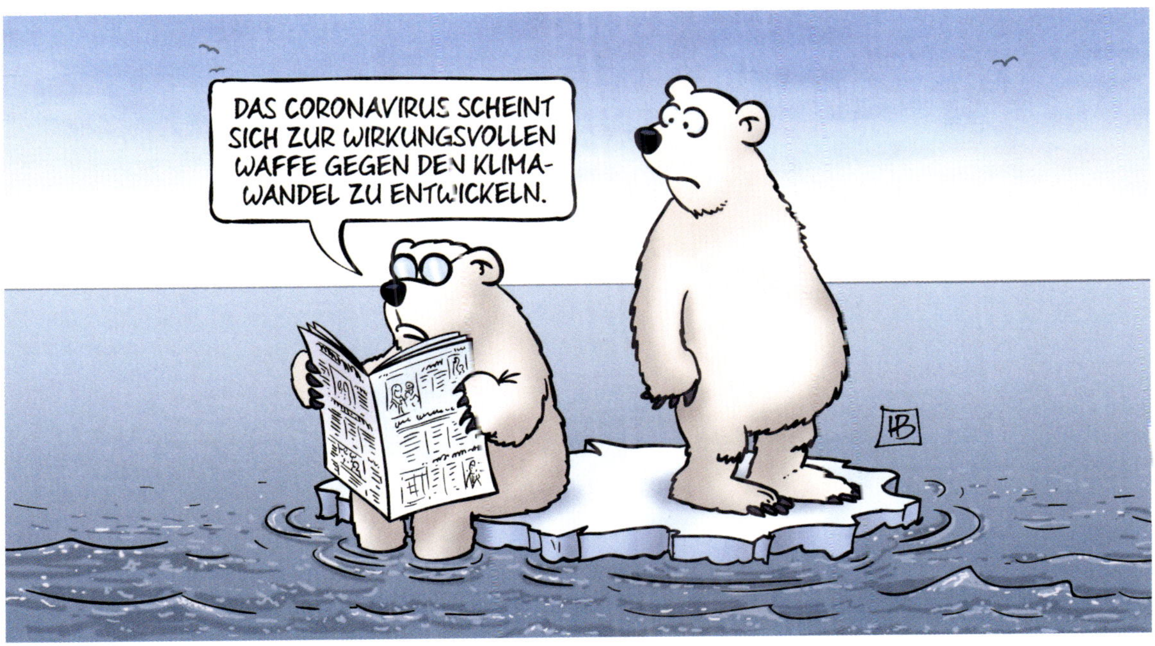
DAS CORONAVIRUS SCHEINT SICH ZUR WIRKUNGSVOLLEN WAFFE GEGEN DEN KLIMA-WANDEL ZU ENTWICKELN.
HB

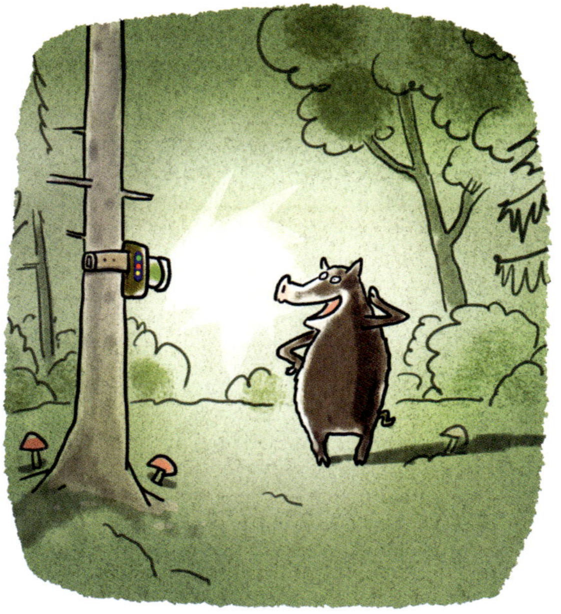

IMMER MEHR WILDSCHWEINE
ENTDECKEN FOTOFALLEN FÜR SELFIES
UND POSING

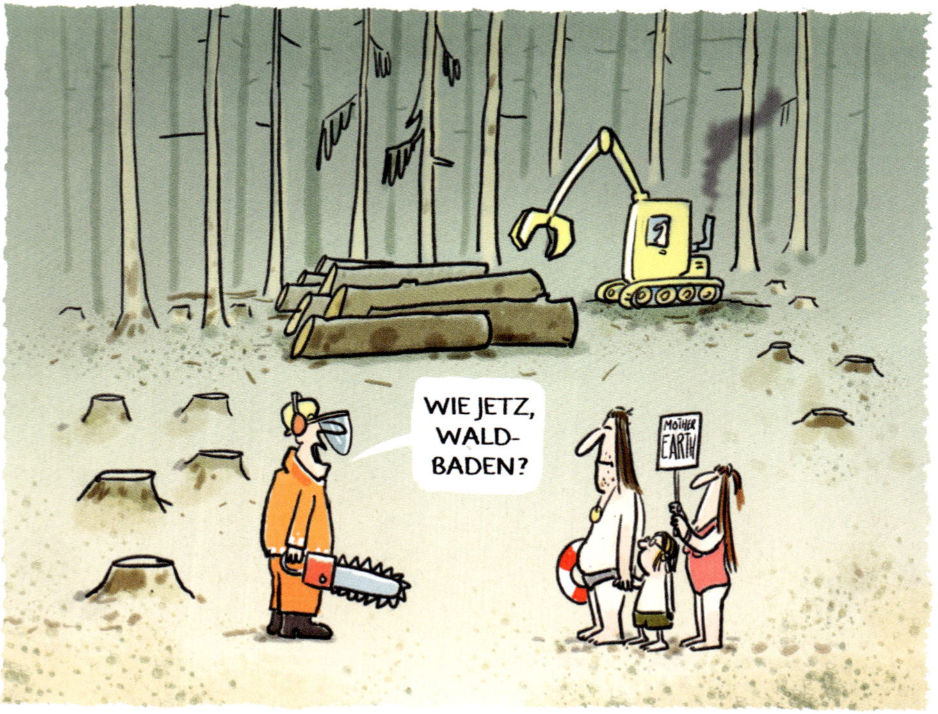

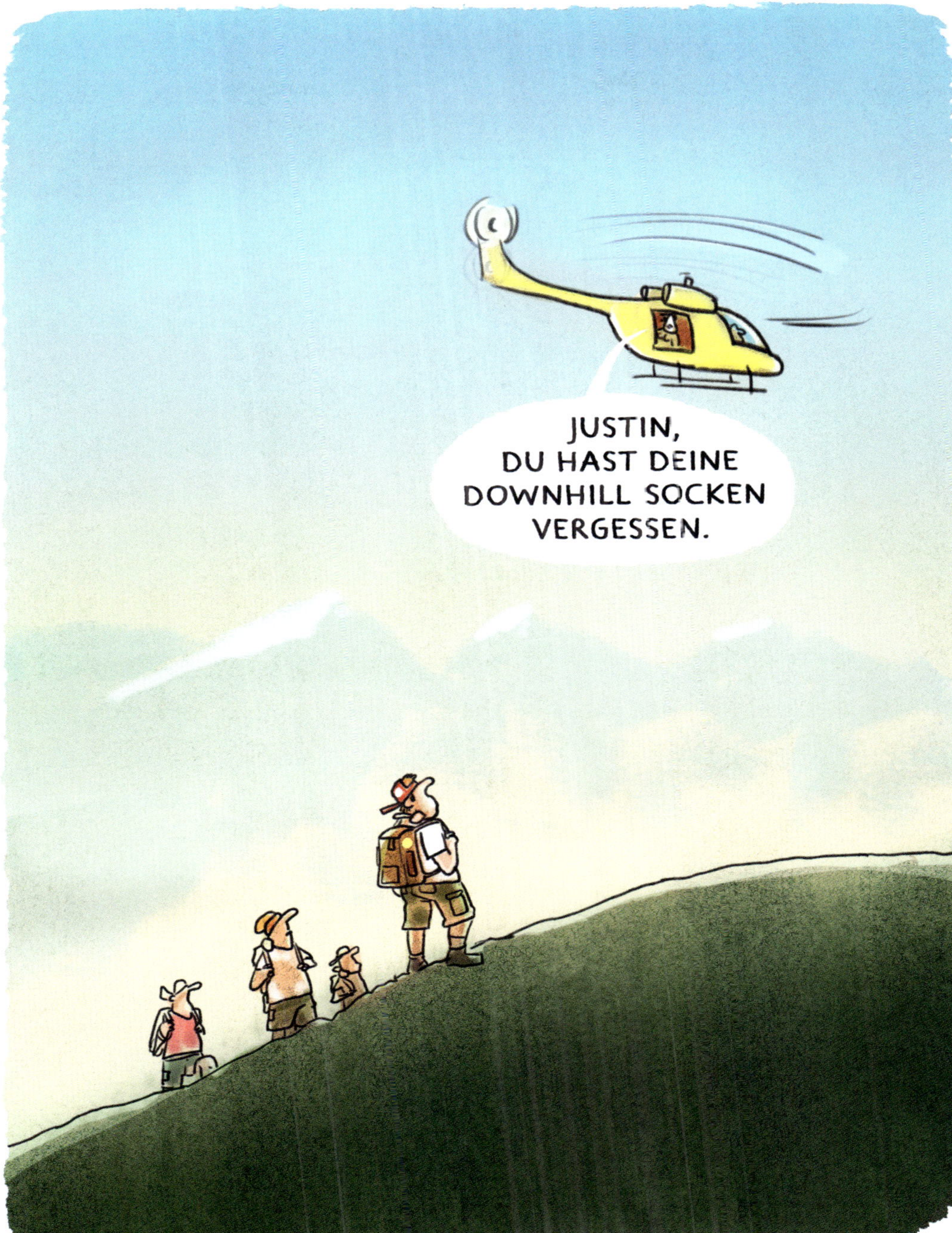
JUSTIN,
DU HAST DEINE
DOWNHILL SOCKEN
VERGESSEN.

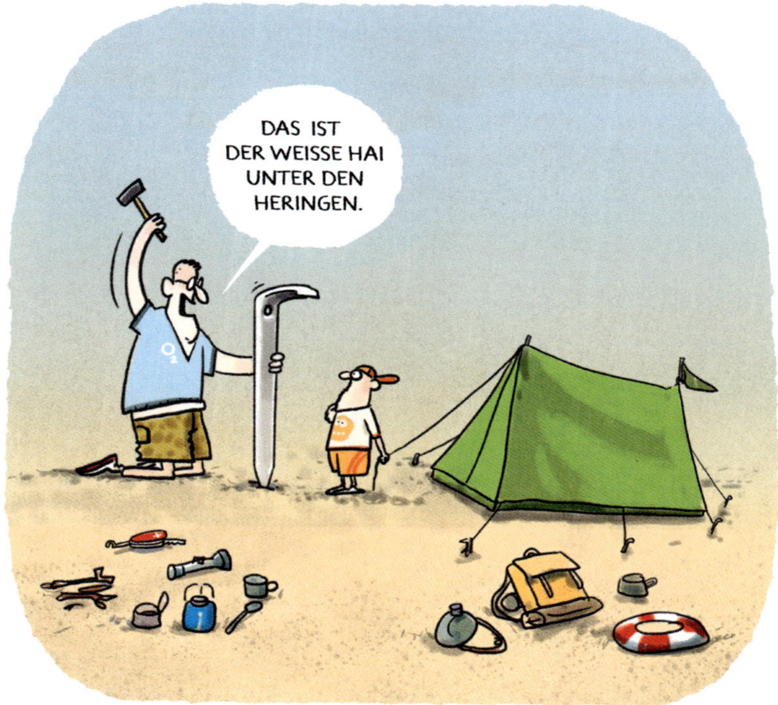
DAS IST DER WEISSE HAI UNTER DEN HERINGEN.

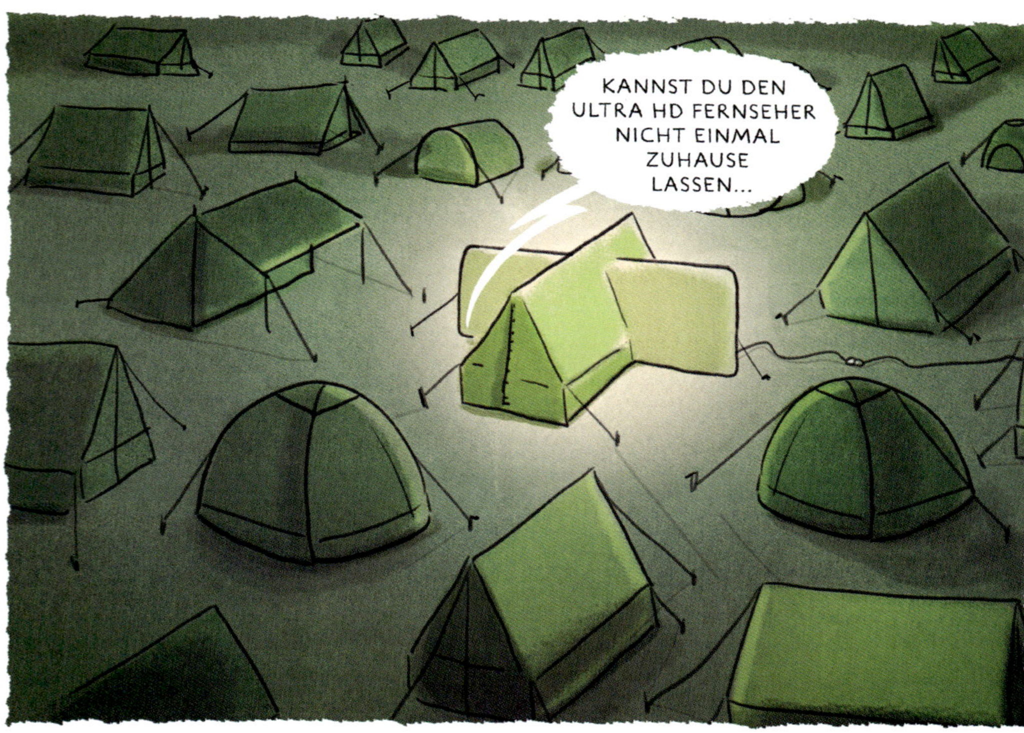
KANNST DU DEN ULTRA HD FERNSEHER NICHT EINMAL ZUHAUSE LASSEN...

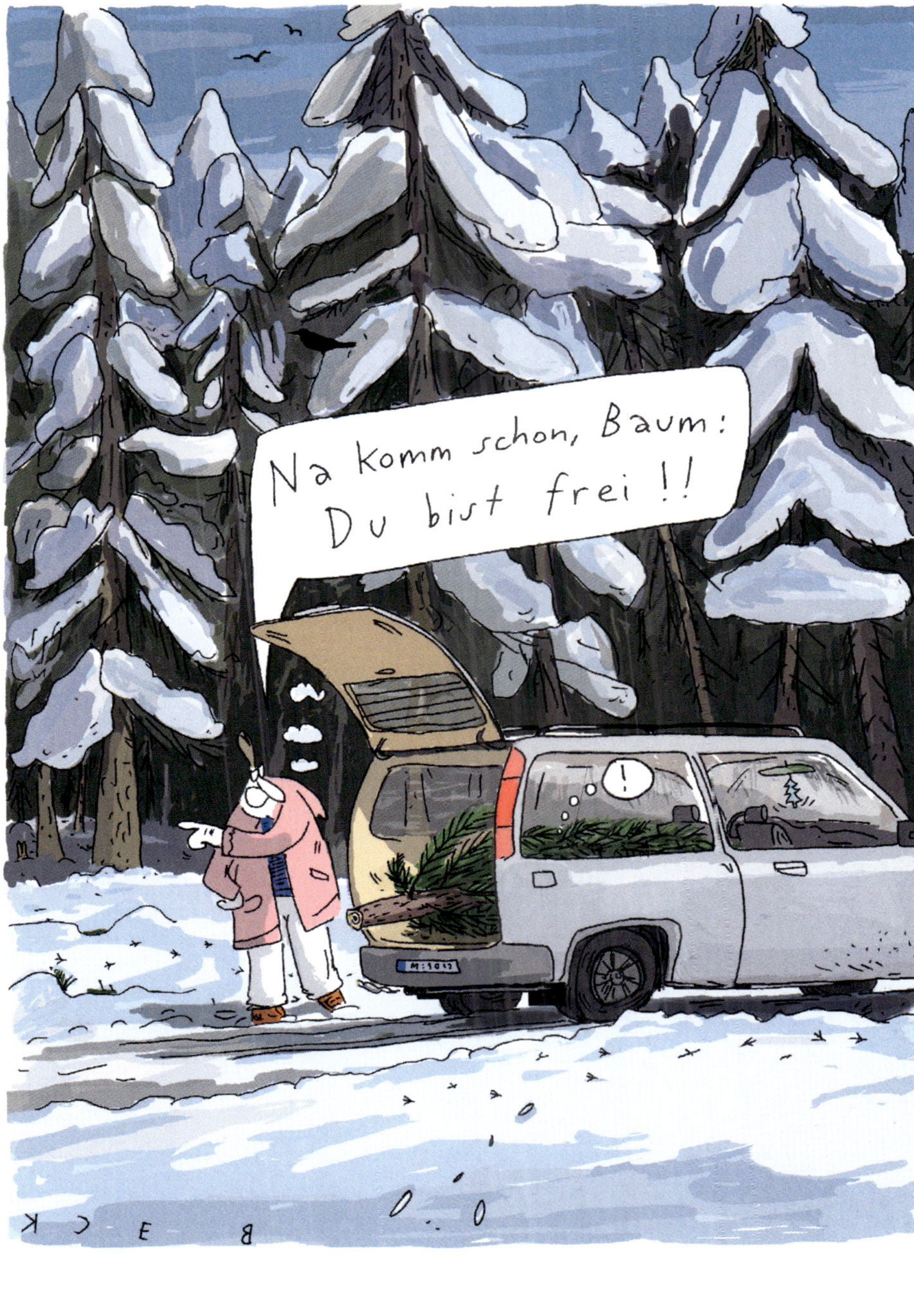
Na komm schon, Baum:
Du bist frei!!
M:1017
BECK

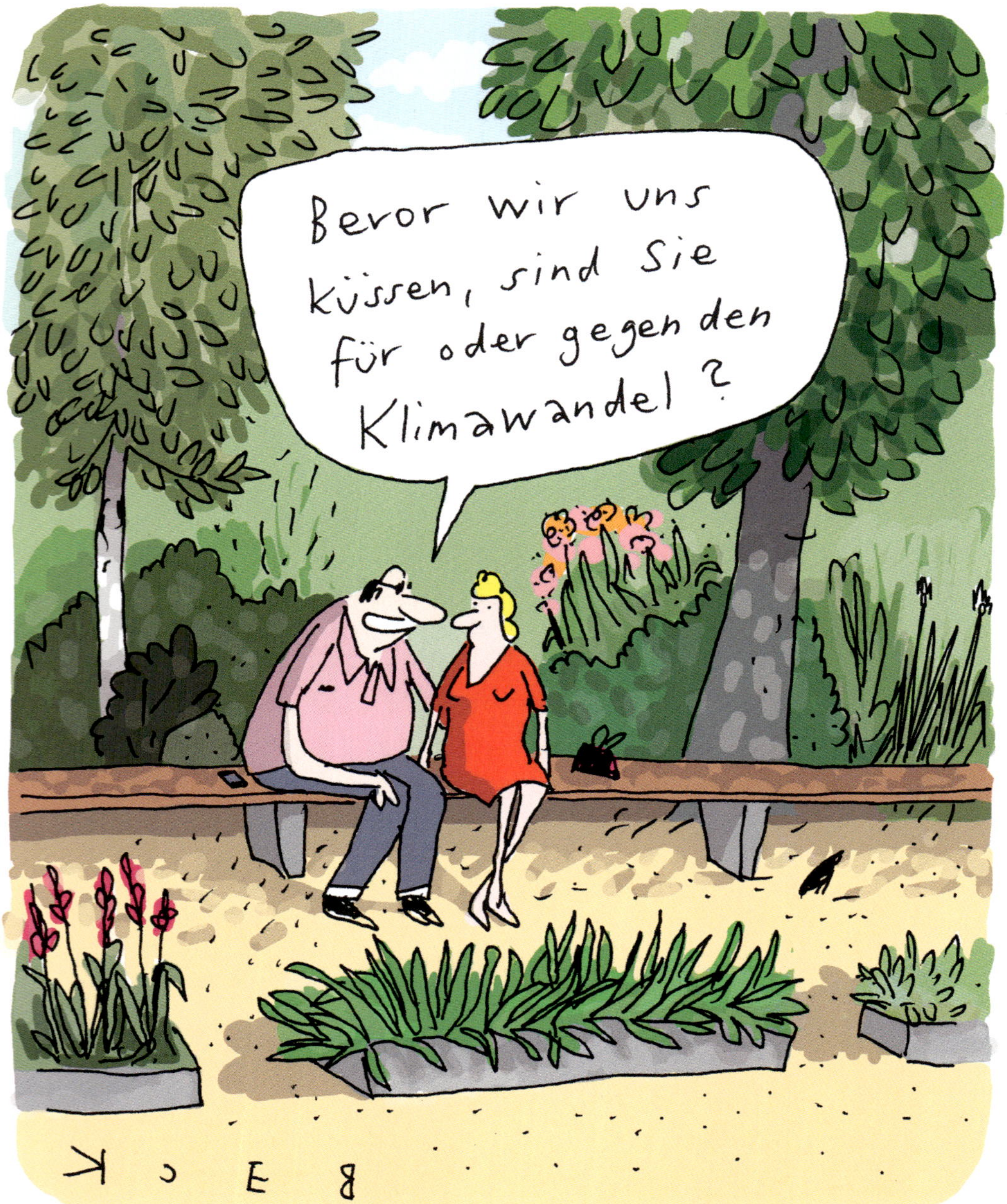
Bevor wir uns küssen, sind Sie für oder gegen den Klimawandel ?

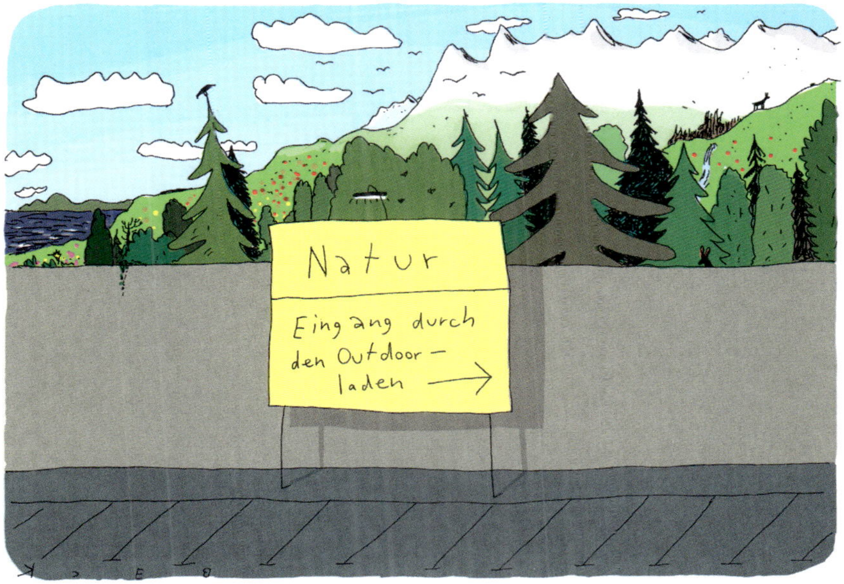
Natur
Eingang durch den Outdoor-laden

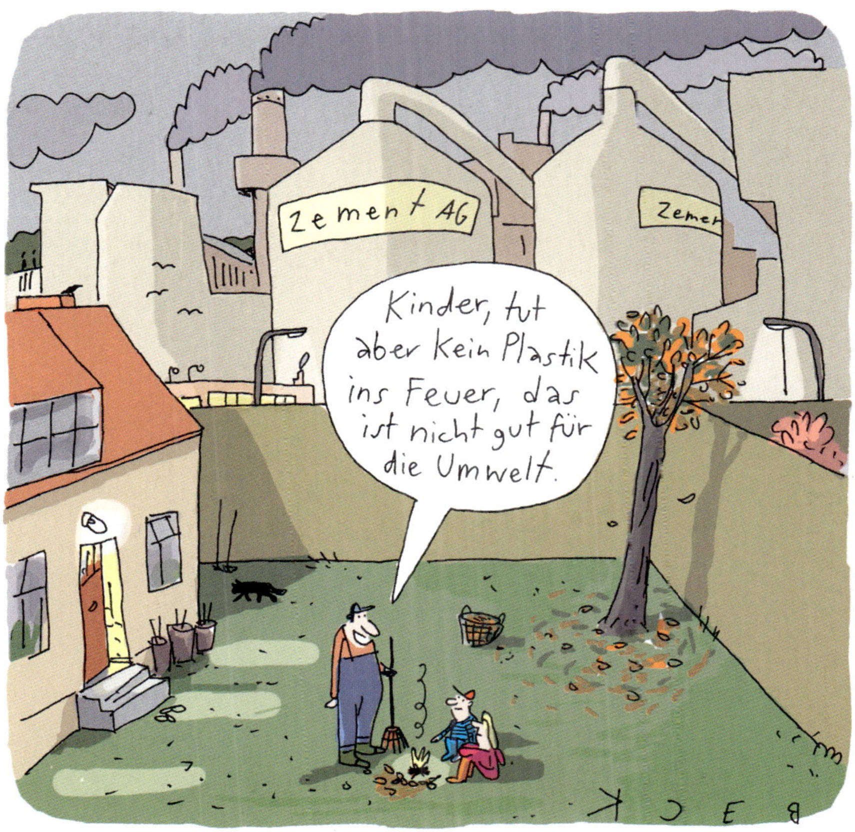
Zement AG
Kinder, tut aber kein Plastik ins Feuer, das ist nicht gut für die Umwelt.

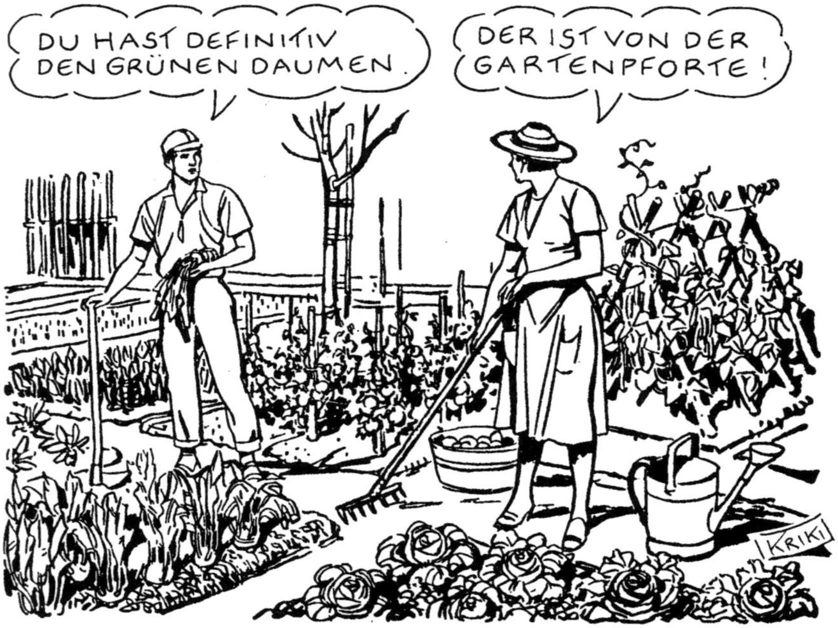
DU HAST DEFINITIV DEN GRÜNEN DAUMEN.
DER IST VON DER GARTENPFORTE!
KRIKI

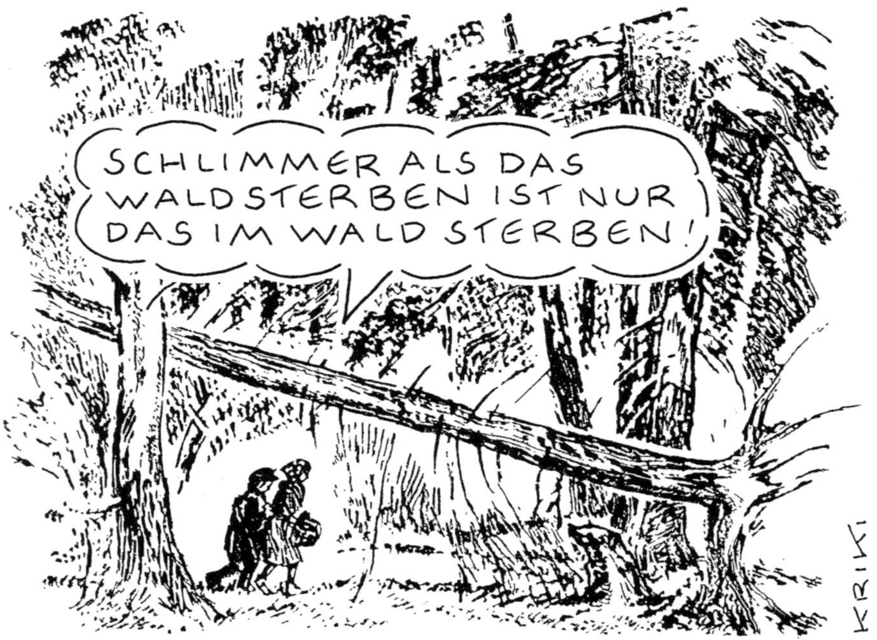
SCHLIMMER ALS DAS WALDSTERBEN IST NUR DAS IM WALD STERBEN!
KRIKI

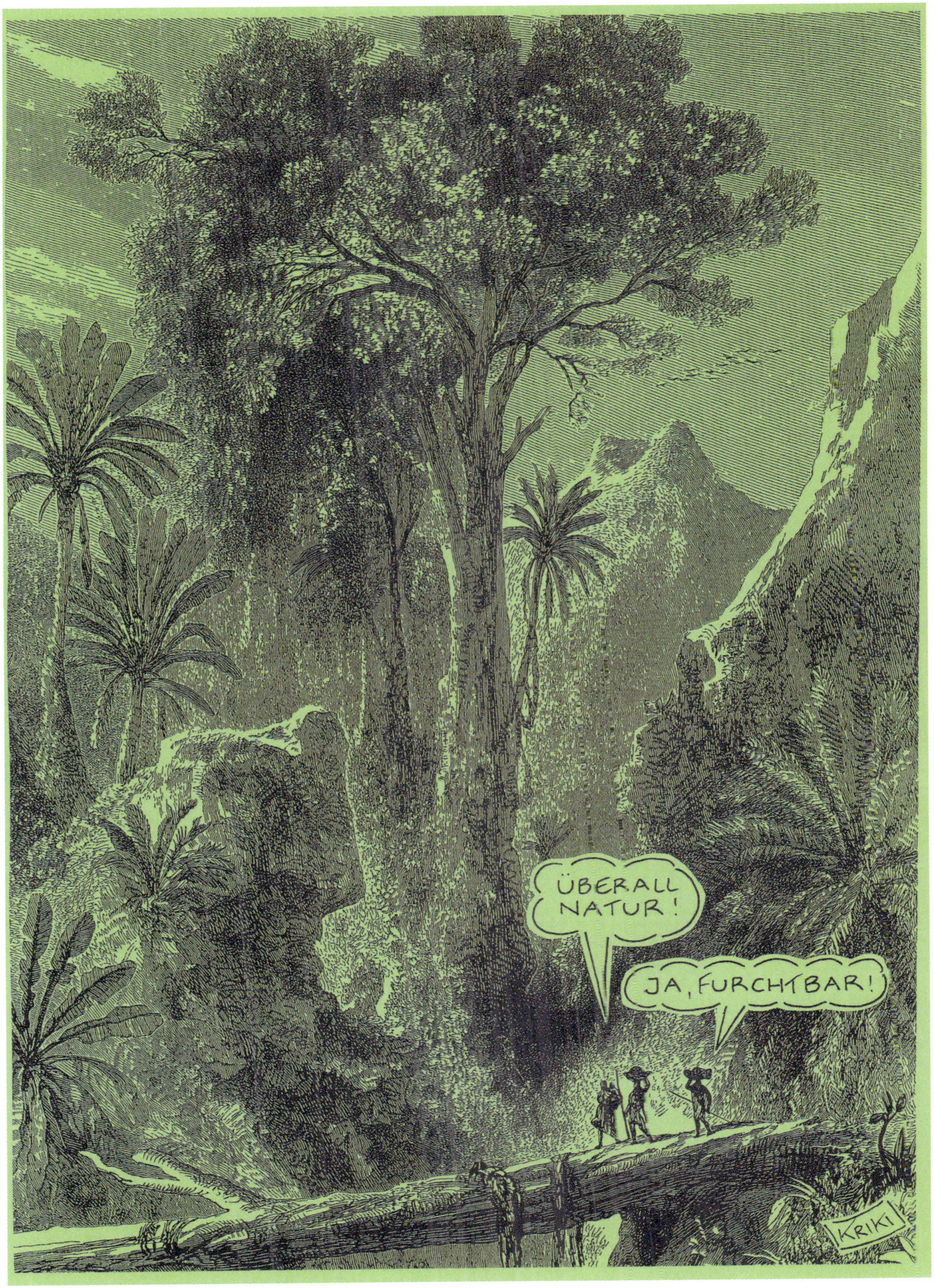
ÜBERALL NATUR!
JA, FURCHTBAR!
KRIKI

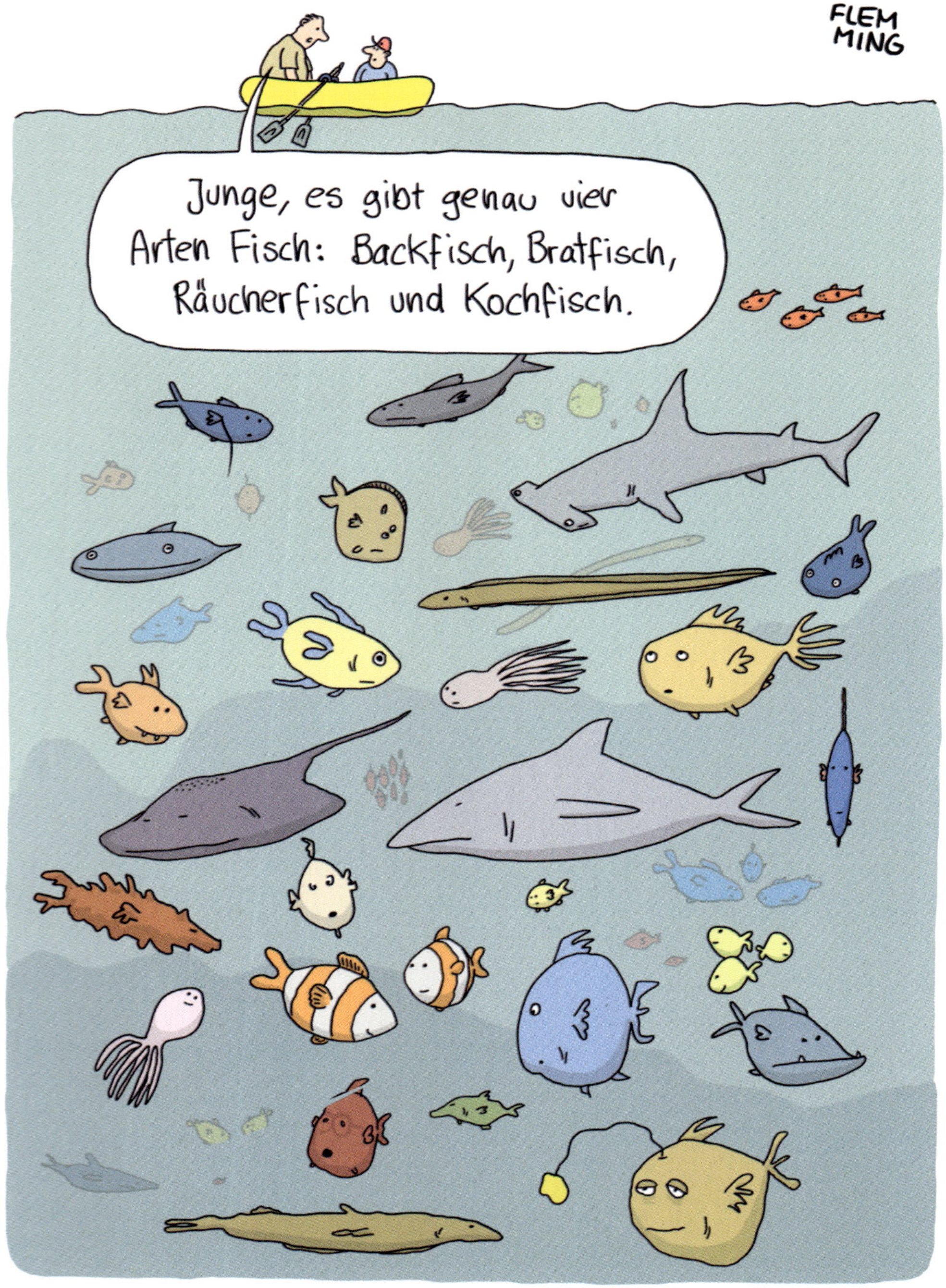
FLEMMING
Junge, es gibt genau vier Arten Fisch: Backfisch, Bratfisch, Räucherfisch und Kochfisch.

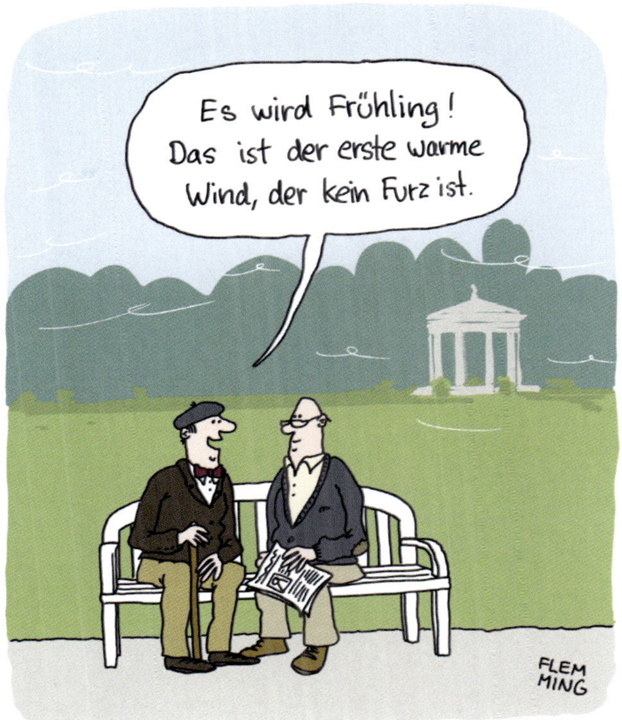
Es wird Frühling! Das ist der erste warme Wind, der kein Furz ist.
FLEM MING

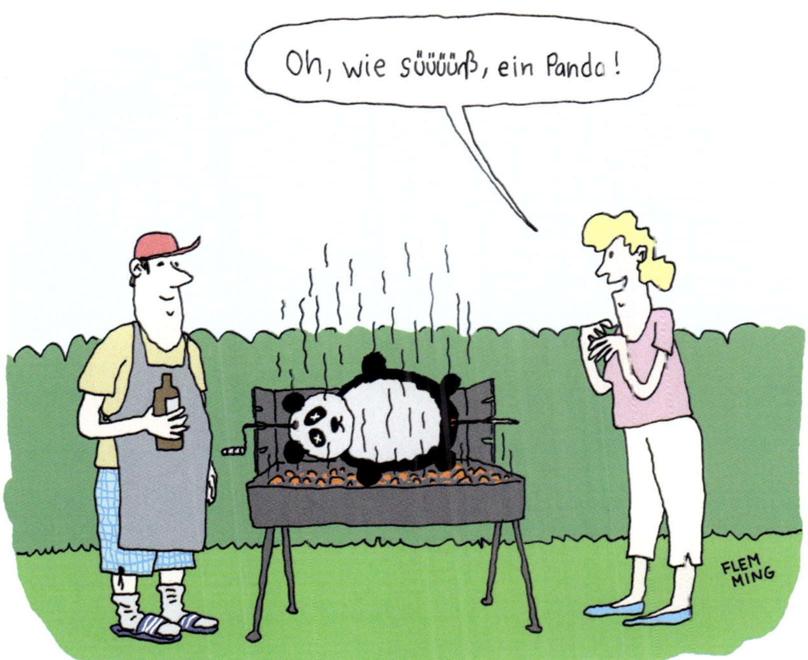
Oh, wie süüüürß, ein Panda!
FLEM MING

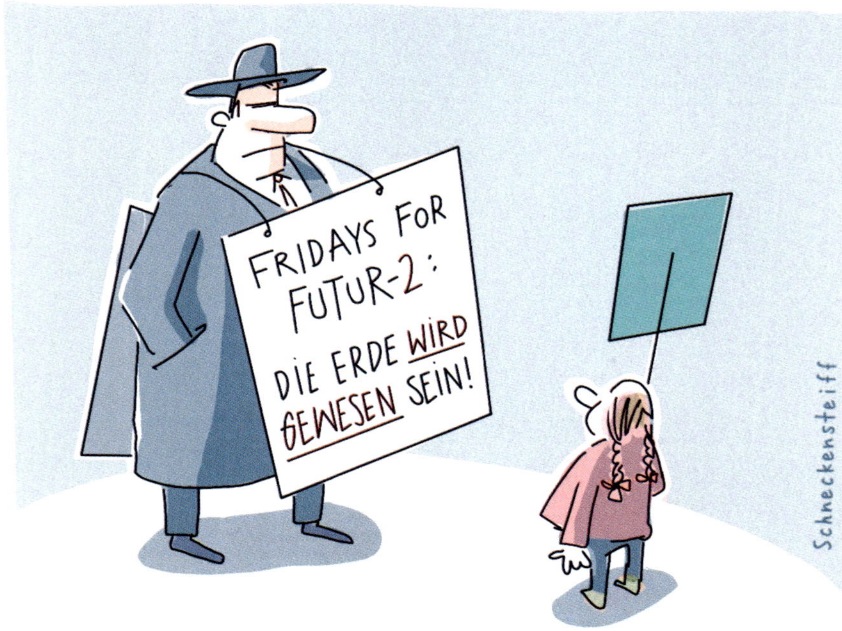
FRIDAYS FOR FUTUR-2:
DIE ERDE WIRD GEWESEN SEIN!
Schneckensteiff

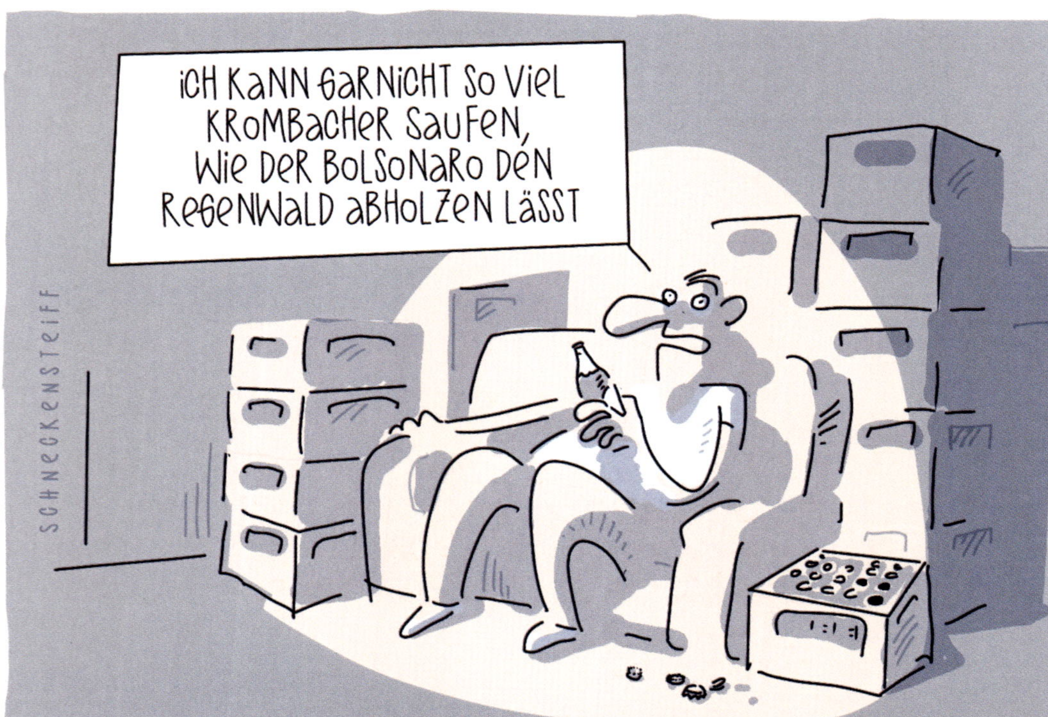
ICH KANN GARNICHT SO VIEL KROMBACHER SAUFEN, WIE DER BOLSONARO DEN REGENWALD ABHOLZEN LÄSST
SCHNECKENSTEIFF

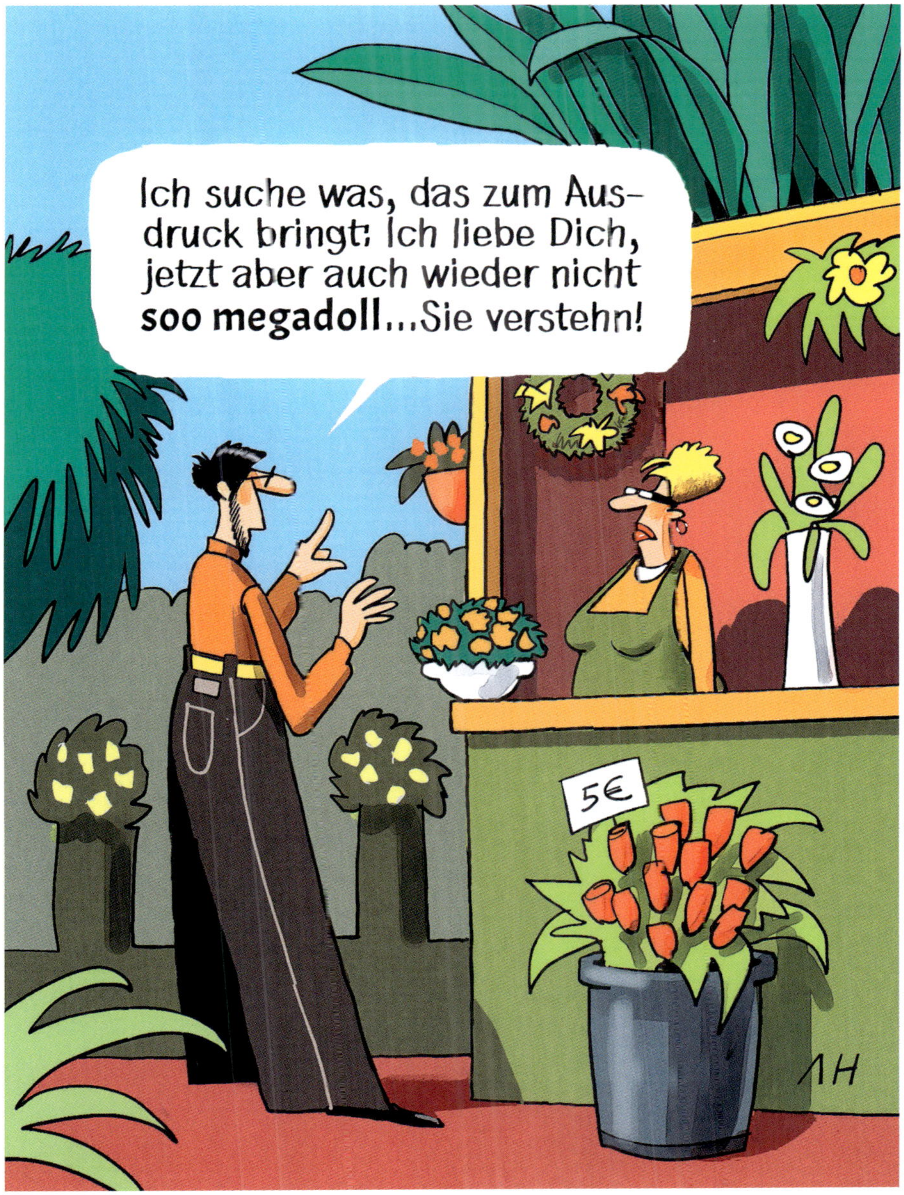
Ich suche was, das zum Ausdruck bringt: Ich liebe Dich, jetzt aber auch wieder nicht **soo megadoll**...Sie verstehn!
5€
AH

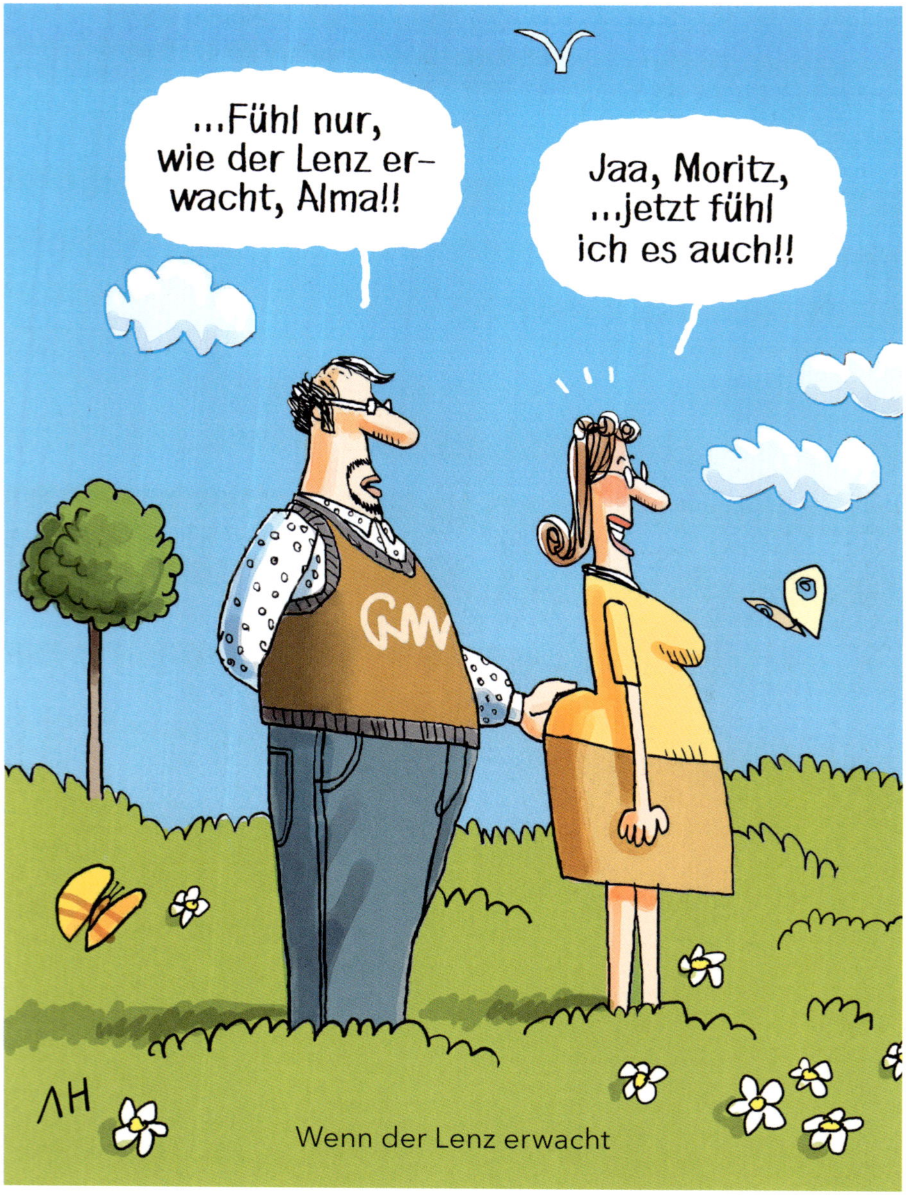
...Fühl nur, wie der Lenz erwacht, Alma!!
Jaa, Moritz, ...jetzt fühl ich es auch!!
AH
Wenn der Lenz erwacht

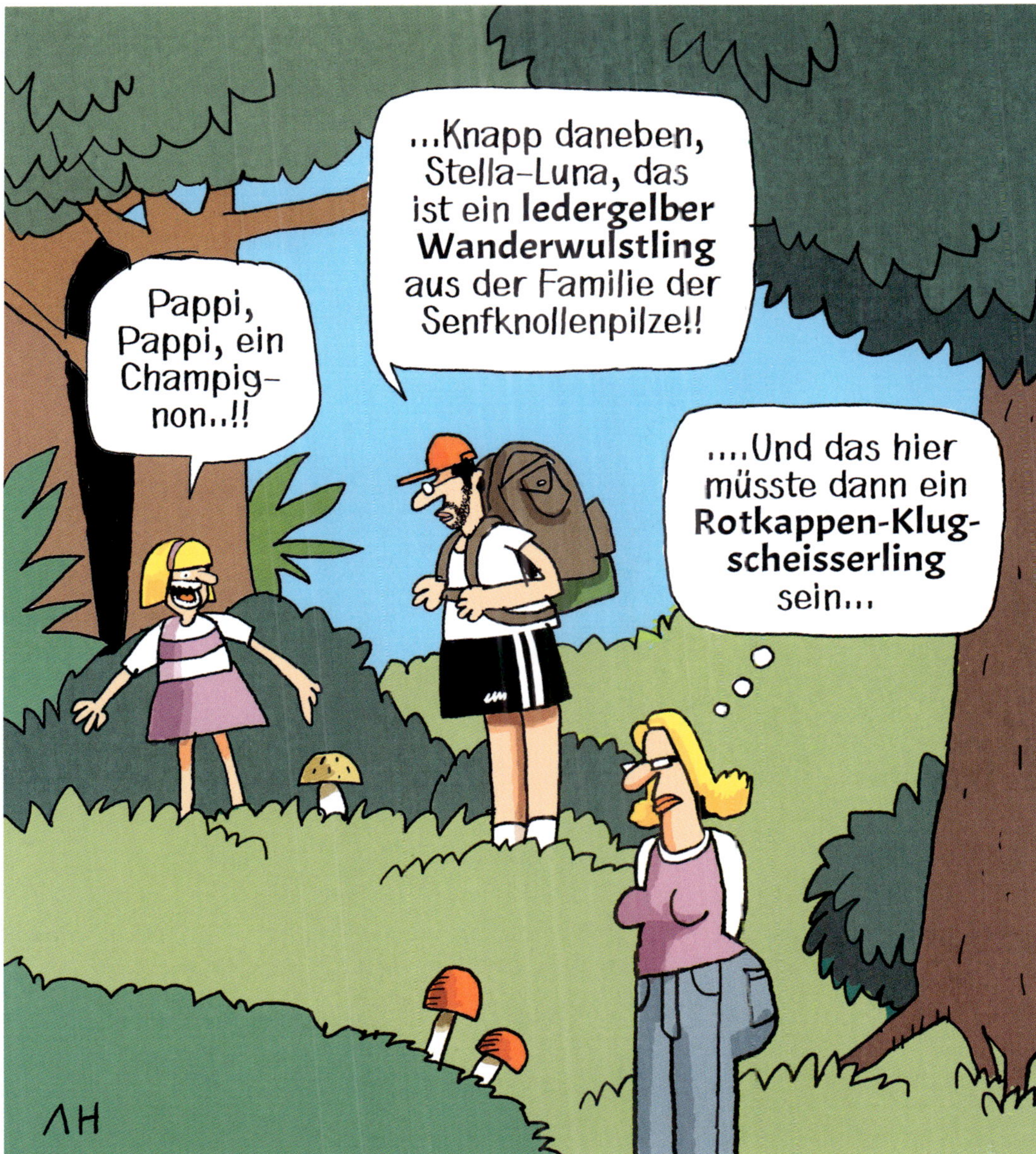
Pappi, Pappi, ein Champig-non..!!
...Knapp daneben, Stella-Luna, das ist ein **ledergelber Wanderwulstling** aus der Familie der Senfknollenpilze!!
....Und das hier müsste dann ein **Rotkappen-Klug-scheisserling** sein...
AH

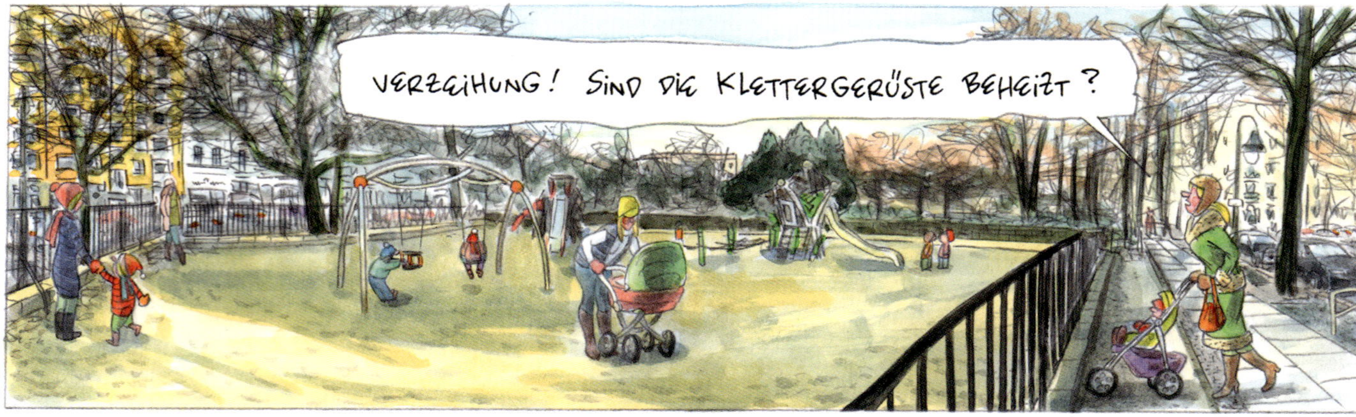
VERZEIHUNG! SIND DIE KLETTERGERÜSTE BEHEIZT?

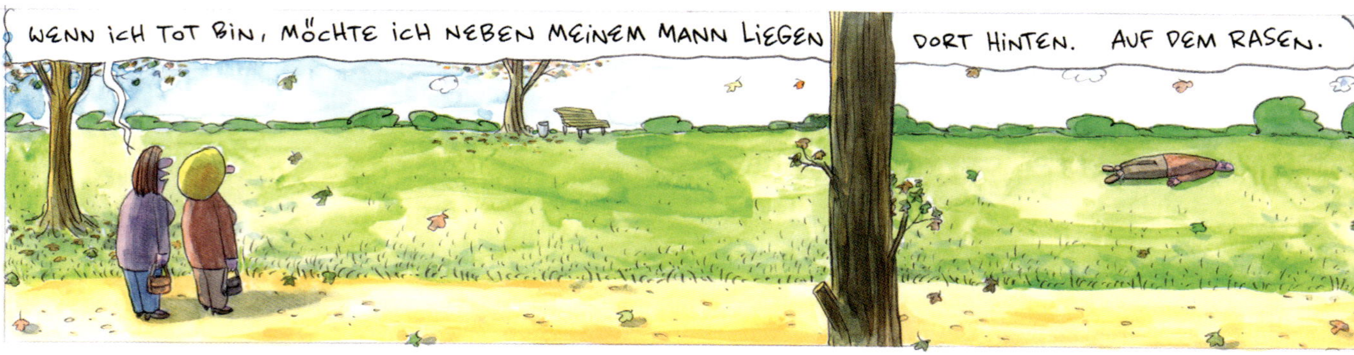
WENN ICH TOT BIN, MÖCHTE ICH NEBEN MEINEM MANN LIEGEN
DORT HINTEN. AUF DEM RASEN.

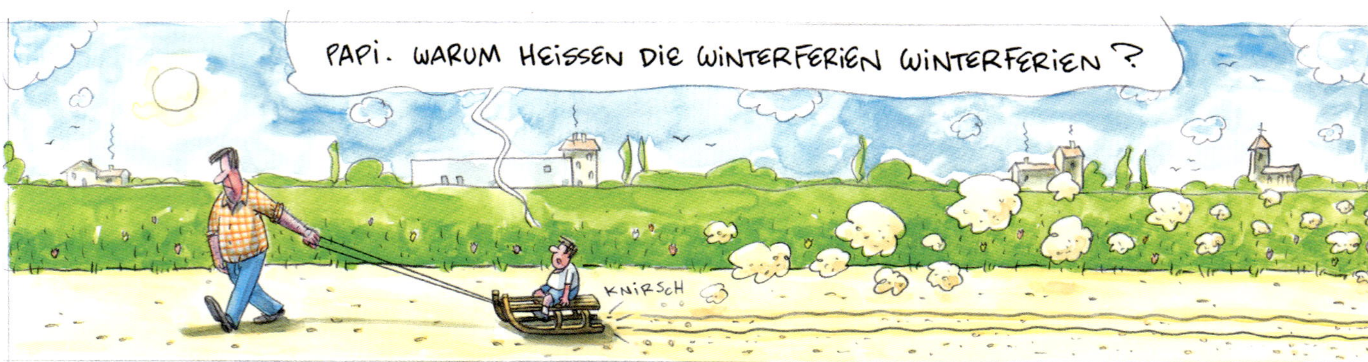
PAPI. WARUM HEISSEN DIE WINTERFERIEN WINTERFERIEN?
KNIRSCH

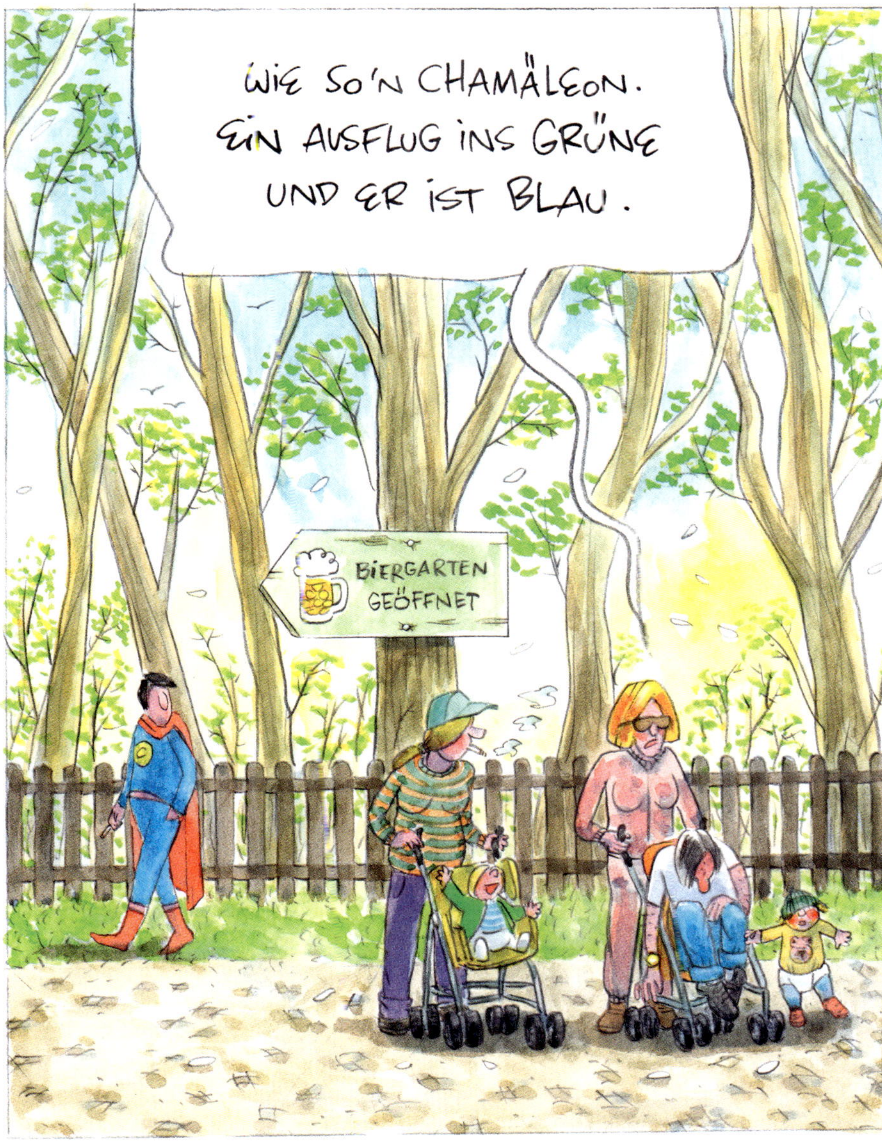
WIE SO'N CHAMÄLEON. EIN AUSFLUG INS GRÜNE UND ER IST BLAU.
BIERGARTEN GEÖFFNET

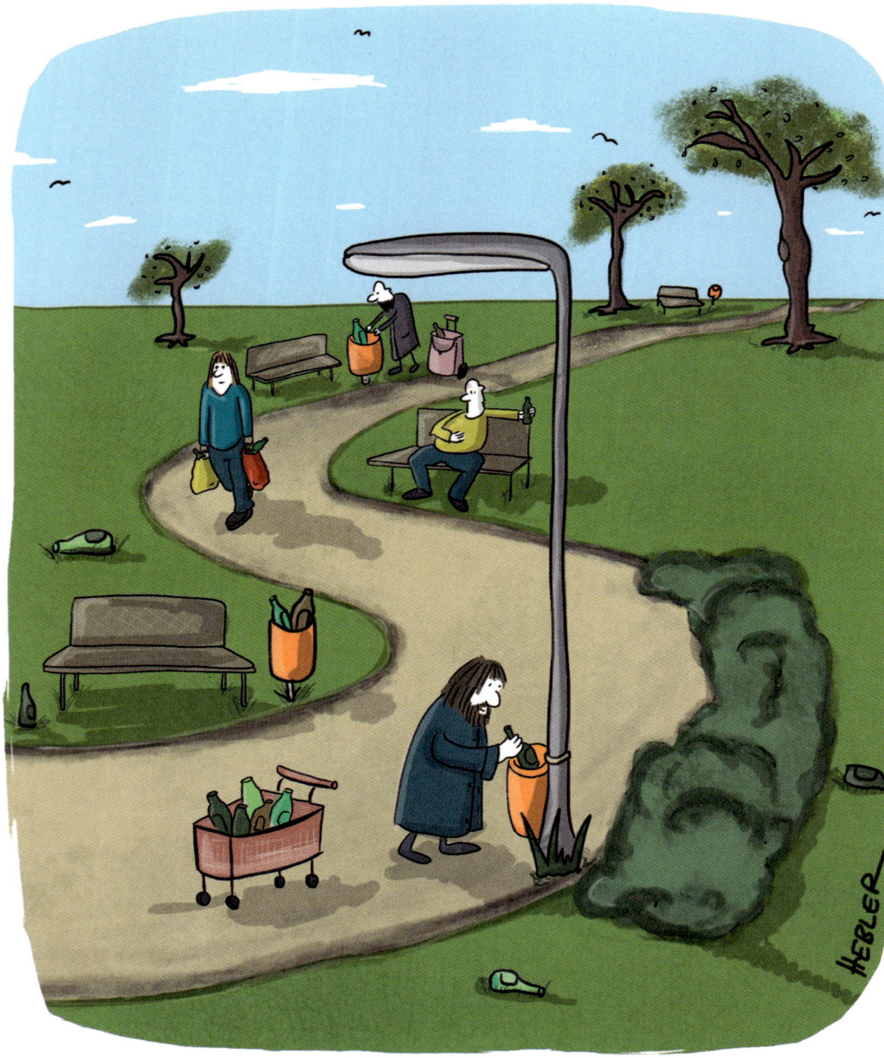

Pfandraiser

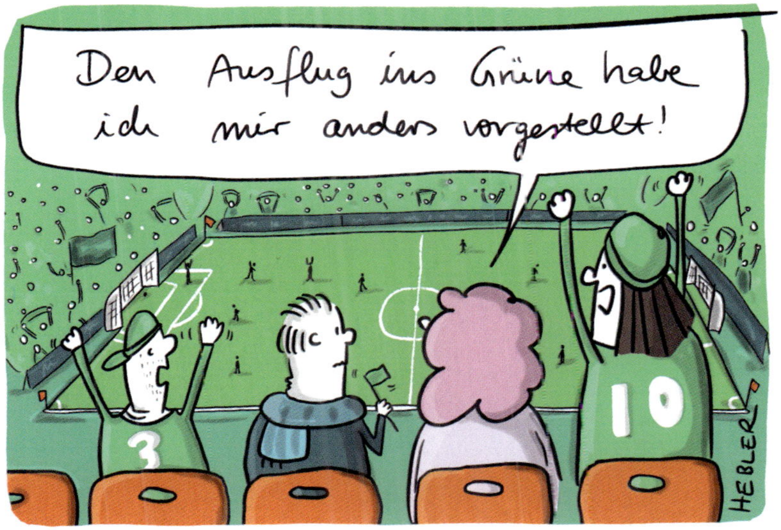
Den Ausflug ins Grüne habe ich mir anders vorgestellt!
HEBLER

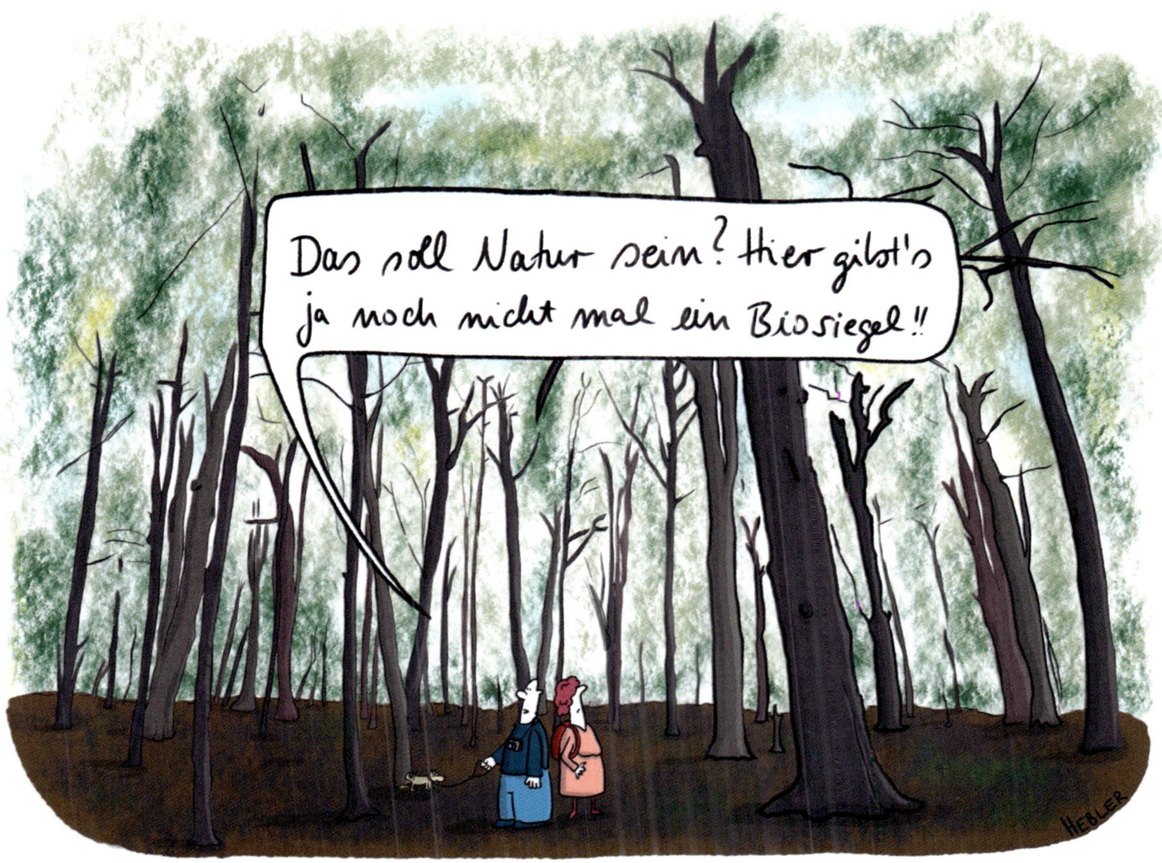
Das soll Natur sein? Hier gibt's ja noch nicht mal ein Biosiegel!!
HEBLER

Großstädter verunsichert

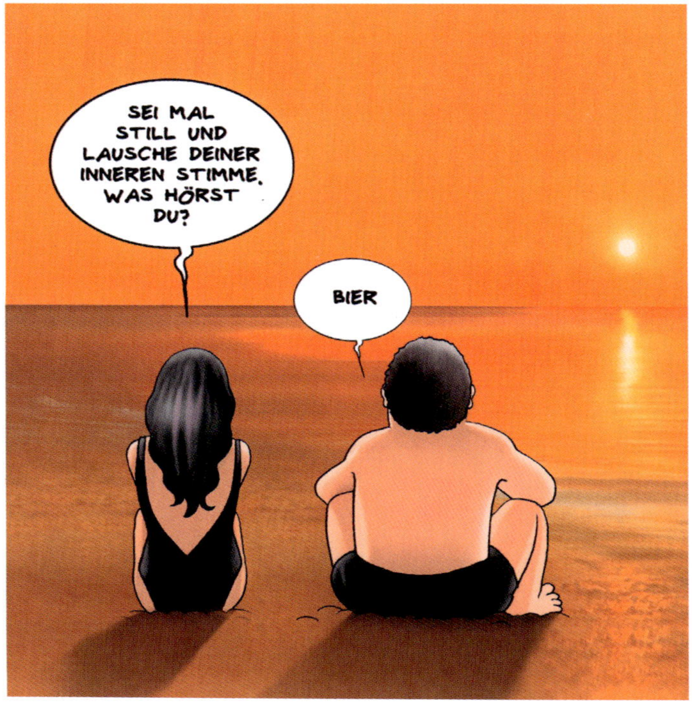
SEI MAL STILL UND LAUSCHE DEINER INNEREN STIMME. WAS HÖRST DU?
BIER

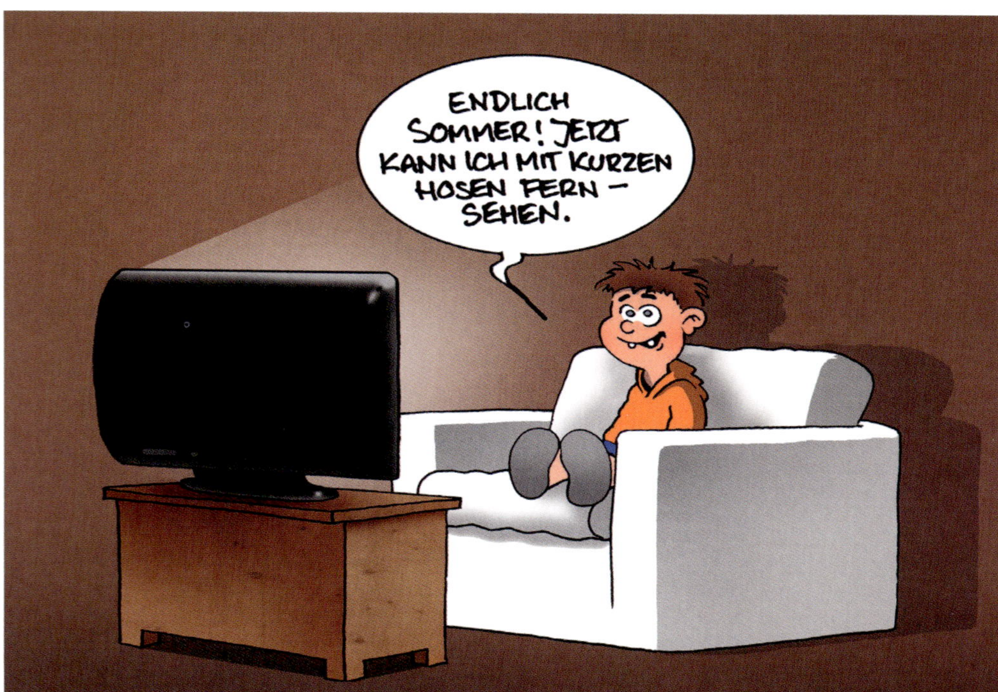
ENDLICH SOMMER! JETZT KANN ICH MIT KURZEN HOSEN FERN-SEHEN.

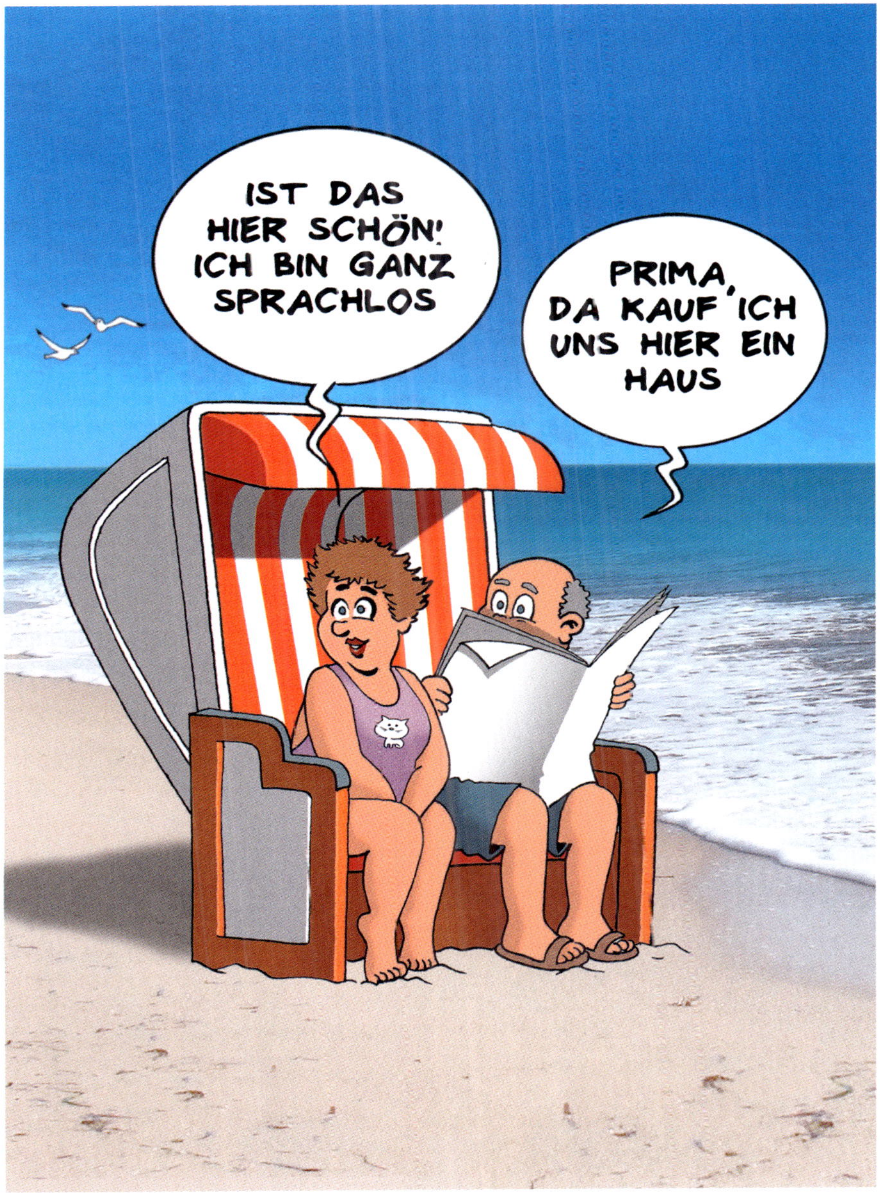
IST DAS HIER SCHÖN! ICH BIN GANZ SPRACHLOS
PRIMA, DA KAUF ICH UNS HIER EIN HAUS

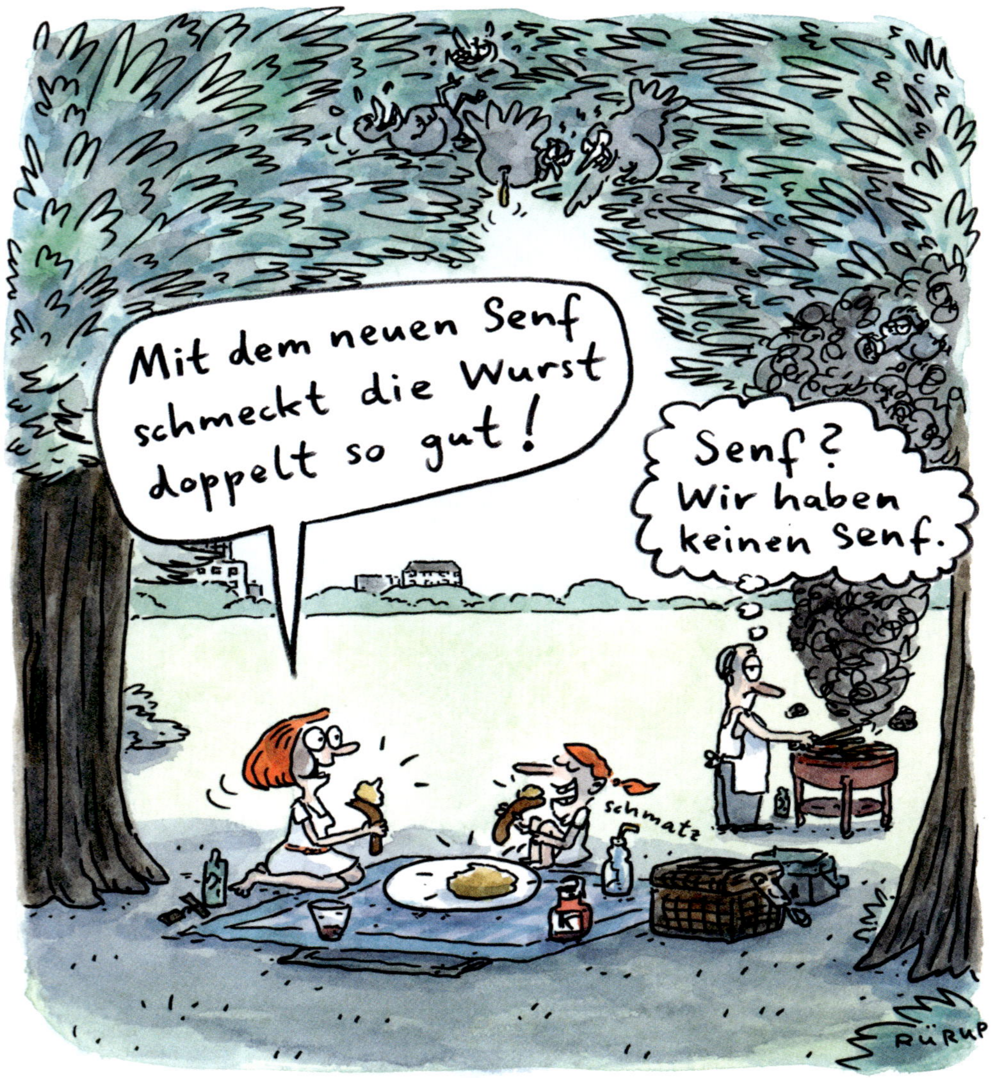
Mit dem neuen Senf schmeckt die Wurst doppelt so gut!
Senf? Wir haben keinen Senf.
schmatz
RÜRUP

GESCHMACKSERLEBNIS PICKNICK

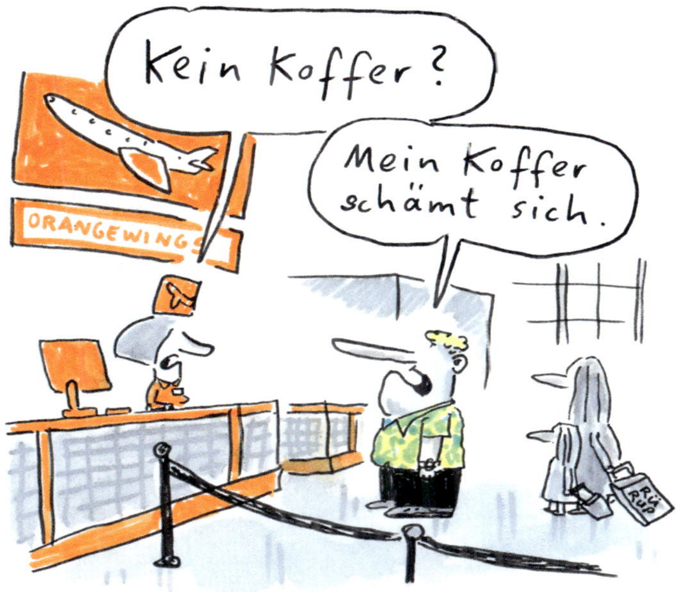
Kein Koffer?
Mein Koffer schämt sich.
ORANGEWINGS

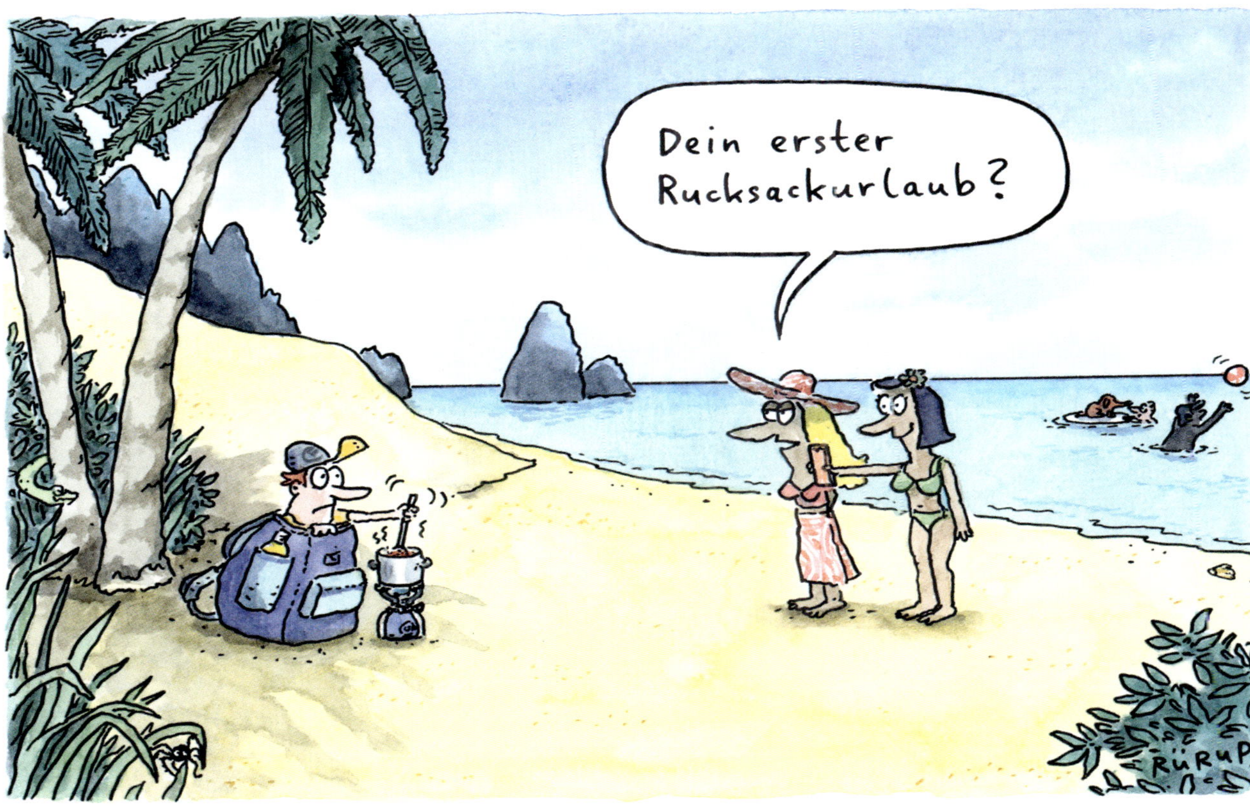
Dein erster Rucksackurlaub?
RÜRUP

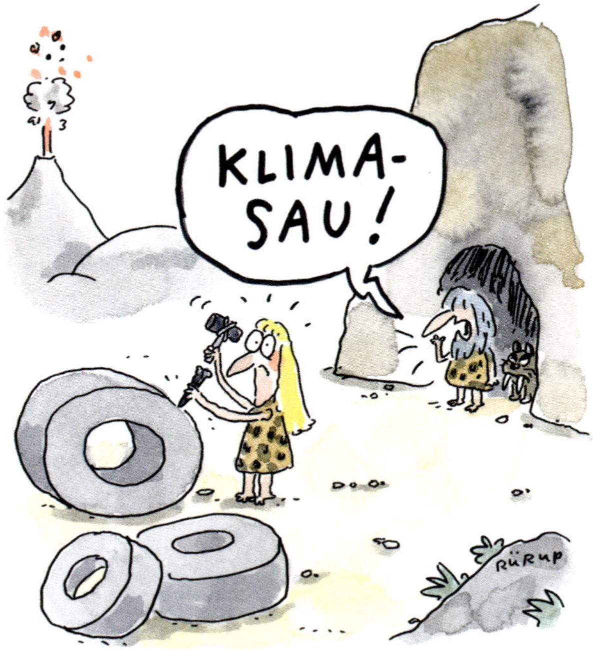
KLIMA-SAU!
RÜRUP

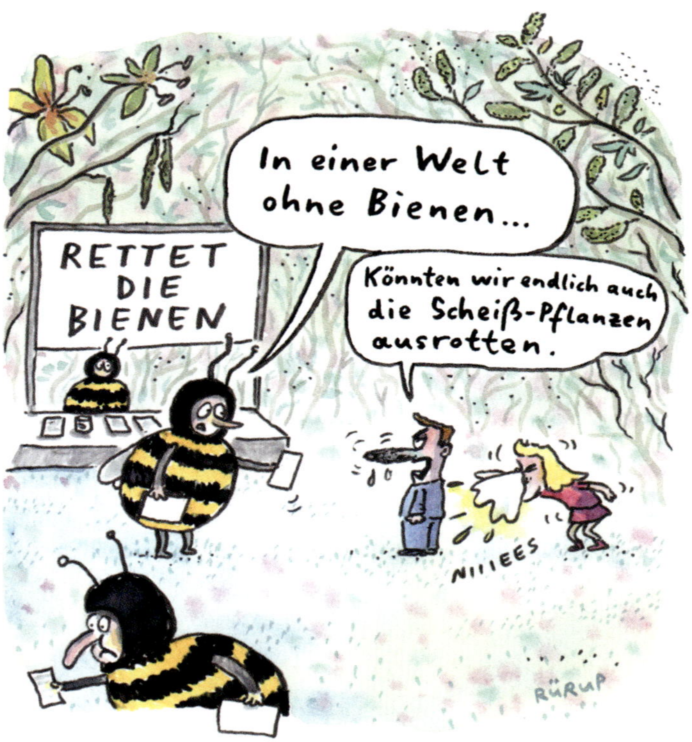
RETTET DIE BIENEN
In einer Welt ohne Bienen…
Könnten wir endlich auch die Scheiß-Pflanzen ausrotten.
NIIIEES
RÜRUP

Hoffnung für Allergiker

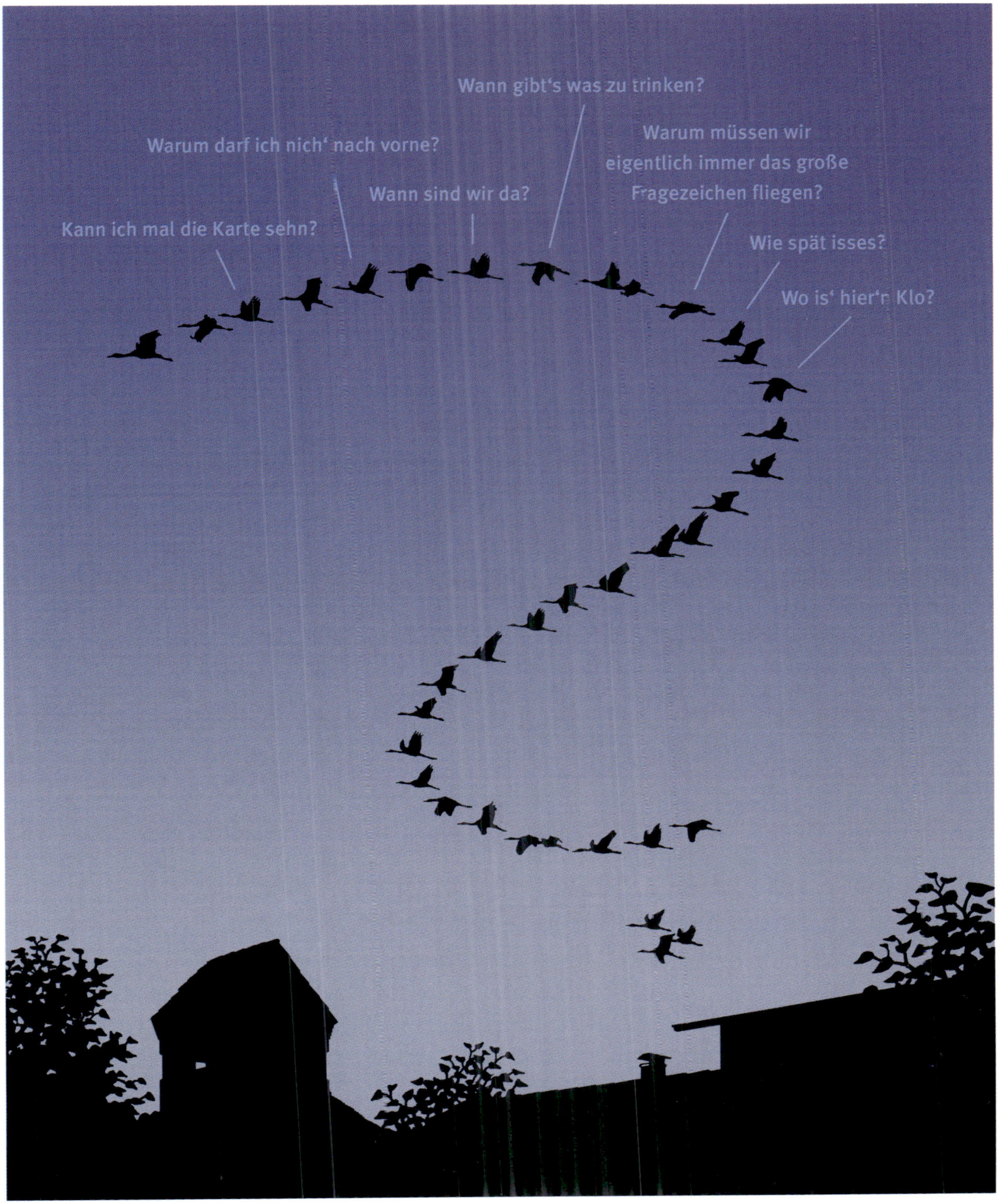
Wann gibt's was zu trinken?
Warum darf ich nich' nach vorne?
Warum müssen wir eigentlich immer das große Fragezeichen fliegen?
Wann sind wir da?
Kann ich mal die Karte sehn?
Wie spät isses?
Wo is' hier'n Klo?

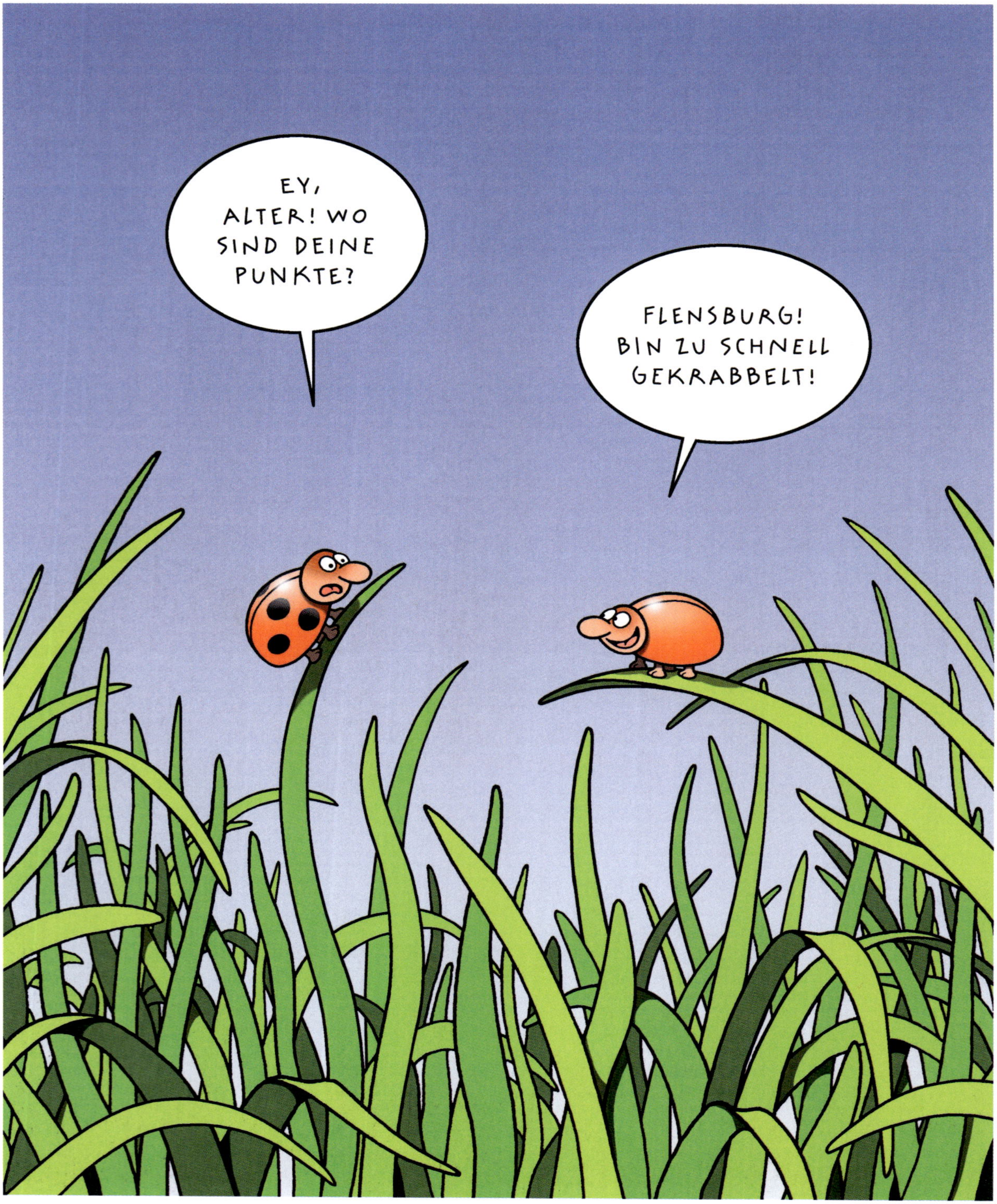
EY, ALTER! WO SIND DEINE PUNKTE?
FLENSBURG! BIN ZU SCHNELL GEKRABBELT!

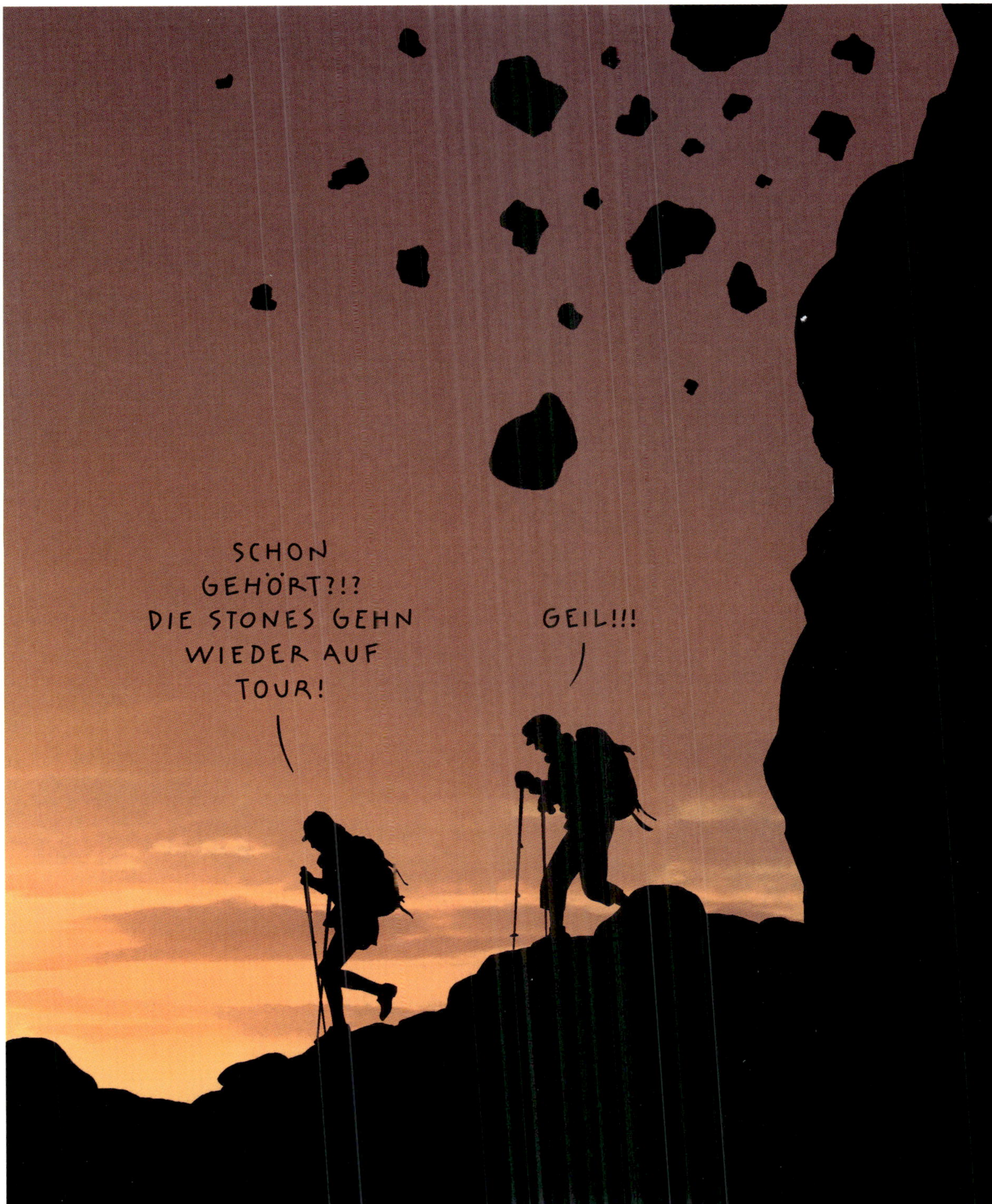
SCHON GEHÖRT?!? DIE STONES GEHN WIEDER AUF TOUR!
GEIL!!!

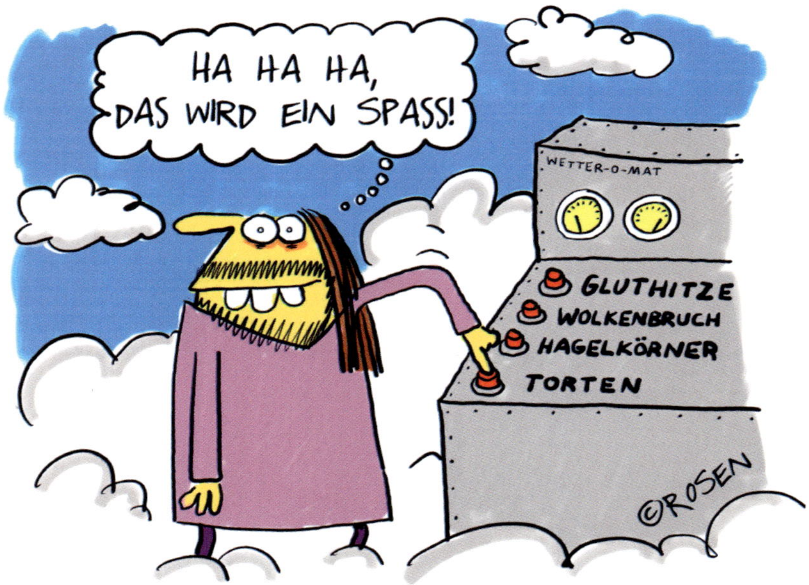

DER WETTERGOTT SPIELT VERRÜCKT

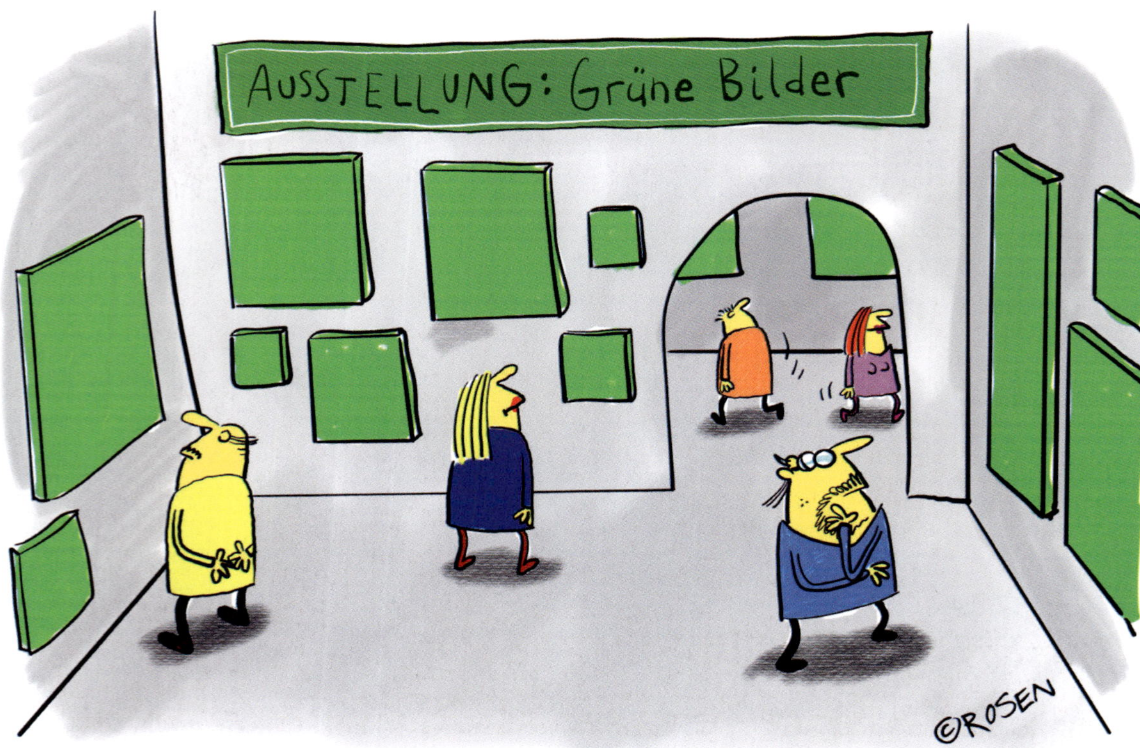

WELTKLIMAGIPFEL

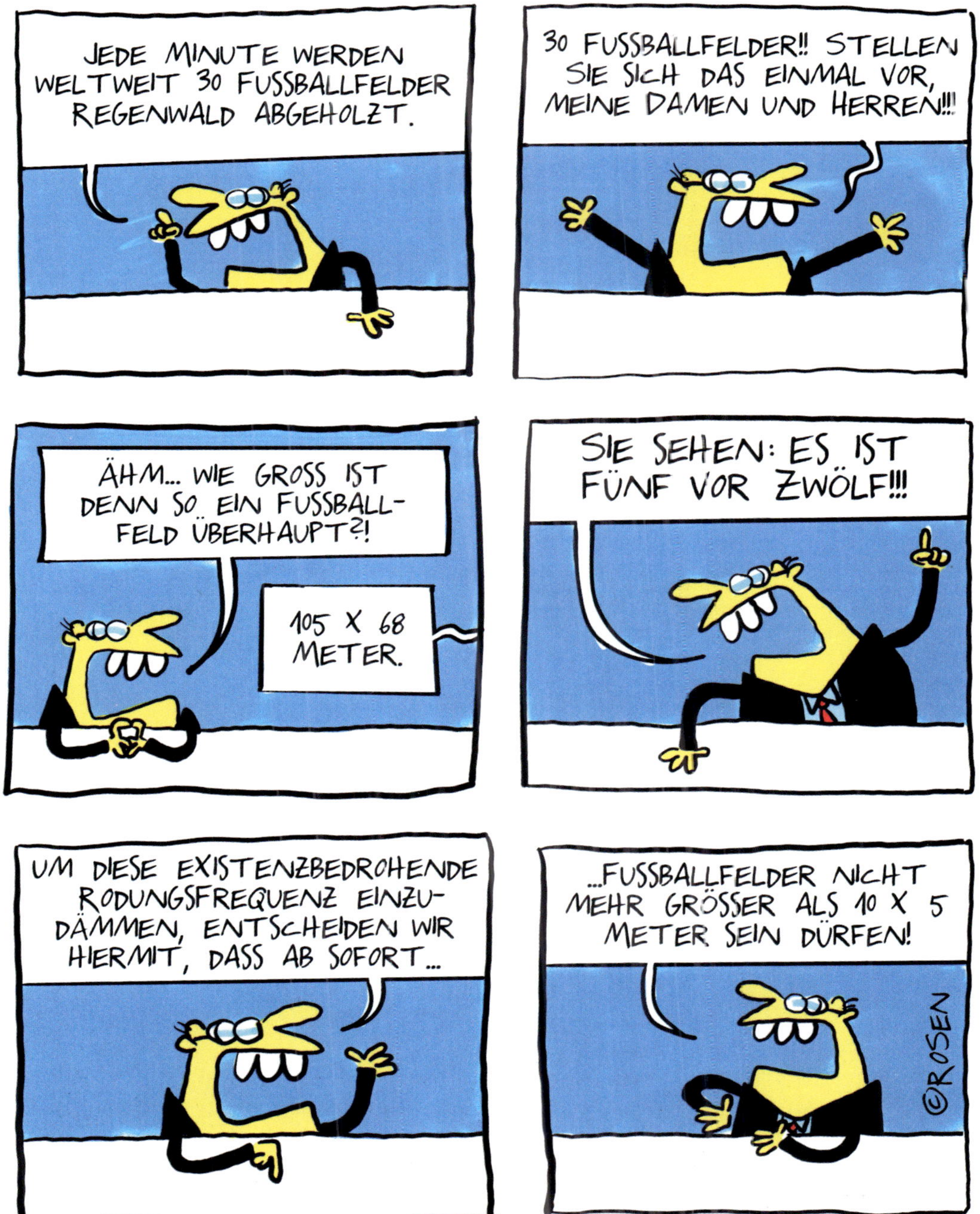
JEDE MINUTE WERDEN WELTWEIT 30 FUSSBALLFELDER REGENWALD ABGEHOLZT.
30 FUSSBALLFELDER!! STELLEN SIE SICH DAS EINMAL VOR, MEINE DAMEN UND HERREN!!!
ÄHM... WIE GROSS IST DENN SO EIN FUSSBALL-FELD ÜBERHAUPT?!
105 X 68 METER.
SIE SEHEN: ES IST FÜNF VOR ZWÖLF!!!
UM DIESE EXISTENZBEDROHENDE RODUNGSFREQUENZ EINZU-DÄMMEN, ENTSCHEIDEN WIR HIERMIT, DASS AB SOFORT...
...FUSSBALLFELDER NICHT MEHR GRÖSSER ALS 10 X 5 METER SEIN DÜRFEN!
©ROSEN

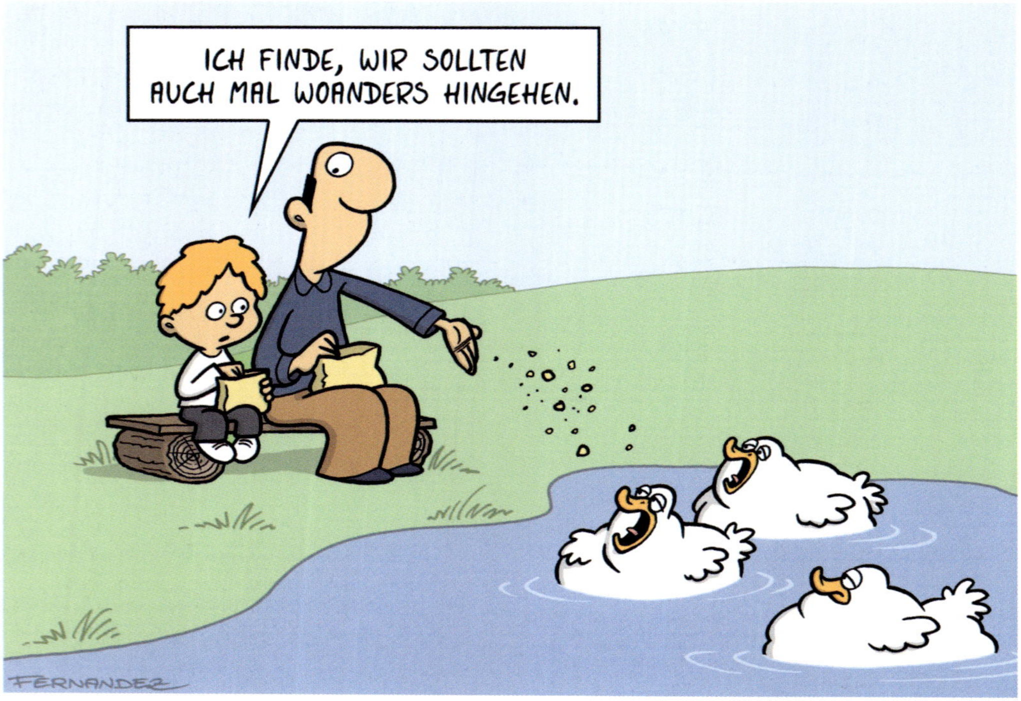
ICH FINDE, WIR SOLLTEN AUCH MAL WOANDERS HINGEHEN.
FERNANDEZ

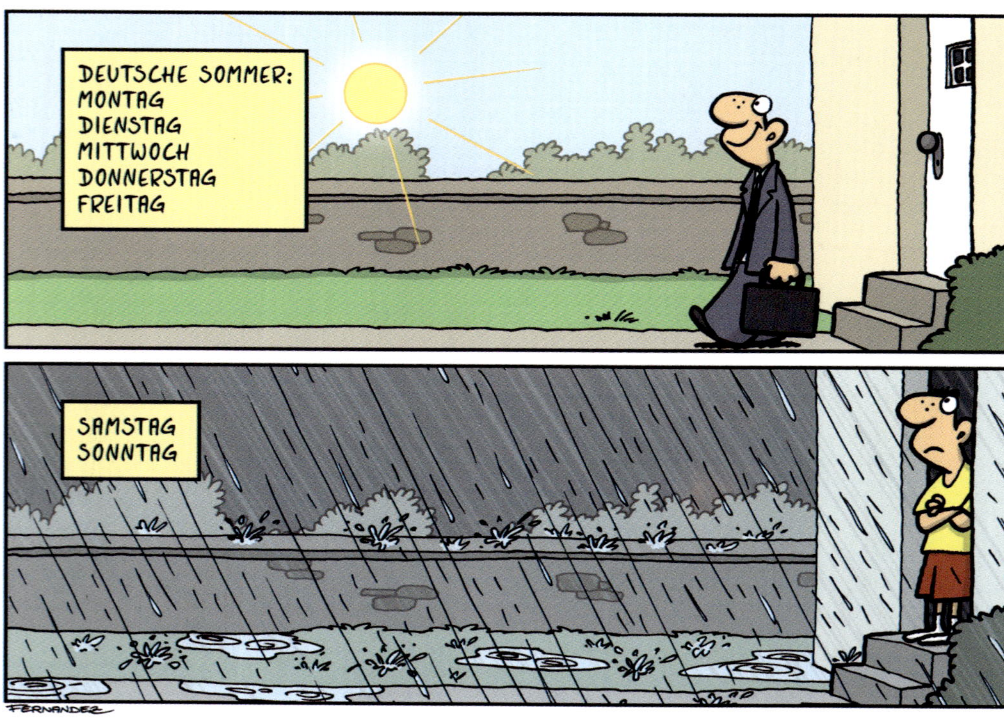
DEUTSCHE SOMMER:
MONTAG
DIENSTAG
MITTWOCH
DONNERSTAG
FREITAG
SAMSTAG
SONNTAG
FERNANDEZ

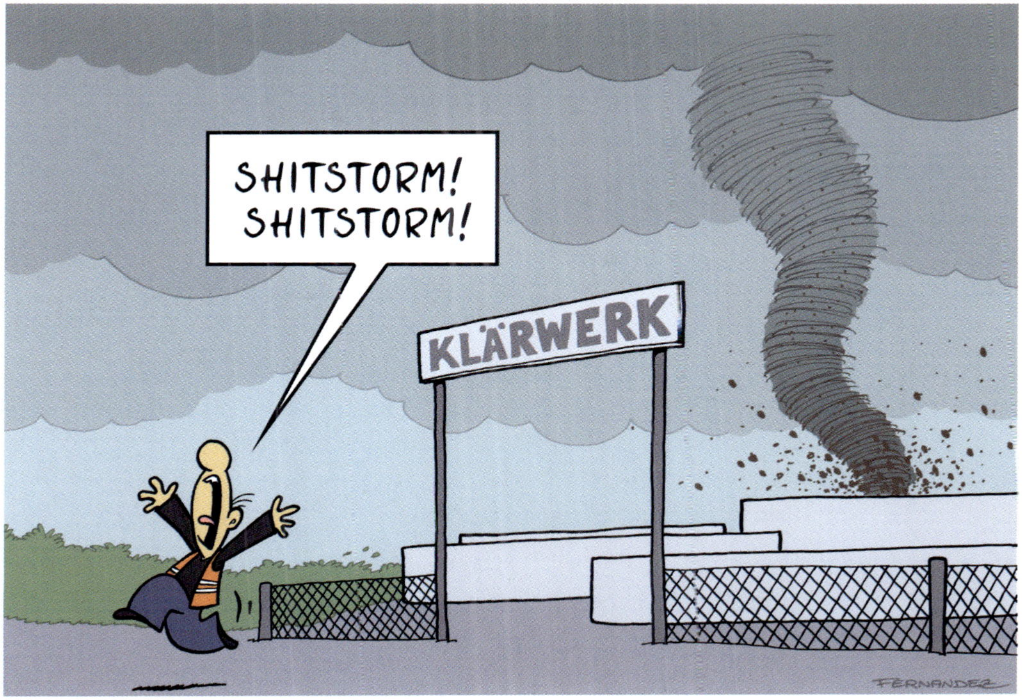
SHITSTORM!
SHITSTORM!
KLÄRWERK
FERNANDEZ

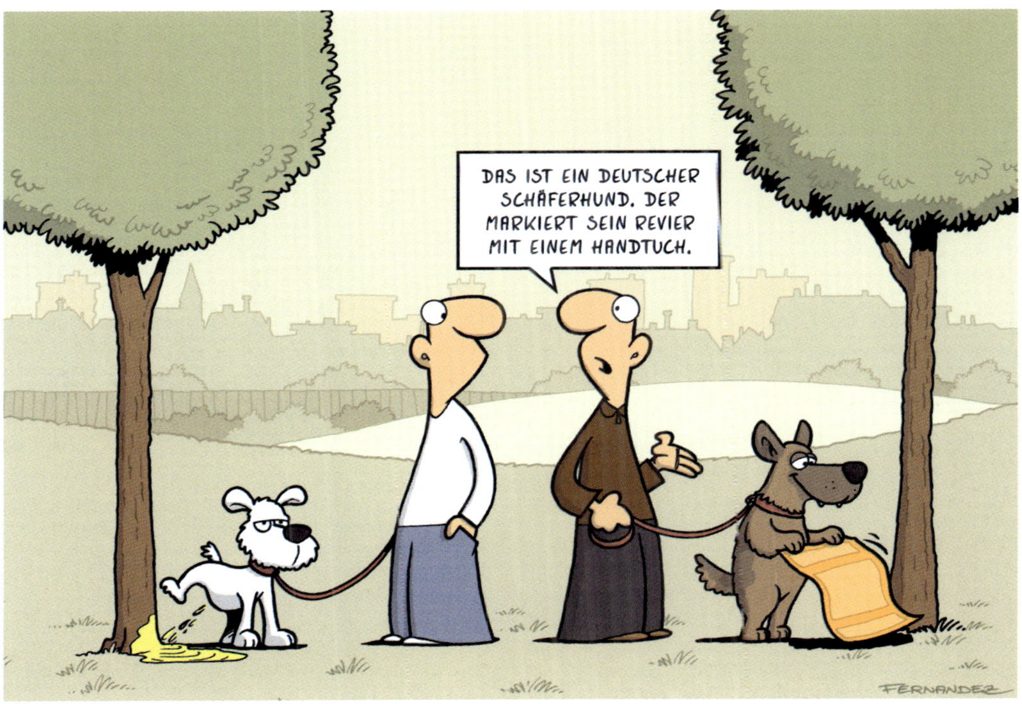
DAS IST EIN DEUTSCHER SCHÄFERHUND. DER MARKIERT SEIN REVIER MIT EINEM HANDTUCH.
FERNANDEZ

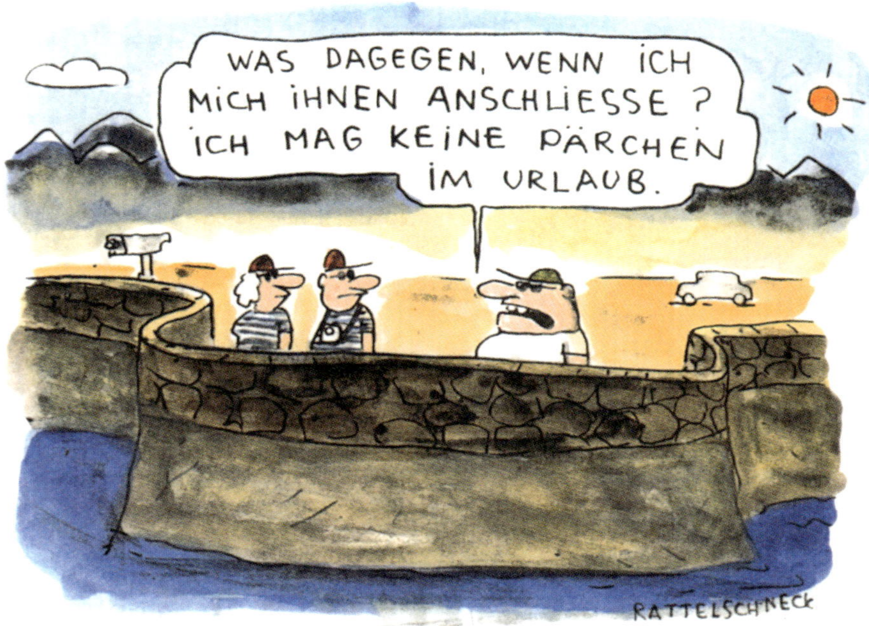
WAS DAGEGEN, WENN ICH MICH IHNEN ANSCHLIESSE? ICH MAG KEINE PÄRCHEN IM URLAUB.
RATTELSCHNECK

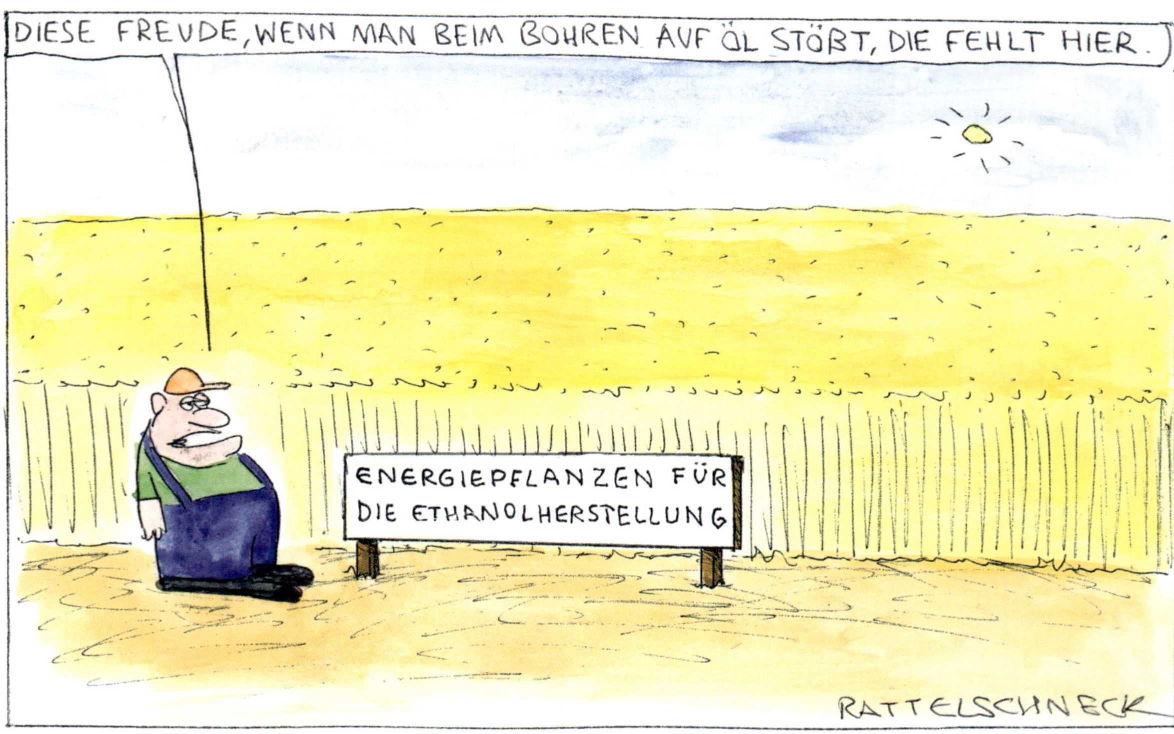
DIESE FREUDE, WENN MAN BEIM BOHREN AUF ÖL STÖßT, DIE FEHLT HIER.
ENERGIEPFLANZEN FÜR DIE ETHANOLHERSTELLUNG
RATTELSCHNECK

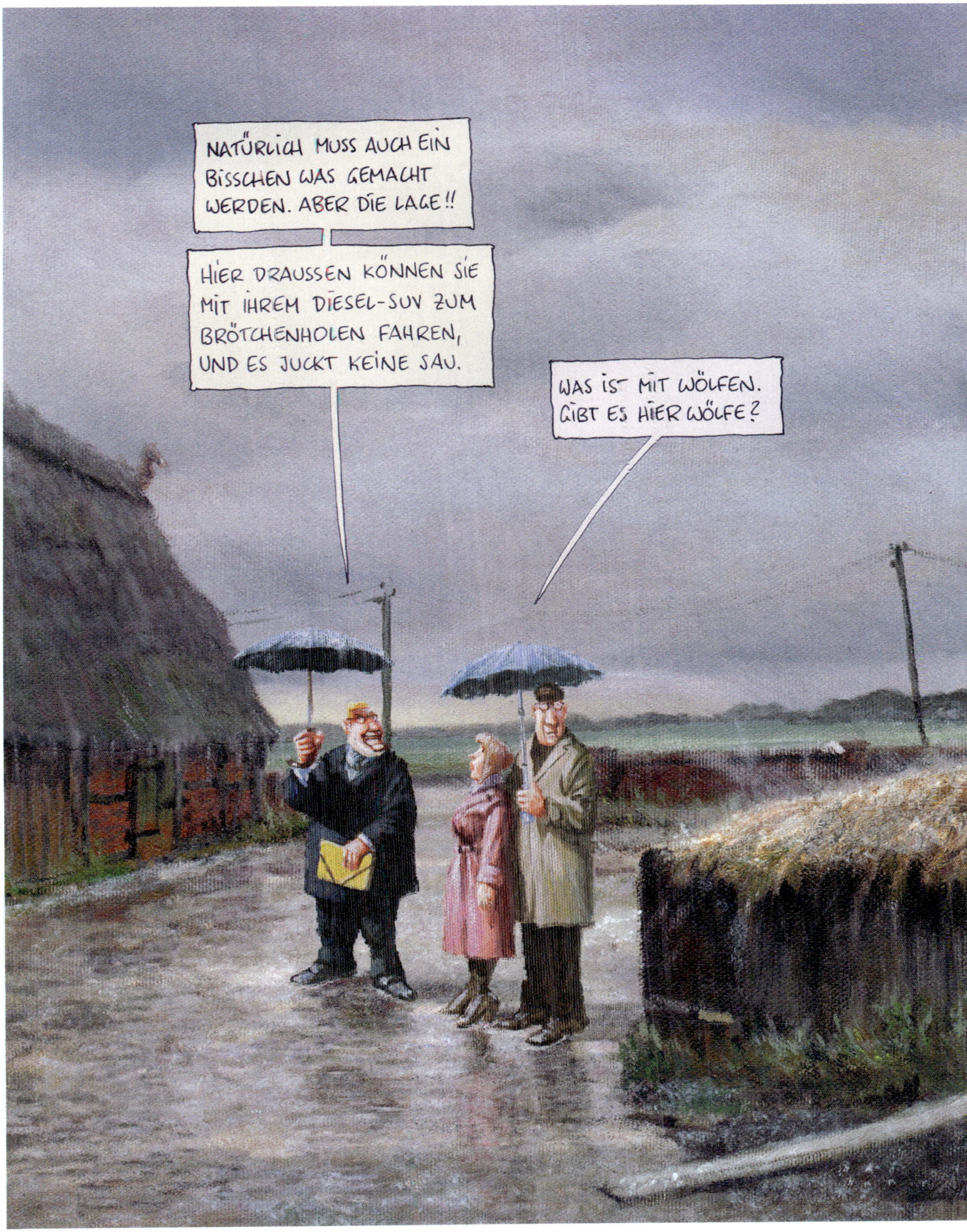
NATÜRLICH MUSS AUCH EIN BISSCHEN WAS GEMACHT WERDEN. ABER DIE LAGE!!
HIER DRAUSSEN KÖNNEN SIE MIT IHREM DIESEL-SUV ZUM BRÖTCHENHOLEN FAHREN, UND ES JUCKT KEINE SAU.
WAS IST MIT WÖLFEN. GIBT ES HIER WÖLFE?

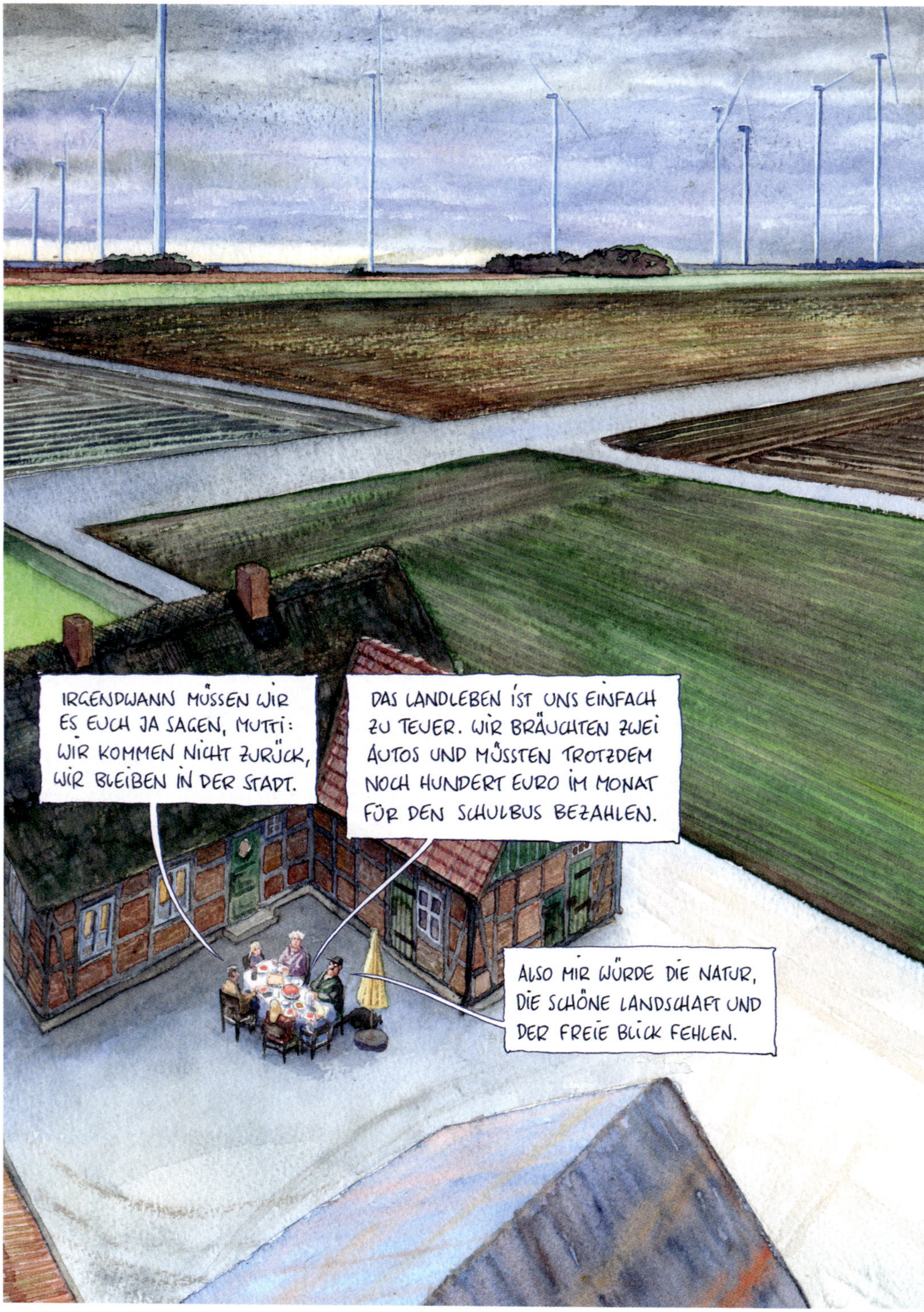
IRGENDWANN MÜSSEN WIR ES EUCH JA SAGEN, MUTTI: WIR KOMMEN NICHT ZURÜCK, WIR BLEIBEN IN DER STADT.
DAS LANDLEBEN IST UNS EINFACH ZU TEUER. WIR BRÄUCHTEN ZWEI AUTOS UND MÜSSTEN TROTZDEM NOCH HUNDERT EURO IM MONAT FÜR DEN SCHULBUS BEZAHLEN.
ALSO MIR WÜRDE DIE NATUR, DIE SCHÖNE LANDSCHAFT UND DER FREIE BLICK FEHLEN.

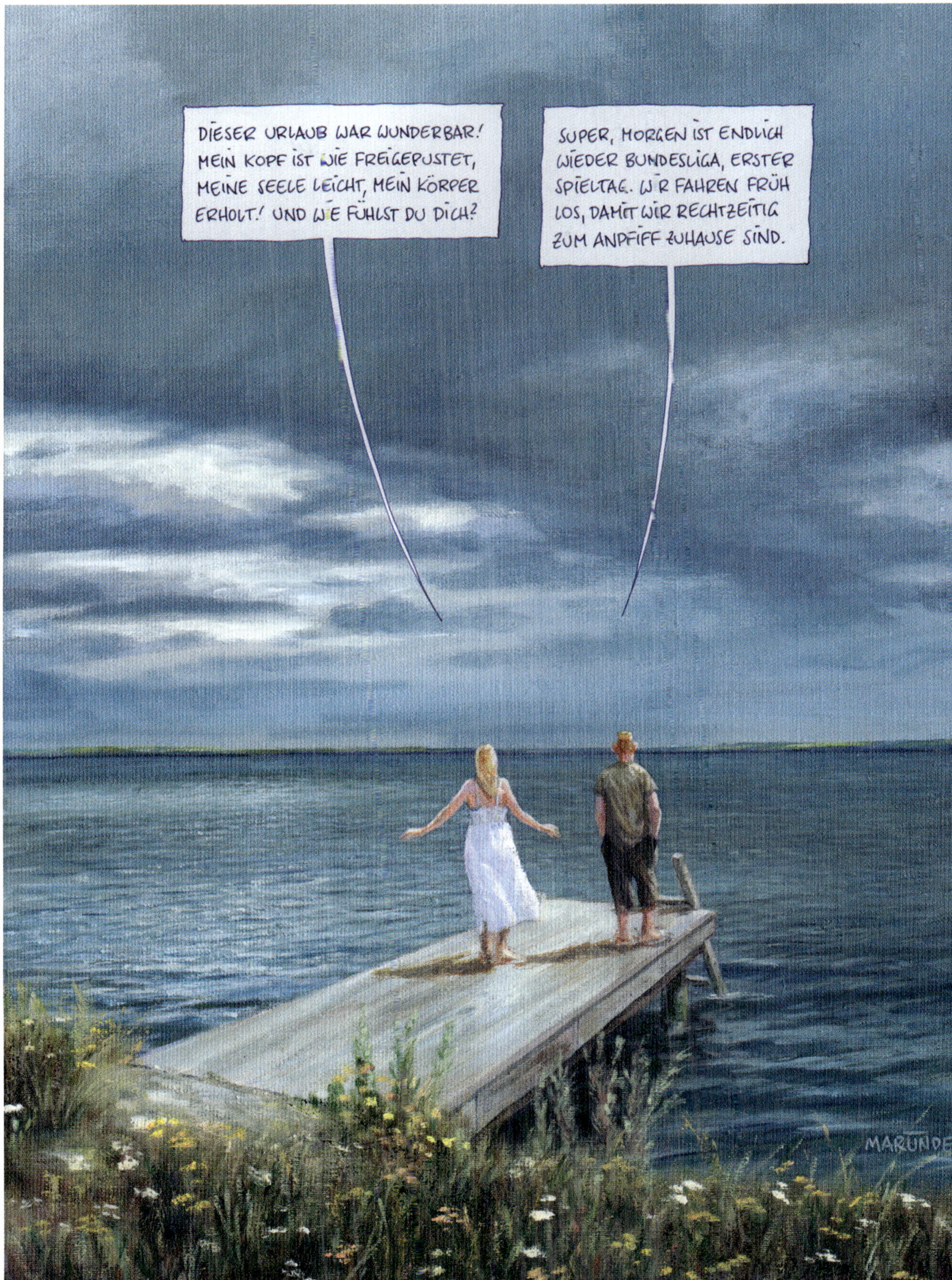
DIESER URLAUB WAR WUNDERBAR! MEIN KOPF IST WIE FREIGEPUSTET, MEINE SEELE LEICHT, MEIN KÖRPER ERHOLT! UND WIE FÜHLST DU DICH?
SUPER, MORGEN IST ENDLICH WIEDER BUNDESLIGA, ERSTER SPIELTAG. WIR FAHREN FRÜH LOS, DAMIT WIR RECHTZEITIG ZUM ANPFIFF ZUHAUSE SIND.
MARUNDE

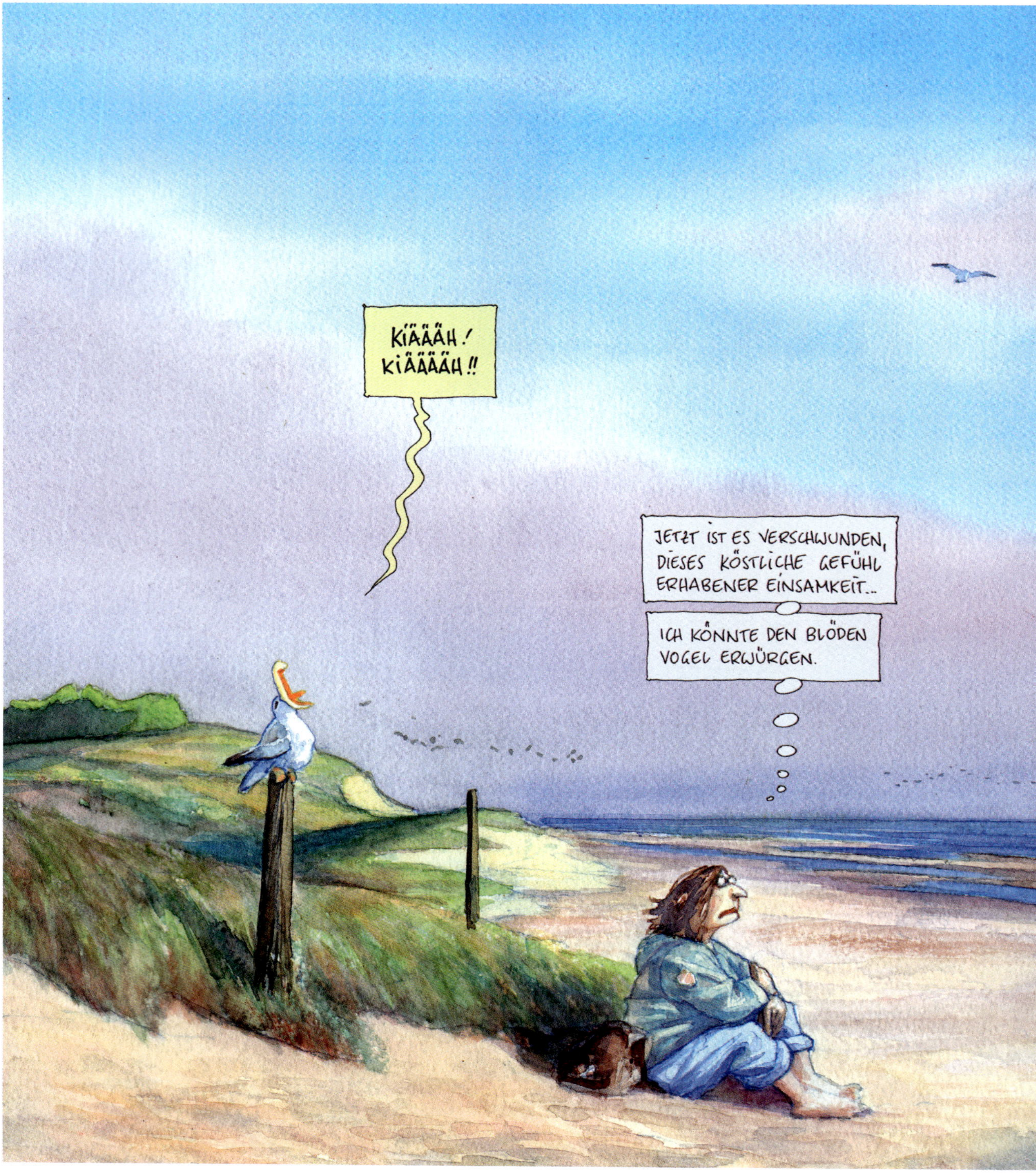
KIÄÄÄH!
KIÄÄÄÄH!!
JETZT IST ES VERSCHWUNDEN, DIESES KÖSTLICHE GEFÜHL ERHABENER EINSAMKEIT...
ICH KÖNNTE DEN BLÖDEN VOGEL ERWÜRGEN.

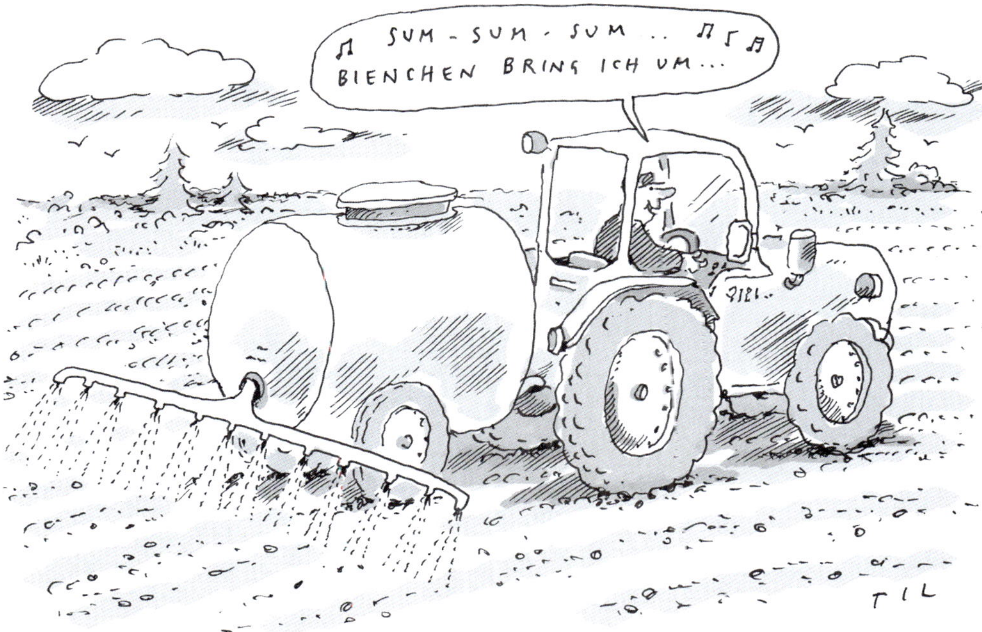
SUM-SUM-SUM .. BIENCHEN BRING ICH UM...
TIL

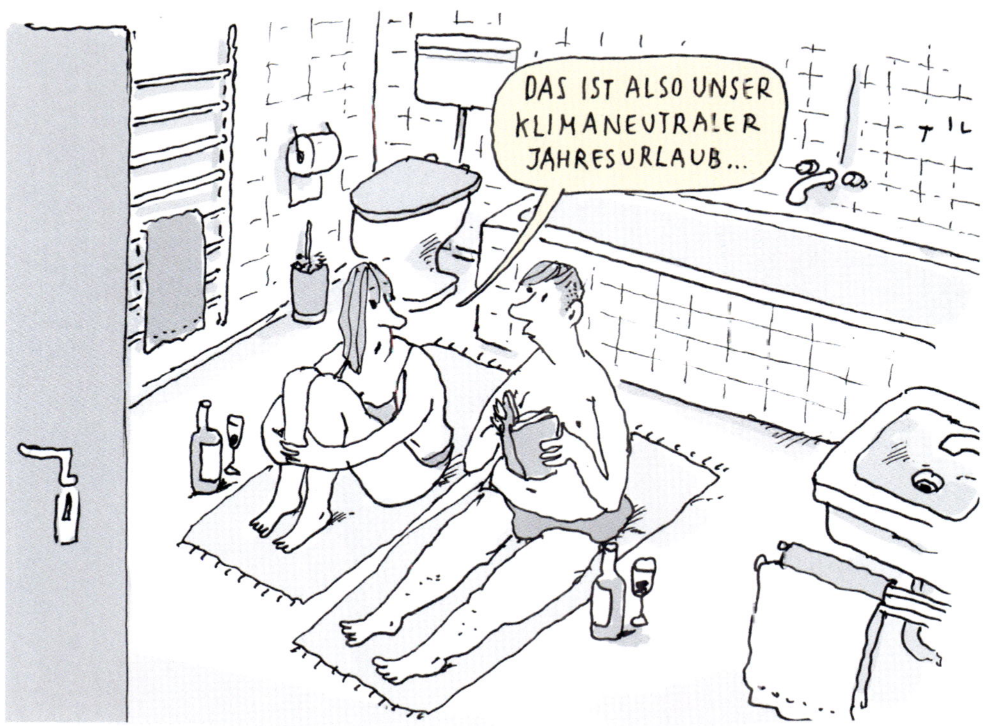
DAS IST ALSO UNSER KLIMANEUTRALER JAHRESURLAUB...
TIL

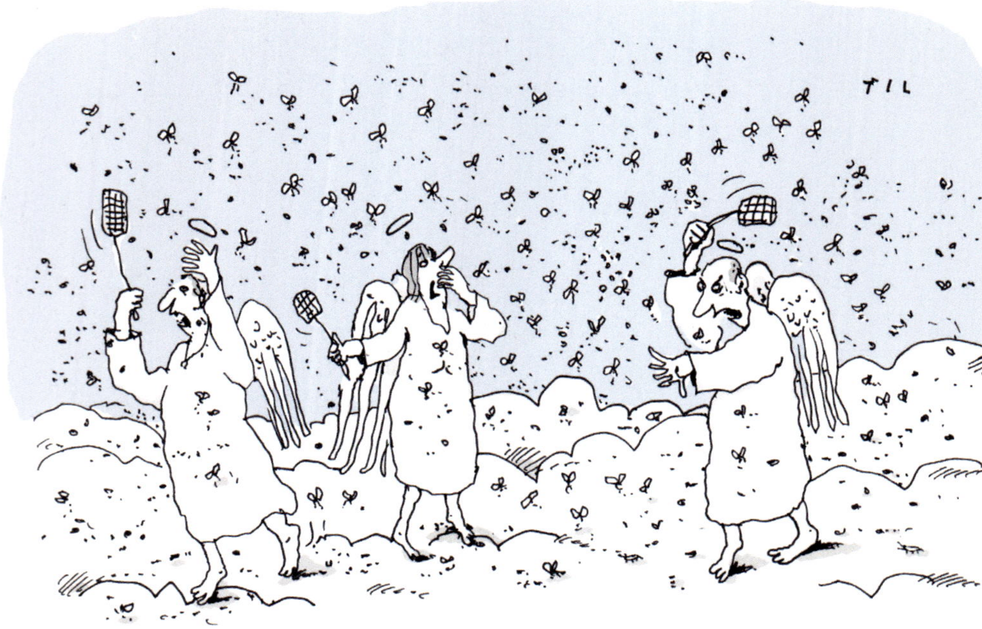
TIL

Höllische Folgen des Insektensterbens

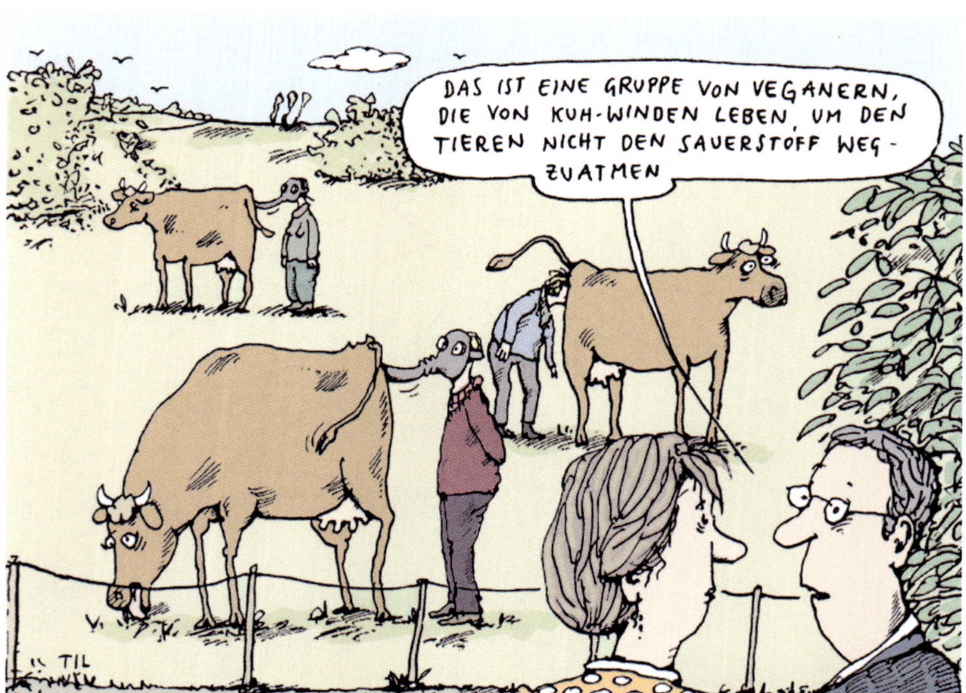
DAS IST EINE GRUPPE VON VEGANERN, DIE VON KUH-WINDEN LEBEN, UM DEN TIEREN NICHT DEN SAUERSTOFF WEG-ZUATMEN
TIL

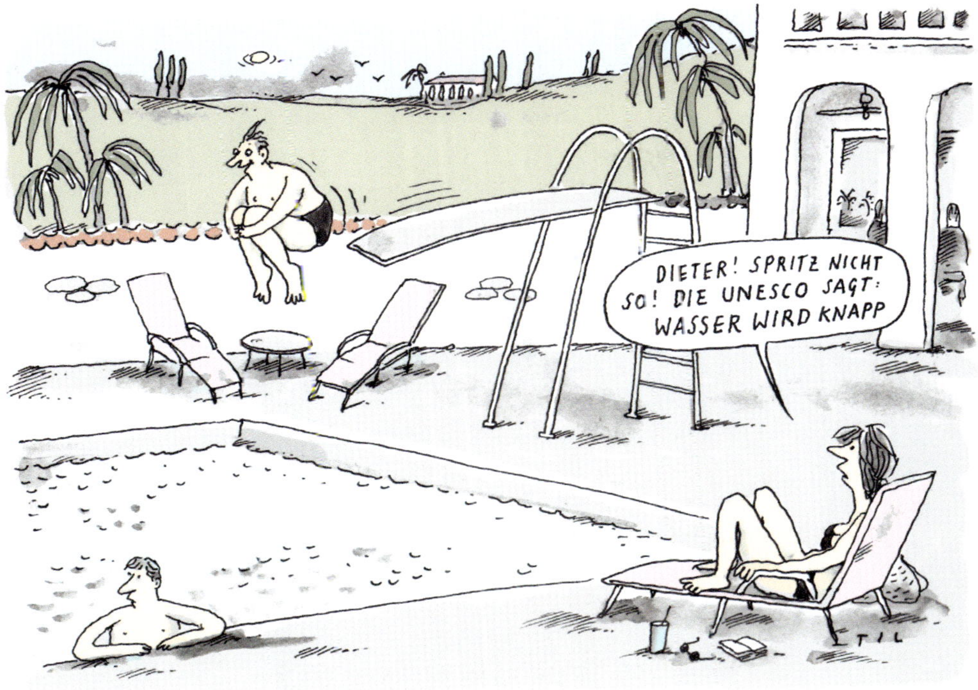
DIETER! SPRITZ NICHT SO! DIE UNESCO SAGT: WASSER WIRD KNAPP
TIL

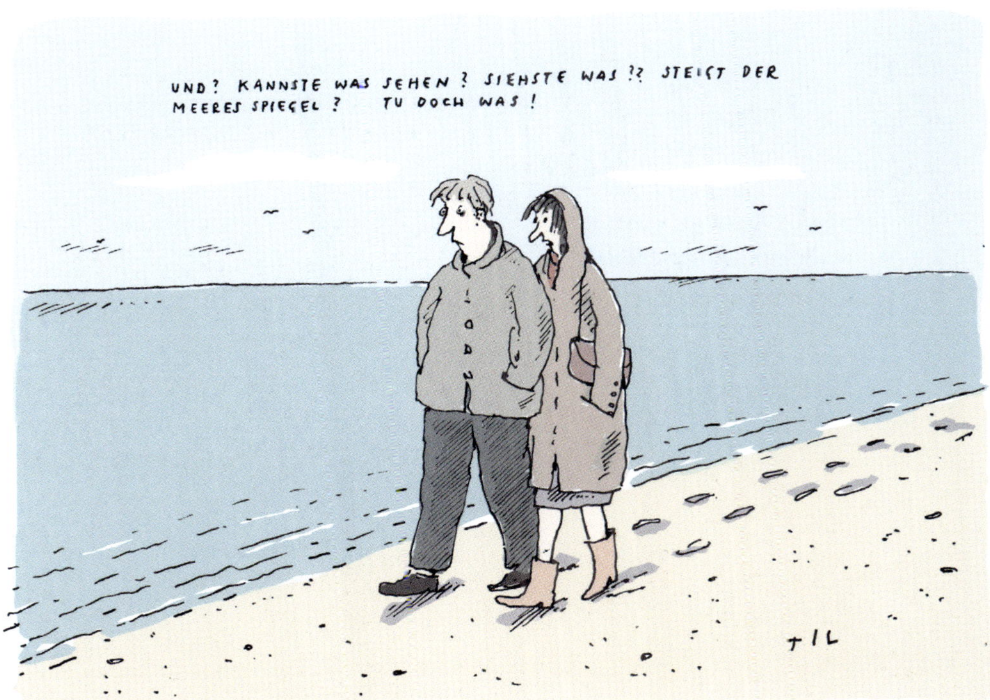
UND? KANNSTE WAS SEHEN? SIEHSTE WAS?? STEIGT DER MEERES SPIEGEL? TU DOCH WAS!
TIL

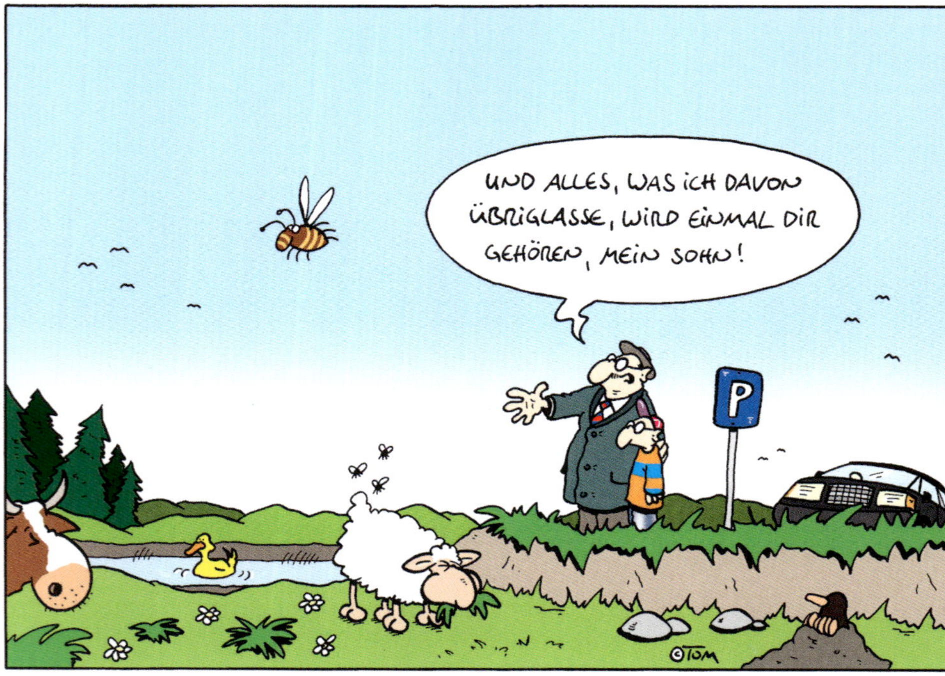
UND ALLES, WAS ICH DAVON ÜBRIGLASSE, WIRD EINMAL DIR GEHÖREN, MEIN SOHN!
P
©TOM

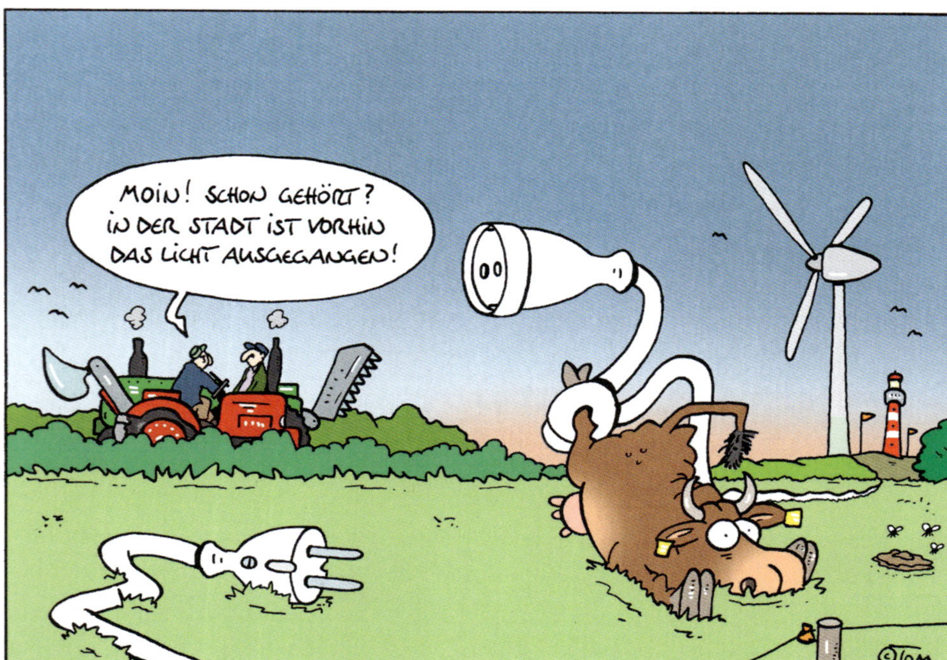
MOIN! SCHON GEHÖRT? IN DER STADT IST VORHIN DAS LICHT AUSGEGANGEN!
©TOM

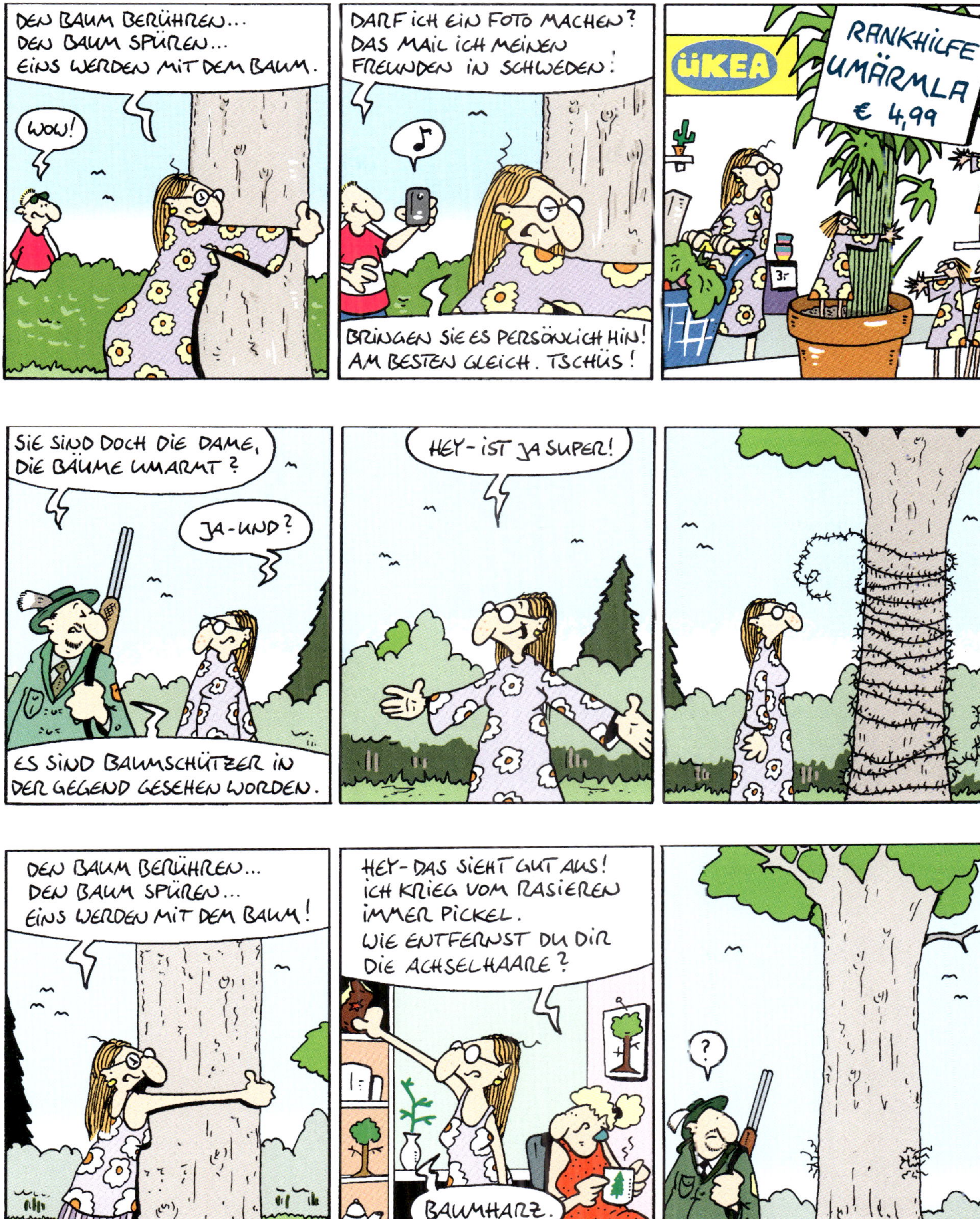
DEN BAUM BERÜHREN...
DEN BAUM SPÜREN...
EINS WERDEN MIT DEM BAUM.
WOW!
DARF ICH EIN FOTO MACHEN?
DAS MAIL ICH MEINEN FREUNDEN IN SCHWEDEN!
BRINGEN SIE ES PERSÖNLICH HIN!
AM BESTEN GLEICH. TSCHÜS!
ÜKEA
RANKHILFE
UMÄRMLA
€ 4,99
SIE SIND DOCH DIE DAME, DIE BÄUME UMARMT?
JA-UND?
ES SIND BAUMSCHÜTZER IN DER GEGEND GESEHEN WORDEN.
HEY- IST JA SUPER!
DEN BAUM BERÜHREN...
DEN BAUM SPÜREN...
EINS WERDEN MIT DEM BAUM!
HEY- DAS SIEHT GUT AUS!
ICH KRIEG VOM RASIEREN IMMER PICKEL.
WIE ENTFERNST DU DIR DIE ACHSELHAARE?
BAUMHARZ.
?

© TOM

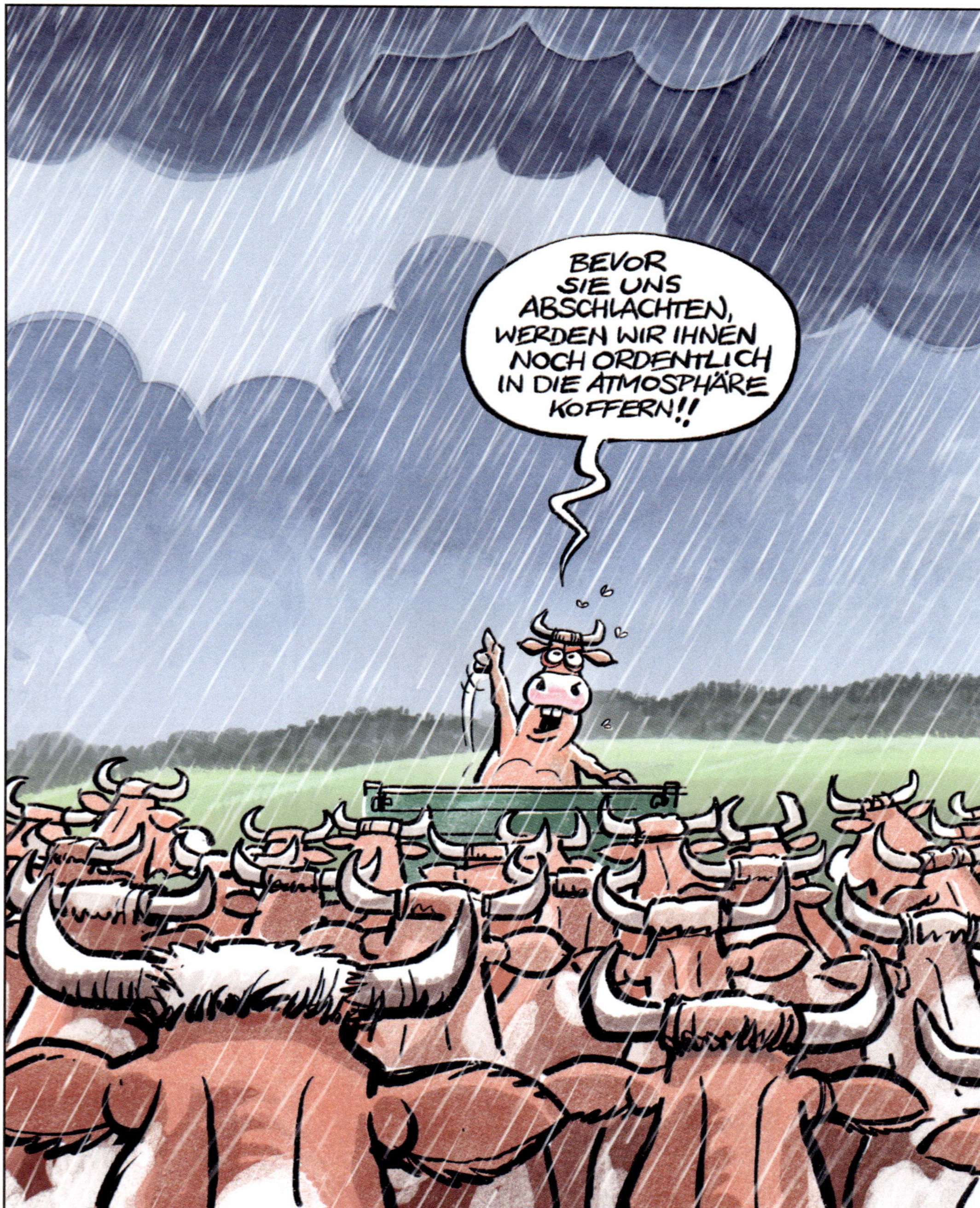
BEVOR SIE UNS ABSCHLACHTEN, WERDEN WIR IHNEN NOCH ORDENTLICH IN DIE ATMOSPHÄRE KOFFERN!!

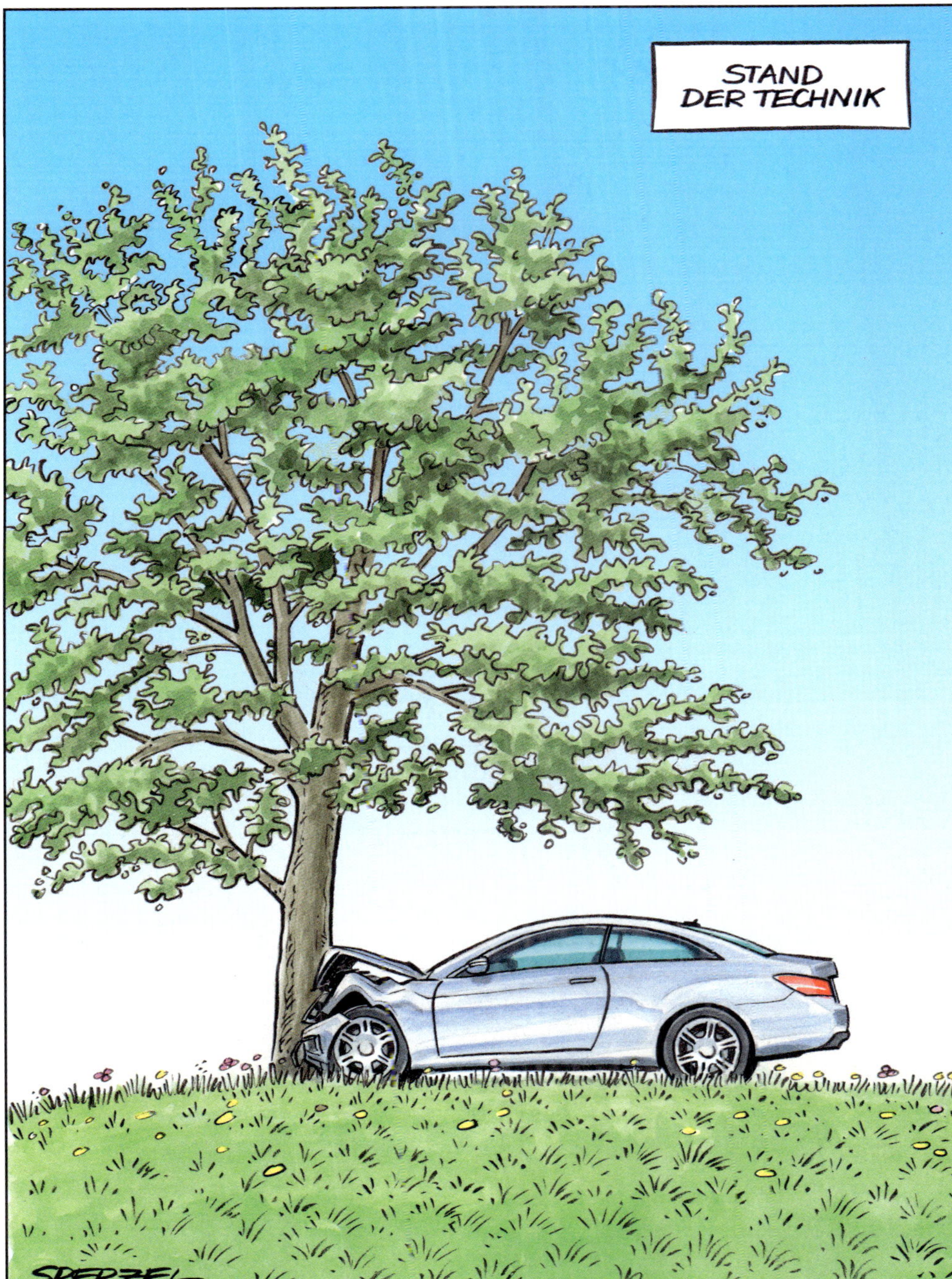
STAND DER TECHNIK
SPERZEL

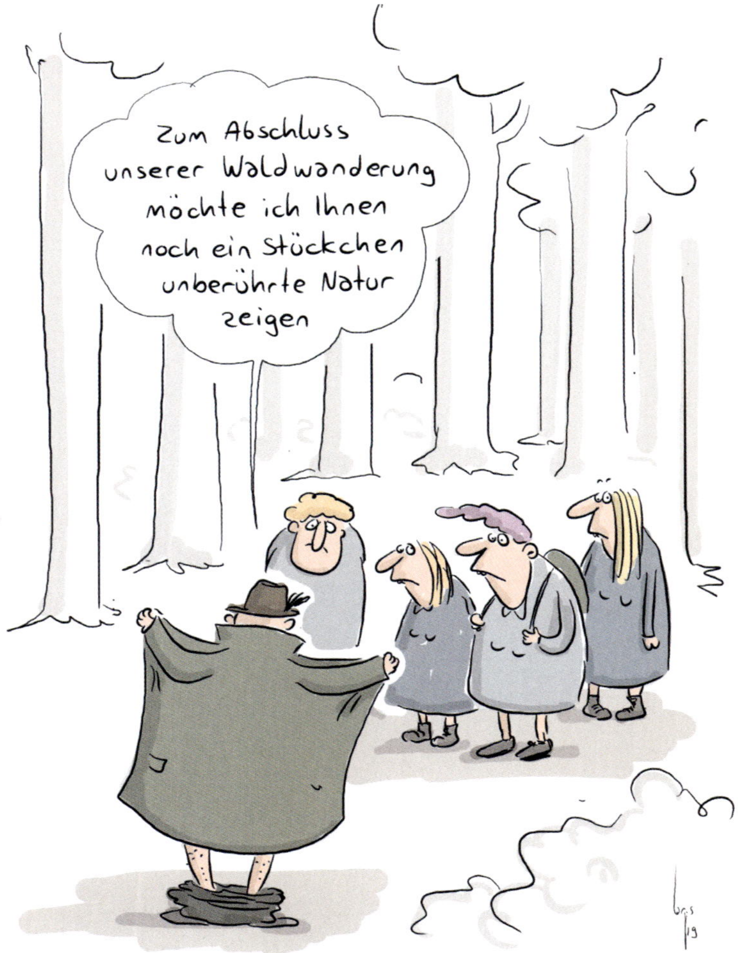
Zum Abschluss unserer Waldwanderung möchte ich Ihnen noch ein Stückchen unberührte Natur zeigen

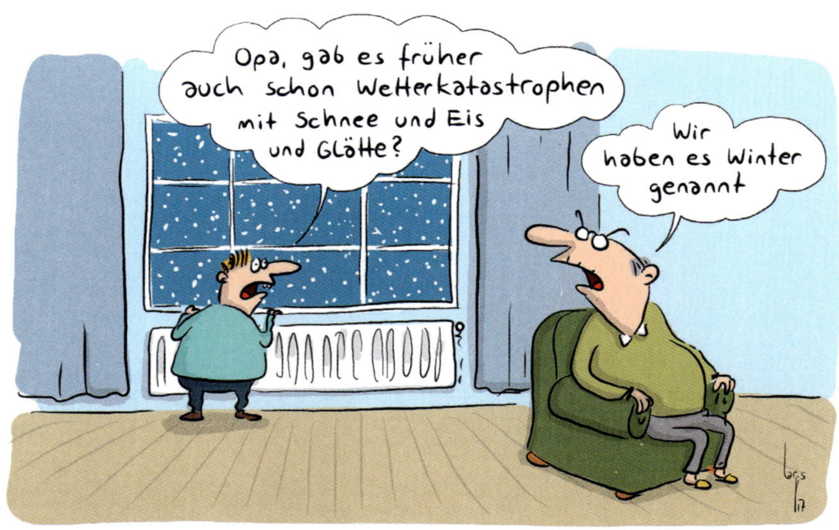
Opa, gab es früher auch schon Wetterkatastrophen mit Schnee und Eis und Glätte?
Wir haben es Winter genannt

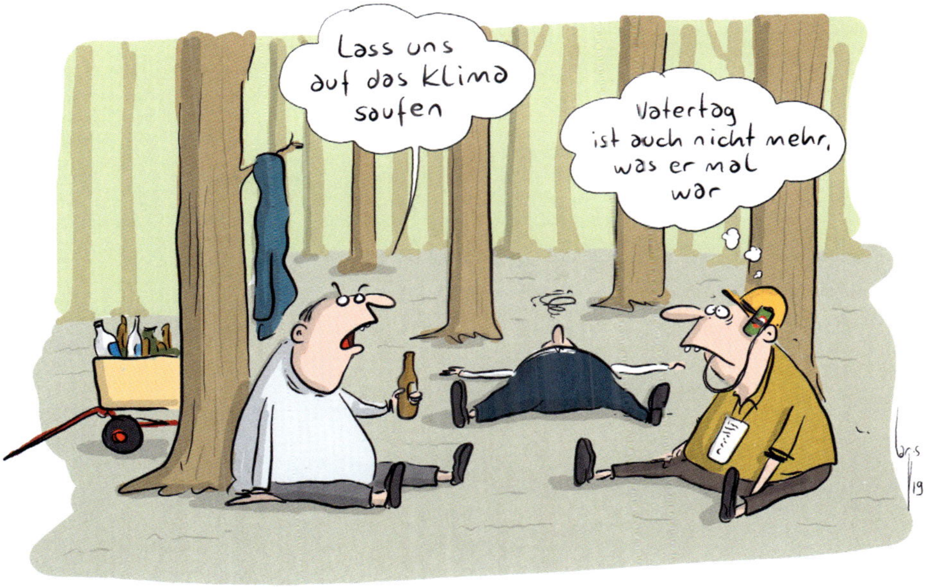
Lass uns auf das Klima saufen
Vatertag ist auch nicht mehr, was er mal war

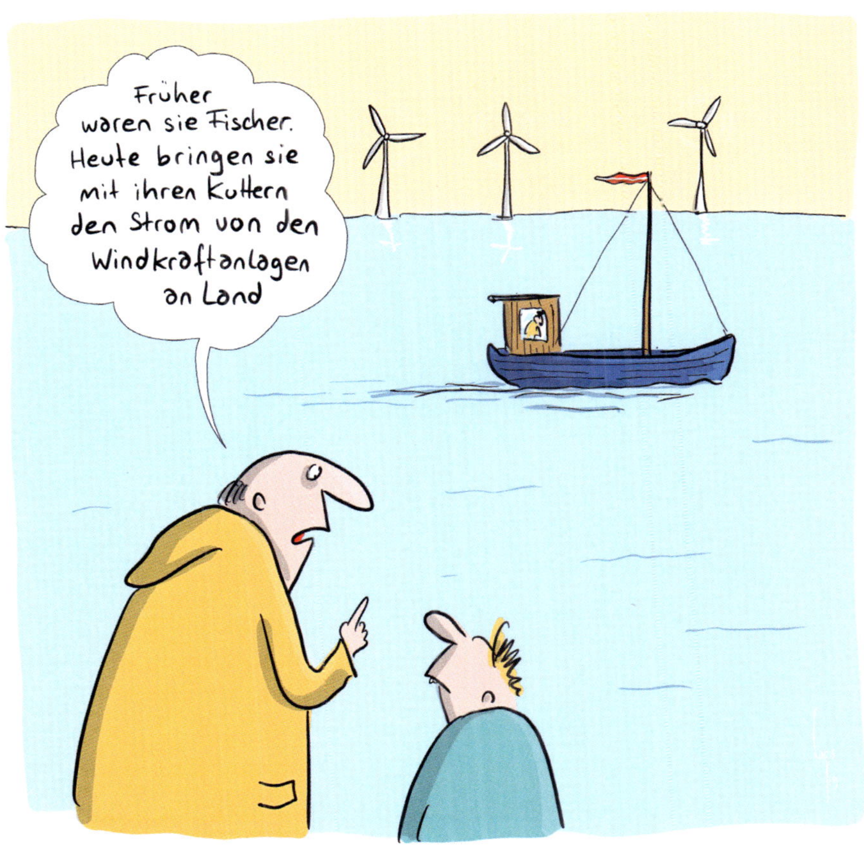
Früher waren sie Fischer. Heute bringen sie mit ihren Kuttern den Strom von den Windkraftanlagen an Land

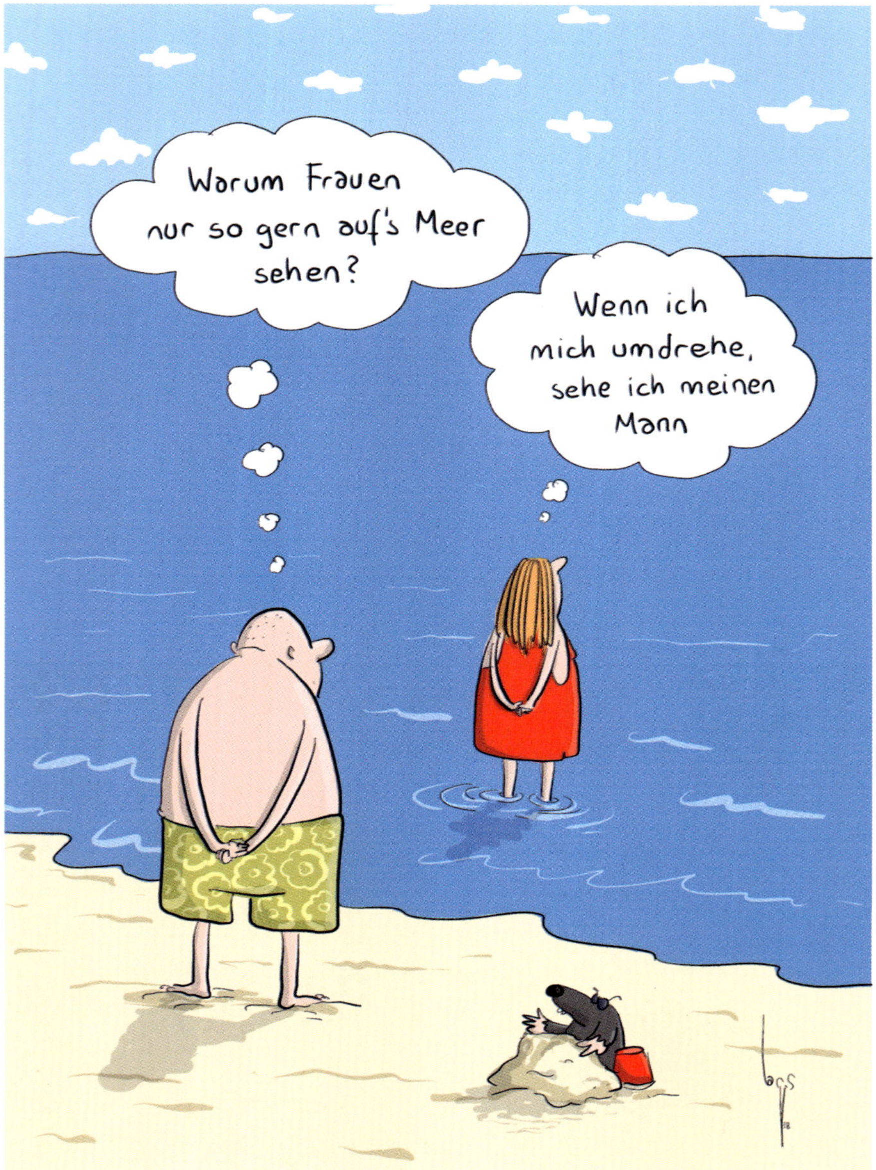
Warum Frauen nur so gern auf's Meer sehen?
Wenn ich mich umdrehe, sehe ich meinen Mann
lars

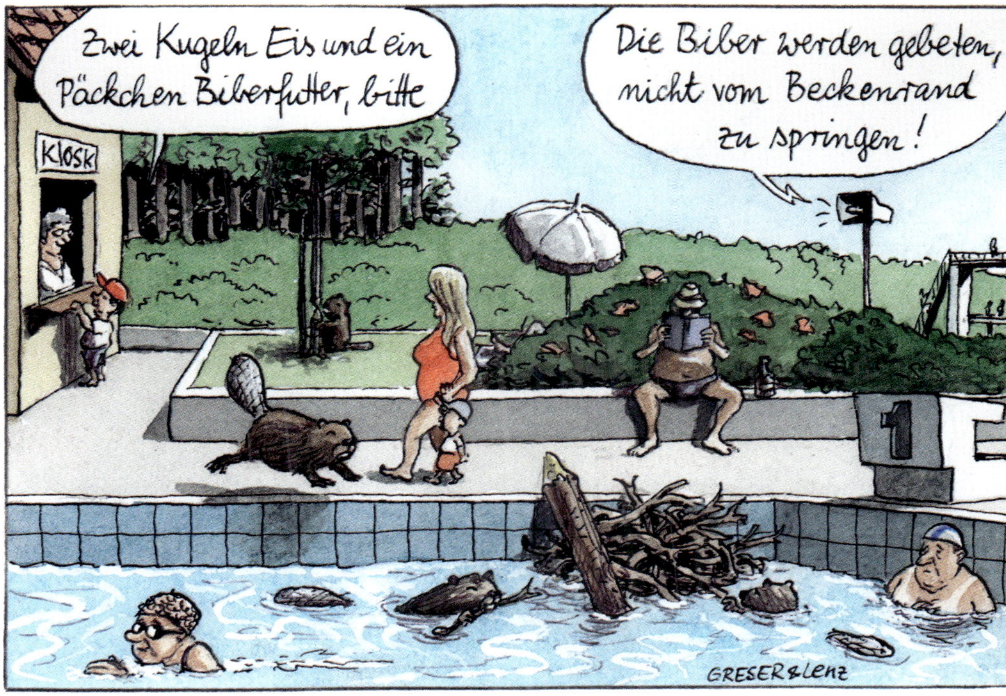
Zwei Kugeln Eis und ein Päckchen Biberfutter, bitte
Die Biber werden gebeten, nicht vom Beckenrand zu springen!
KIOSK
GRESER&LENZ

Neulich im Waldschwimmbad

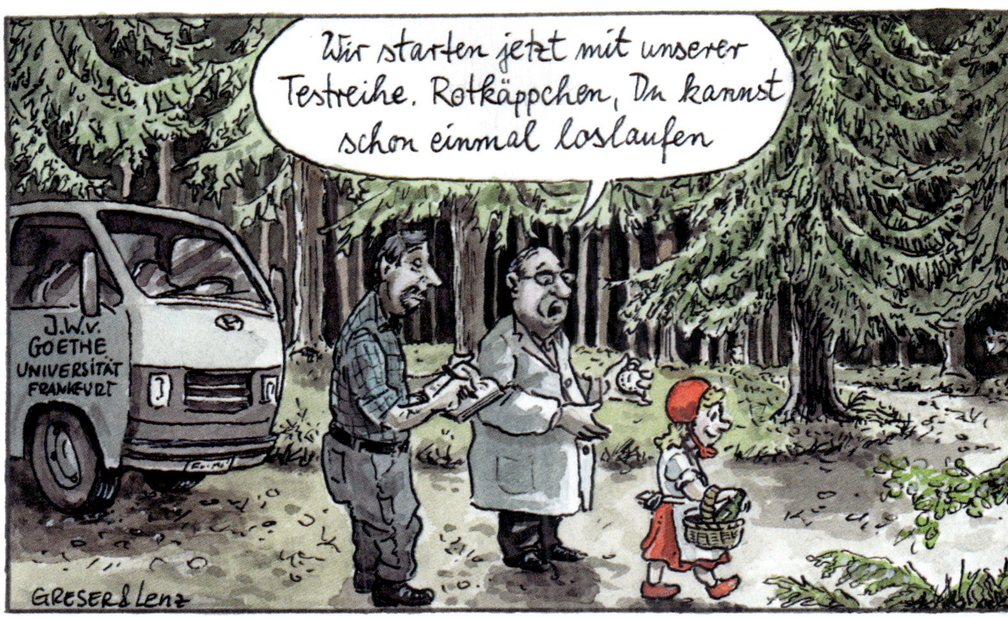
Wir starten jetzt mit unserer Testreihe. Rotkäppchen, Du kannst schon einmal loslaufen
J.W.V. GOETHE UNIVERSITÄT FRANKFURT
GRESER&Lenz

Wie weit sind die Wölfe schon in unseren Wäldern verbreitet?

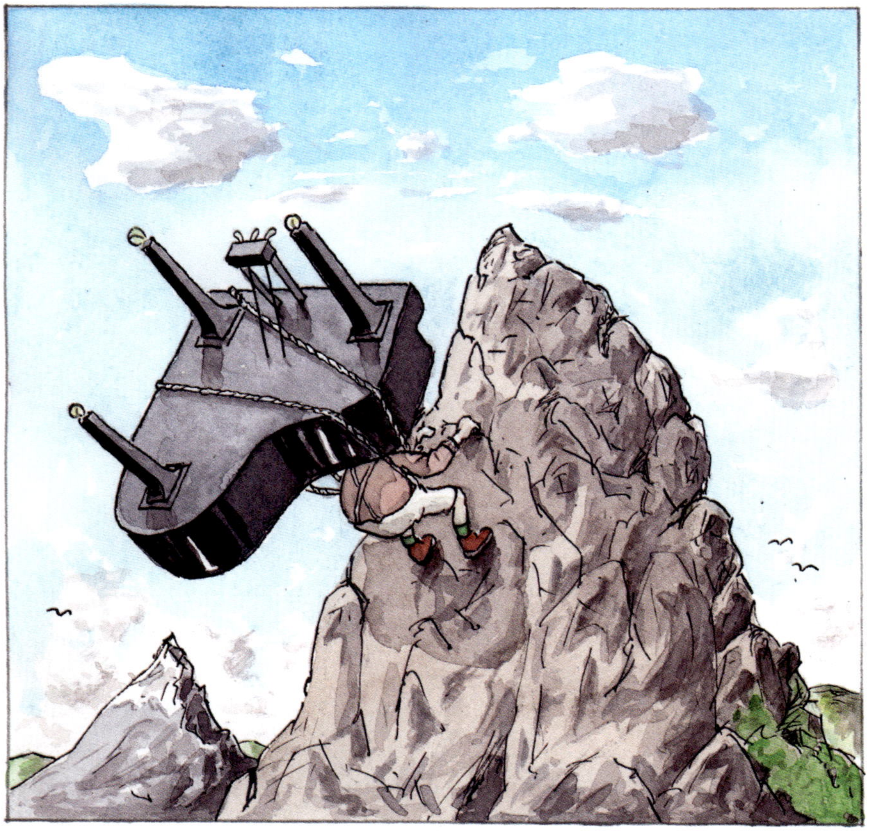

Unfallursache Nr. 1 im Gebirge: Falsche Ausrüstung

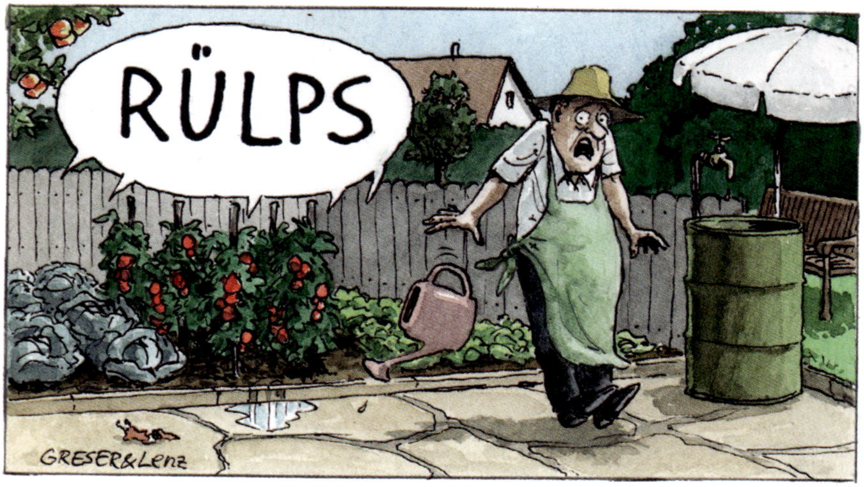

Die Verschlechterung der Umgangsformen erreicht die Pflanzenwelt

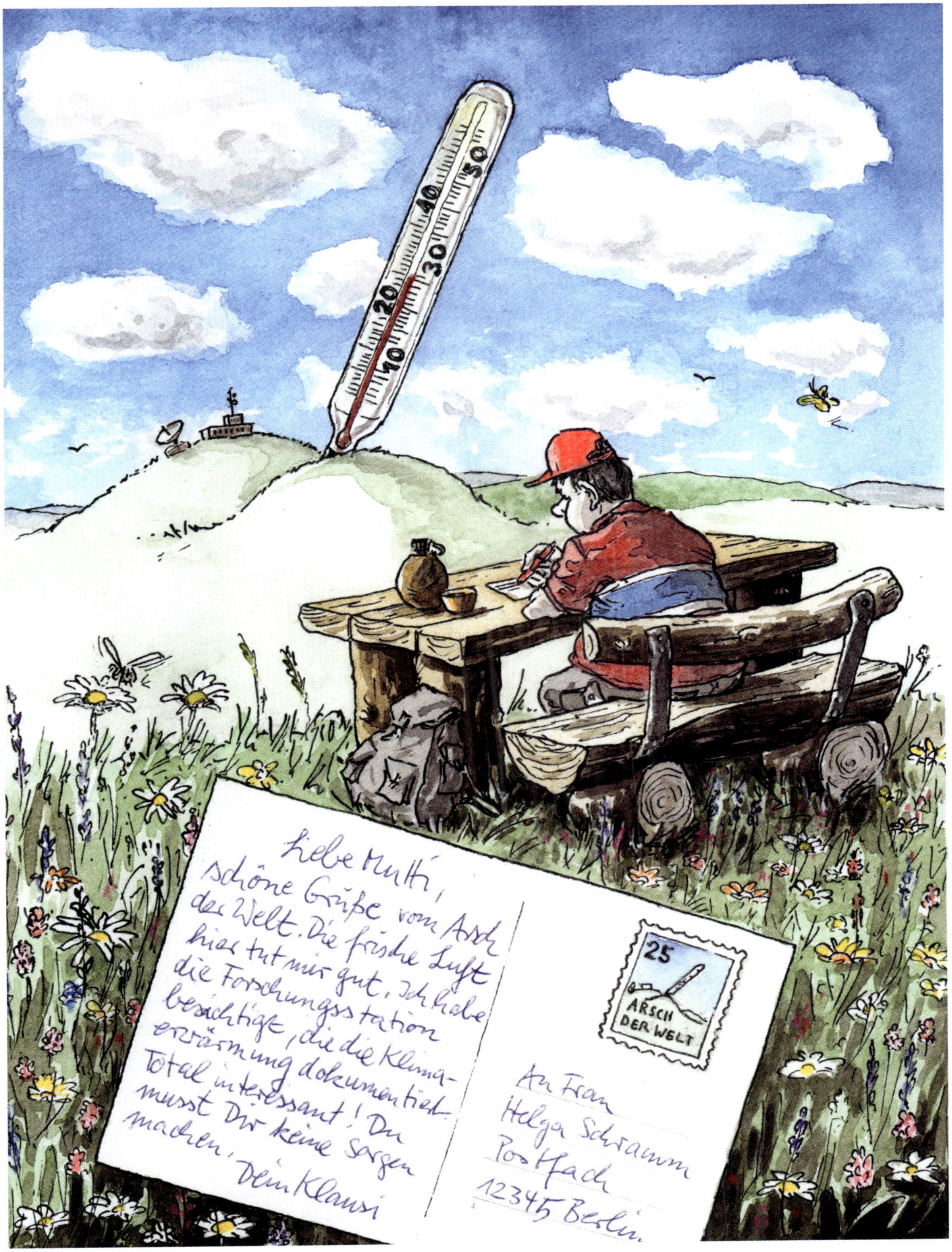

Liebe Mutti,
schöne Grüße vom Arsch
der Welt. Die frische Luft
hier tut mir gut. Ich habe
die Forschungsstation
besichtigt, die die Klima-
erwärmung dokumentiert.
Total interessant! Du
musst Dir keine Sorgen
machen.
Dein Klausi
25
ARSCH DER WELT
An Frau
Helga Schramm
Postfach
12345 Berlin.

DIE CARTOONISTEN

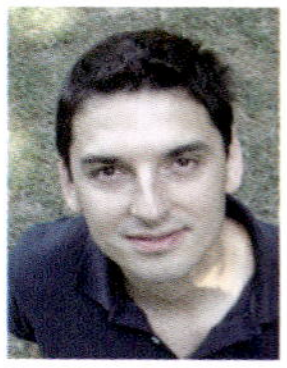

adam, 1976 in Milanowek, Polen, geboren. Studierte Informatik, lebt und arbeitet seit 1988 in Berlin als Computerspezialist. Hauszeichner von *Das Magazin.*
www.adamtoons.de
S. 106

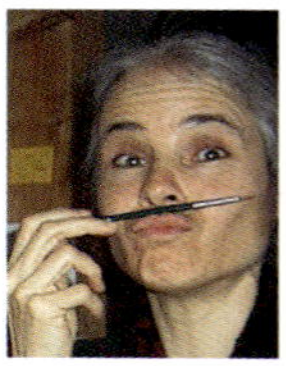

Renate Alf, 1956 in Göttingen geboren. Ausbildung zur Lehrerin. Lebt in Freiburg und arbeitet für diverse Zeitschriften und Zeitungen.
www.renatealf.de
S. 24, 25

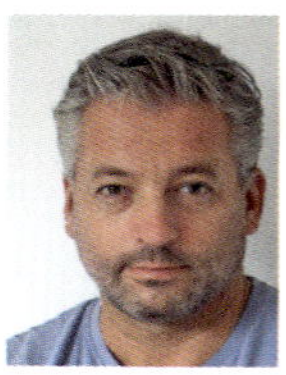

Frank Bahr, 1969 in Stuttgart geboren, zeichnet und malt, seit er aufrecht sitzen kann, lebt heute an und teilweise auf der Ostsee und arbeitet als freier Maler, Karikaturist und Cartoonist.
www.frank-bahr.net
S. 100, 101

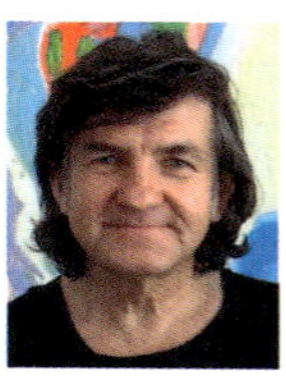

BECK lebt als Cartoonist in Leipzig. Aktuelles Buch: „Gehänselt und gegretelt", Edition Moderne 2020. Täglicher Cartoon auf www.schneeschnee.de
S. 117, 118, 119 und Backcover

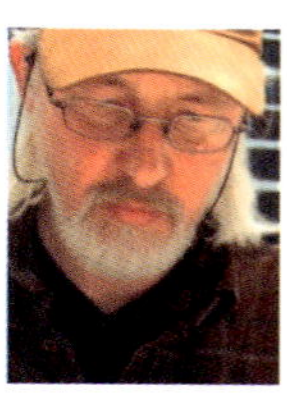

Harm Bengen, 1955 in Arle, Ostfriesland, geboren, wo er jetzt wieder als selbstständiger Cartoonist und Comiczeichner lebt. Veröffentlicht in diversen Zeitschriften und Zeitungen. www.harm-bengen.de
S. 112, 113

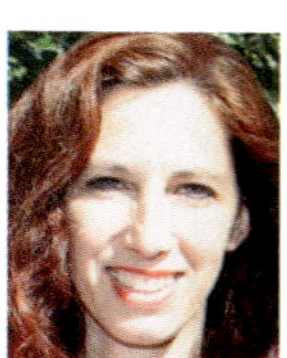

Bettina Bexte, 1964 geboren. Nach dem Kunststudium als Illustratorin und Cartoonistin tätig. Lebt in Bremen. Ihre Arbeiten erscheinen in zahlreichen Zeitschriften (u. a. *Brigitte, familie&co., Der Bunte Hund).* www.bettina-bexte.de
S. 82, 83, 84

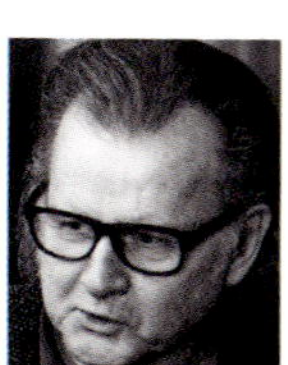

BURKH, Burkhard Fritsche, 1952 in Mölln geboren, lebt seit 1996 in Köln. Veröffentlichungen in *Eulenspiegel, taz, DIE ZEIT, Tages Anzeiger (Zürich), Welt am Sonntag, Süddeutsche Zeitung, Kicker, Spiegel Online* u. v. a. www.burkh.com
S. 85, 86, 87

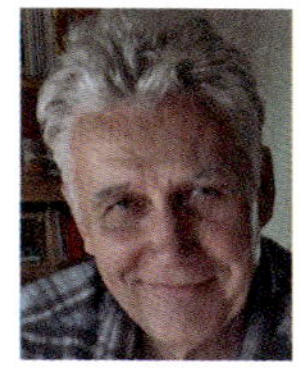

Peter Butschkow, 1944 in Cottbus geboren. Veröffentlicht in diversen Zeitschriften und Zeitungen. Autor von über 150 Büchern und Kalendern.
www.butschkow.de
S. 50, 51 und Titelcartoon

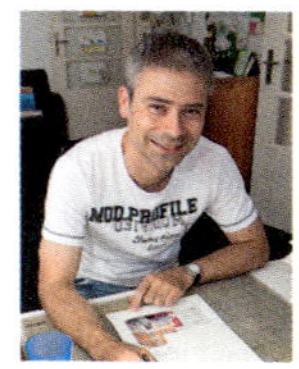

Steffen Butz, geboren 1964 in Frankenthal/Pfalz. Lebt und arbeitet in Karlsruhe, Veröffentlichungen u. a. in *Journal für die Frau,* der *Rheinpfalz* und im *arcorweb-portal. Zahlreiche Buch- und Kalenderveröffentlichungen.*
S. 102, 103

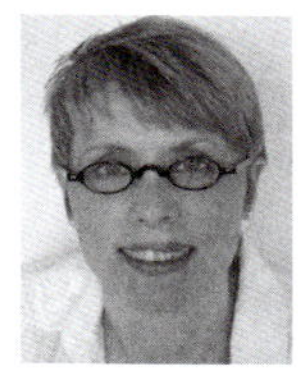

Birgit Dodenhoff, geboren 1969, Studium Visuelle Kommunikation, lebt und arbeitet in der Nähe von Bremen. Ihre Cartoons veröffentlicht sie unter https://de.toonpool.com/artists/toon%20oder%20lassen_67997
S.3, 4, 5

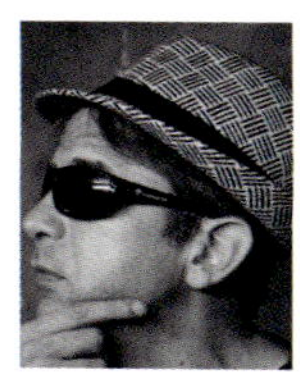

Uli Döring, geb. 1971 in Bonn, lebt als zeichnender Versicherungskaufmann in Köln. Veröffentlichungen in den Magazinen *Satoon* und *Eulenspiegel* sowie auf Facebook und Instagram.
www.uliwood.wordpress.com
S. 70, 71

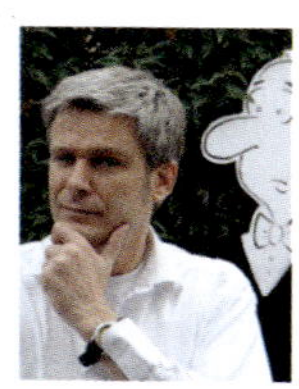

Tim Oliver Feicke, 1970 in Hamburg geboren, wo er heute noch lebt. Der Karikajurist arbeitet als Richter, veröffentlicht Cartoons in div. Tageszeitungen, im *Eulenspiegel* und monatlich in den juristischen Fachblättern *Deutsche Richterzeitung, Notar* und *RENOpraxis.*
www.wunschcartoon.de S. 80, 81

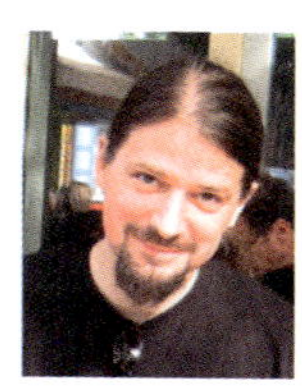

Miguel Fernandez. Der aus Rehburg (bei Hannover) stammende Comiczeichner, Cartoonist und Illustrator zeichnet seit 2005 Cartoons, die in diversen Zeitschriften und Magazinen abgedruckt werden. Zahlreiche Buchveröffentlichungen. www.miguelfernandez.de
S. 142, 143

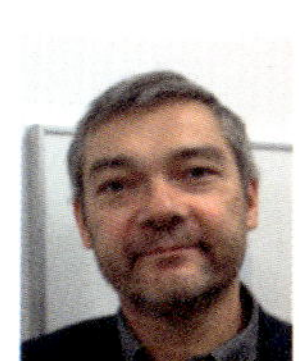

Kai Flemming lebt in Hamburg, veröffentlicht in Frankfurt bei der dortigen Rundschau oder in Oldenburg beim Lappan Verlag.
facebook.com/jt1rh
S. 122, 123

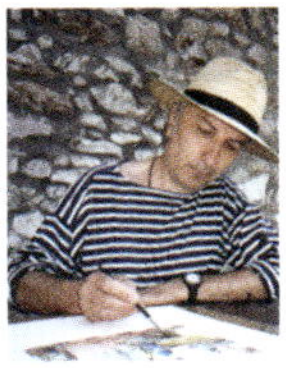

Peter Gaymann, geboren 1950 in Freiburg i. Br. Seit dem 1984 erschienenen Cartoonband „Huhnstage" sind die Hühner ebenso wie die „PaarProbleme" in der *Brigitte* zu seinem Markenzeichen geworden. Er lebt in Köln. www.gaymann.de
S. 57, 58, 59

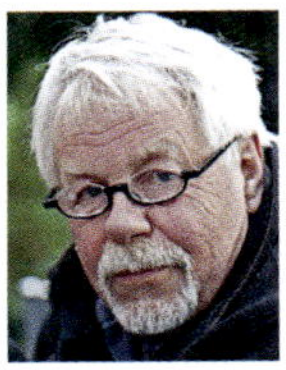

Gerhard Glück, 1944 in Bad Vilbel geboren. Lebt in Kassel. Kunsterzieher, inzwischen ausschließlich als Cartoonist und Illustrator tätig. Regelmäßig in der *NZZ* und im *Eulenspiegel*. Zahlreiche Buchveröffentlichungen. www.gerhard-glueck.de
S. 64, 65, 66, 67

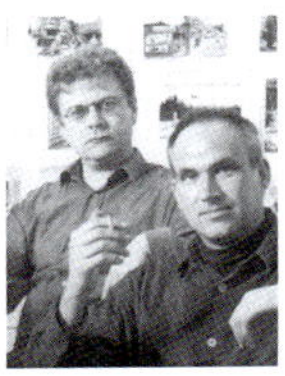

Greser & Lenz. Achim Greser wurde 1962 in Lohr am Main, Heribert Lenz 1958 in Schweinfurt geboren. Beide leben in Aschaffenburg. Das Duo zeichnet regelmäßig für die *Frankfurter Allgemeine Zeitung, Titanic* und *focus*. www.greser-lenz.de
S. 159, 160, 161

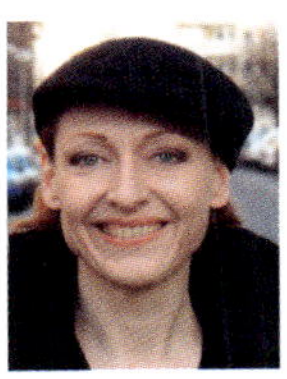

Katharina Greve, 1972 in Hamburg geboren, studierte an der TU Berlin Architektur. Lebt in Berlin. Veröffentlichungen in: *Titanic, Der Tagesspiegel, Das Magazin, electrocomics.com* u. a.
www.katharinagreve.de
S. 62, 63

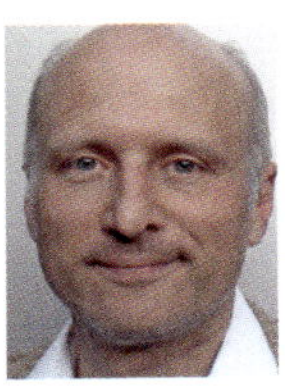

Markus Grolik, 1965 in München geboren. Seit 1995 als freier Zeichner und Autor tätig für diverse Verlage. Veröffentlicht in der Fachzeitschrift *HMD-Praxis der Wirtschaftsinformatik*.
www.markus-grolik.de
S. 114, 115, 116

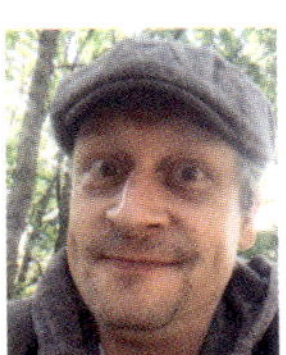

Gymmick (Tobias Hacker), Cartoonist, Komiker und Liedermacher. Veröffentlicht wöchentlich Cartoons z. B. für die *Nürnberger Nachrichten*.
www.Gymmick.de
S. 42, 43

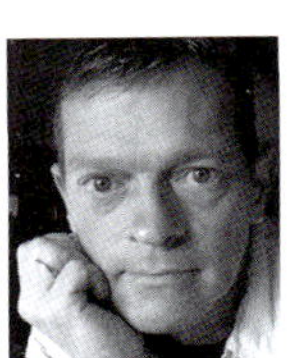

Christian Habicht, 1962 in Jena geboren. Lebt und arbeitet als selbstständiger Zeichner in Eisenberg. Zeichnet für *Eulenspiegel*, die *Ostthüringer Zeitung*, den *Allgemeinen Anzeiger*, die *Freie Presse*.
www.christian-habicht.de
S. 132, 133

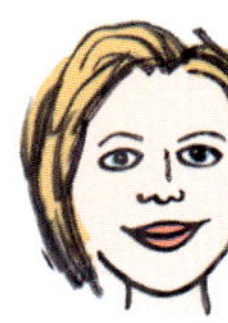

Teresa Habild, 1979 in München geboren. Studium der Visuellen Kommunikation in Offenbach/Main. Lebt als freie Cartoonistin u. Illustratorin in Trier. Veröffentlicht u. a. in *FAZ, Eulenspiegel* u. der dt. Ausgabe von *Charlie Hebdo*. www.h-bild.de
S. 44, 45

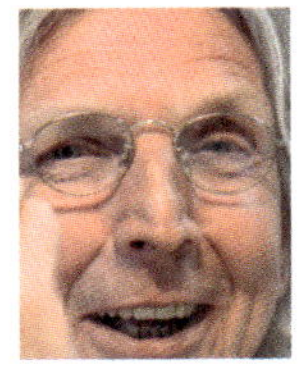

Gerhard Haderer, 1951 in Leoning, Oberösterreich, geboren. Bekanntester Karikaturist Österreichs. Über 20 Jahre lang zeichnete er den Startcartoon für den *stern*. Von ihm erscheint jährlich das *Haderer Jahrbuch* im „scherz & schund Verlag".
S. 9, 10, 11, 12

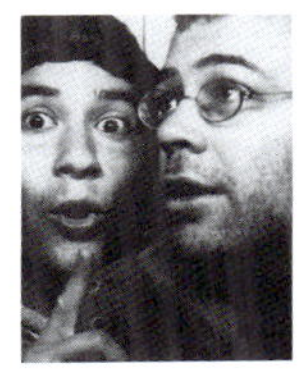

Hauck & Bauer, Elias Hauck, Berlin, und Dominik Bauer, Frankfurt, beide Jahrgang 1978. Veröffentlichen in der *Frankfurter Allgemeinen Sonntagszeitung*, in *Titanic* und auf *Spiegel Online*.
www.hauckundbauer.de
S. 13, 14,15

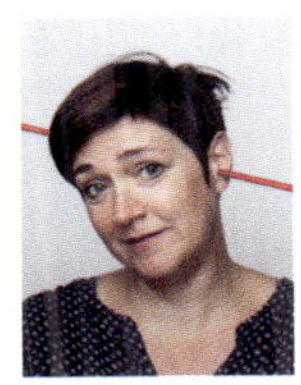

Ruth Hebler, 1973 in Trier geboren. Eifelmädchen, Autodidaktin. Lebt und arbeitet im Herzen von Köln. 2014 gewann sie heimlich den Kunstpreis „Der freche Mario". Ihre Cartoons erschienen z. B. im *stern, Eulenspiegel* und *Nebelspalter*.
www.ruthhebler.de S. 130, 131

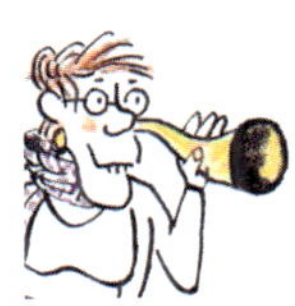

Barbara Henniger, 1938 geboren in Dresden, einige Semester Architekturstudium und 10 Jahre als Journalistin bei einer Tageszeitung. Seit 1968 in Strausberg bei Berlin, Stammzeichnerin beim *Eulenspiegel*.
www.barbarahenniger.de
S. 92, 93

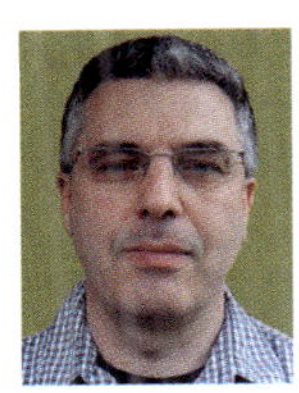

Anton Heurung wurde 1957 in Bad Neustadt/Saale geboren. Er studierte Grafik-Design an der FH Würzburg-Schweinfurt und arbeitet als freischaffender Illustrator und Künstler in Aschaffenburg.
www.antonheurung.de
S. 125, 126, 127

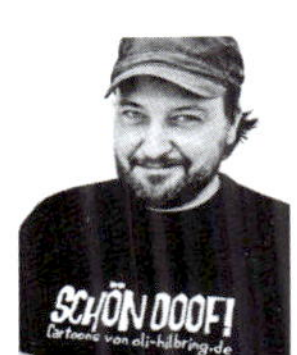

Oli Hilbring lebt mit Familie, vielen Stiften und Hund in Bochum. Er veröffentlicht u. a. im *RevierSport*, beim TV-Sender *Sky*, im *OXMOX* Stadtmagazin Hamburg und auf seinem *„Schön Doof"*-CartoonBlog im Internet.
www.oli-hilbring.de
S. 60, 61

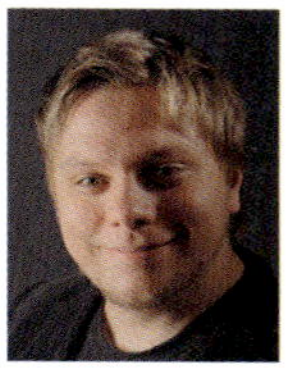

Michael Holtschulte, Jahrgang 1979, lebt und arbeitet als Cartoonist und Illustrator in Herten. Zeichnet für zahlreiche Zeitungen und Magazine. Seine Cartoons sind wöchentlich auf www.totaberlustig.de zu sehen.
S. 98, 99

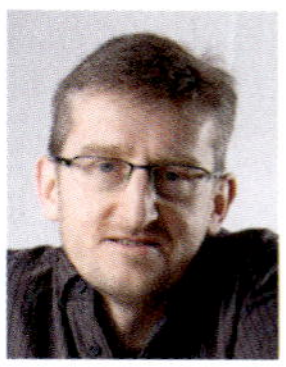

Phil Hubbe, geboren 1966 in Haldensleben. Zeichnet regelmäßig für Zeitungen und Zeitschriften u. a. *kicker.* 1985 erkrankte er an Multipler Sklerose und machte dies auch zum Thema seiner Cartoons.
www.hubbe-cartoons.de
S. 68, 69

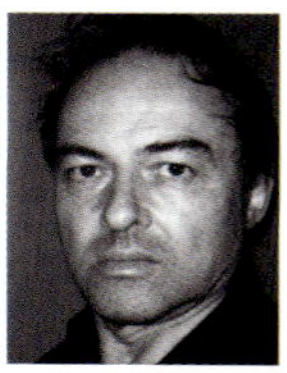

Rudi Hurzlmeier, geboren 1952 im niederbayerischen Kloster Mallersdorf, lebt als Maler, Cartoonist und Autor in München. Rund 100 Einzel- u. Themen-Ausstellungen im In- und Ausland. Ständiger Mitarbeiter bei *Titanic.* Mehr als 40 Bücher veröffentlicht.
S. 46, 47, 48

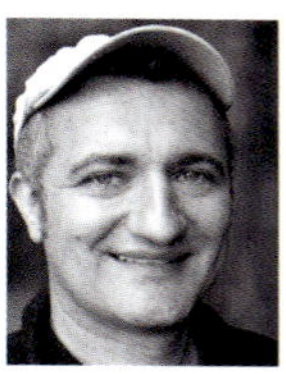

Dominik Joswig, 1970 in Karlsruhe geboren, ging nach dem Designstudium Ende der 90er nach Berlin, wo er in Agenturen arbeitete. Seit 2010 selbstständig als Illustrator und Grafiker, Veröffentlichungen u. a. in der *Sächsischen Zeitung* und *DW.de.* www.djoswig.de
S. 20

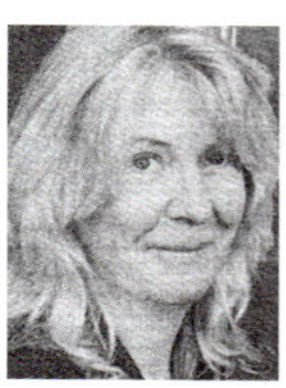

Petra Kaster, 1952 in Mülheim an der Ruhr geboren. Studium Visuelle Kommunikation. Lebt und arbeitet in Mannheim. Trickfilmautorin, Veröffentlichungen in diversen Zeitschriften, Zeitungen und Büchern.
www.petrakaster.de
S. 39, 40, 41

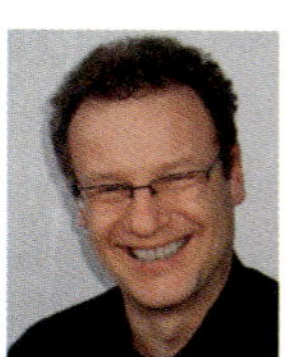

Matthias Kiefel, geboren 1960 in Berlin. Lebt und arbeitet dort als Grafik-Designer in einer Werbeagentur. Veröffentlichungen u. a. in *zitty, Süddeutsche Zeitung, tip* und *Eulenspiegel.*
www.kiefel-cartoon.de
S. 88, 89

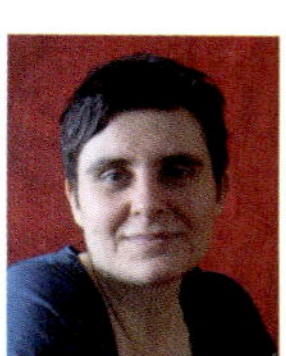

Kittihawk, geboren 1972 in Recklinghausen, lebt in Berlin. Sie veröffentlicht ihre Cartoons z. Zt. in *zitty, Titanic, Schädelspalter, Sächsische Zeitung* und im *Spiegel.*
www.kittihawk.de
S. 95, 96, 97

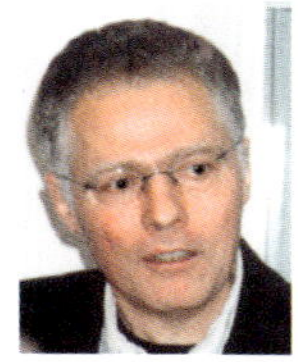

Kriki wurde als Christian Groß 1950 in Lamstedt (Niedersachsen) geboren, lebt in Berlin-Kreuzberg, veröffentlicht für *taz, zitty, Eulenspiegel, mare, Schmutz und Schund* und *Der Kleine Lemur.*
www.kriki.cartooncommerz.de
S. 120, 121

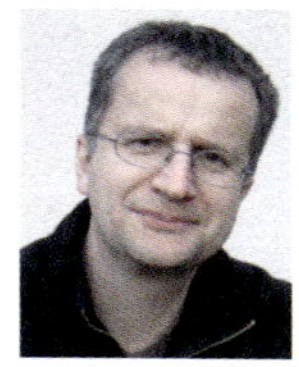

Uwe Krumbiegel, 1962 in Flöha (Sachsen) geboren. Lebt in der Nähe von Freiberg, ist Dipl.-Ing. in der Energiewirtschaft. Veröffentlichungen u. a. in *Leipziger Volkszeitung, Freie Presse* und *Eulenspiegel.*
www.uwe-krumbiegel.de
S. 104, 105

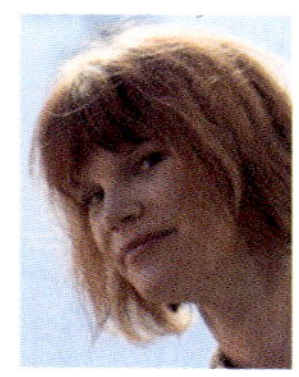

Dorthe Landschulz, lebt als freie Illustratorin/Grafikerin in der Bretagne. Ihre Cartoons sind u. a. auf ihrer Facebookseite *ein Tag ein Tier,* auf *stern.de* und im Tiermagazin *Tierwelt* zu sehen.
S. 54, 55, 56

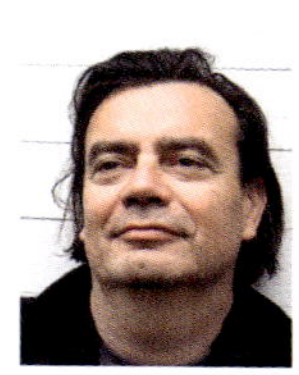

Mario Lars, Roland Regge-Schulz, 1964 in Mecklenburg geboren, lebt dort als Grafiker, Journalist, Zeichner und Autor. Veröffentlicht in *Eulenspiegel, Schweriner Volkszeitung* und *Sächsischer Zeitung.*
www.schulzenhof.de
S. 156, 157, 158

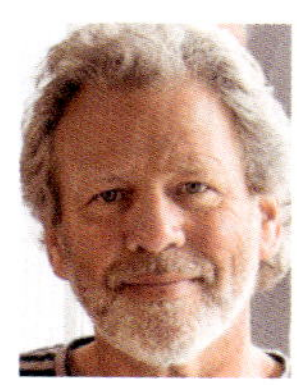

Wolf-Rüdiger Marunde, geboren 1954, arbeitet seit 1980 als Illustrator und Cartoonist. Nach *stern* und *Brigitte* sind seine Cartoons seit vielen Jahren in der *Hörzu* zu sehen. Buchveröffentlichungen, Ausstellungen. Marunde lebt im Wendland.
www.wolf-ruediger-marunde.de S. 145, 146, 147, 148

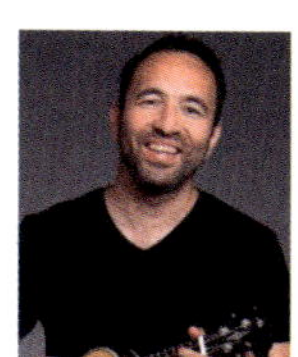

Piero Masztalerz, vielfach prämierter Cartoonist, veröffentlichte u. a. auf *Spiegel Online, Titanic, stern* und *Eulenspiegel.* Seit 2013 tourt er mit seiner Live Cartoon Show durch Deutschland und Österreich.
www.schoenescheisse.de
S. 78, 79

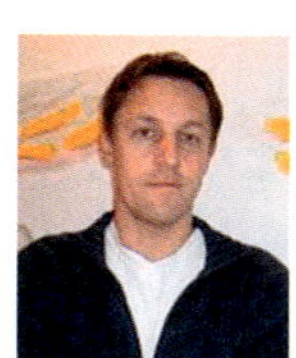

Dirk Meissner, 1964 in Aachen geboren, lebt als freier Zeichner in Köln, veröffentlicht u. a. regelmäßig in der *Frankfurter Allgemeinen Zeitung, Leipziger Volksstimme* und der *Süddeutschen Zeitung.*
www.meissner-cartoons.de
S. 28, 29, 30

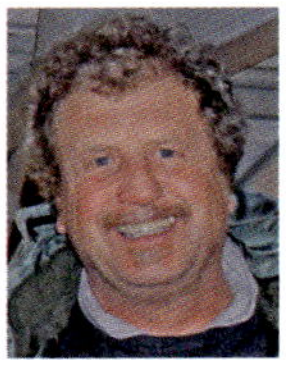

Til Mette, geboren 1956 in Bielefeld. Studierte Geschichte u. Kunst. Mitbegründer der *taz* Bremen. Lebte über 15 Jahre in den USA, seit 2006 in Hamburg. Seit 1995 als Staff-Cartoonist beim *stern*.
S. 149, 150, 151

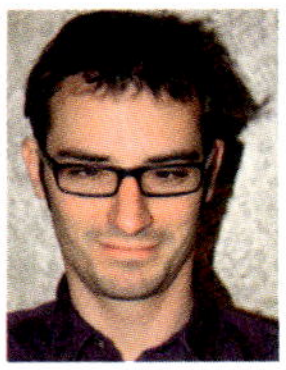

Denis Metz heißt eigentlich Denis Metz, Jahrgang 1974, zeichnet Cartoons. Schon immer. Lebt auf der Nordseeinsel Baltrum und erzählt dort den Lach-Möwen dreckige Witze.
www.schnabulak.de
S. 76, 77

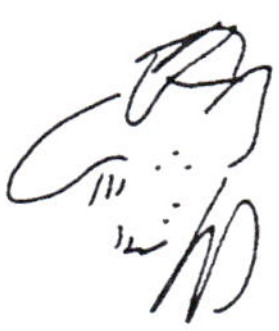

Mock wurde 1958 als Volker Kischkel in Lobberich am Rhein geboren. Studium der Freien Kunst in Braunschweig. Veröffentlichungen in *Eulenspiegel, Titanic, Cicero, Pathologie, Nebelspalter, Westzeit.* Lebt heute in Bremen.
S. 52, 53

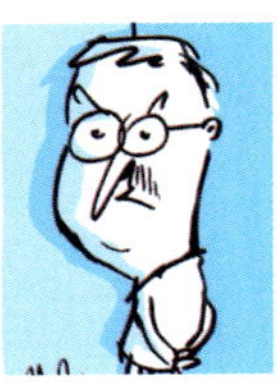

NEL wurde 1953 als Ioan Cozacu in Rumänien geboren. Studierte Innenarchitektur in Halle, lebt heute in Erfurt. Seit 1984 als freischaffender Cartoonist tätig. Veröffentlicht regelmäßig in diversen Tageszeitungen und *Eulenspiegel.*
www.nelcartoons.de S. 16, 17

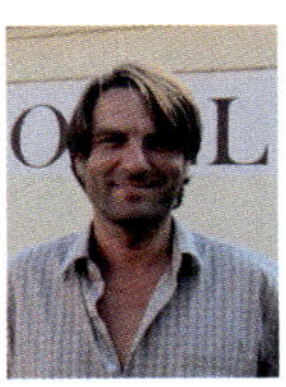

OL wurde als Olaf Schwarzbach 1965 im Osten Berlins geboren, lebt und arbeitet in Berlin. Zeichnet u. a. für *Berliner Zeitung, Börsenblatt, Jungle World, Tip, n-tv* etc. Zahlreiche Buchveröffentlichungen.
www.ol-cartoon.de
S. 128, 129

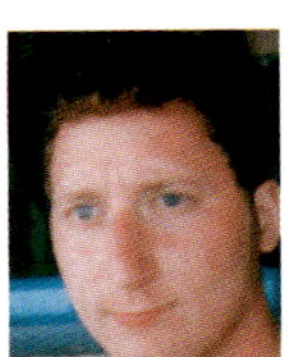

Oliver Ottitsch, geboren 1983 in Graz. Lebt, studiert und zeichnet schweinische Witze in Wien. Veröffentlichte bisher im *Nebelspalter, Eulenspiegel* und weiteren artverwandten Druckwerken.
www.oliverottitsch.com
S. 90, 91

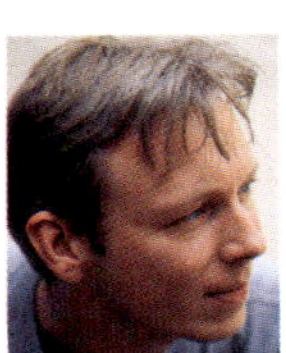

Martin Perscheid, 1966 in Wesseling bei Köln geboren. Cartoonist und Autor, veröffentlicht in über 50 verschiedenen Zeitschriften und Zeitungen. Zahlreiche Buchveröffentlichungen.
www.martin-perscheid.de
S. 73, 74, 75

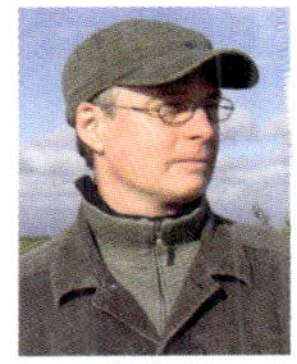

Ari Plikat, geboren 1958 in Lüdenscheid. Lebt in Dortmund, zeichnet Illustrationen, Cartoons und komische Bilder, die in vielen Zeitungen/Zeitschriften zu sehen sind.
www.ariplikat.de
S. 36, 37

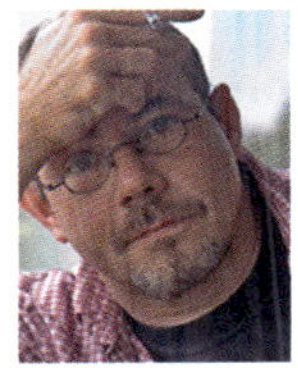

POLO (André Poloczek), geboren 1959 in Wuppertal, wo er auch heute lebt. Seine Cartoons erscheinen u. a. in *Eulenspiegel, iTALien, Metallzeitung, Nebelspalter* und *Spiegel Online*.
www.polo-cartoon.de
S. 34, 35

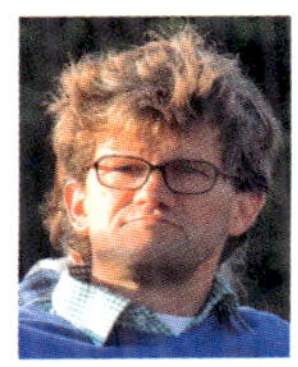

Rattelschneck sind Marcus Weimer, Cartoonist und Autor, und Olav Westphalen, freier Künstler. Beide Jahrgang 1963. Zeichnen u. a. für *Titanic, Süddeutsche Zeitung, DIE ZEIT, ZEIT ONLINE, Spiegel Online, 11 Freunde, verdi-Publik.* www.rattelschneck.de
S. 144

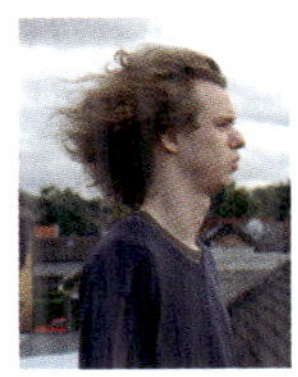

Hannes Richert, (Berlin) wurde 1982 geboren. Er studierte Medien-Design in Münster. Seine Cartoons veröffentlicht er hauptsächlich in *Eulenspiegel, Titanic, zitty* und im *stern*.
www.hannesrichert.de
S. 31, 32, 33

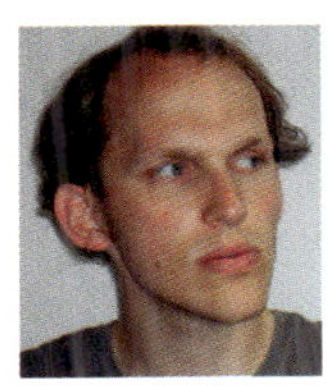

Leonard Riegel, geboren 1983 in Göttingen, lebt in Kassel, veröffentlicht für *Titanic*.
www.leonardriegel.de
S. 72

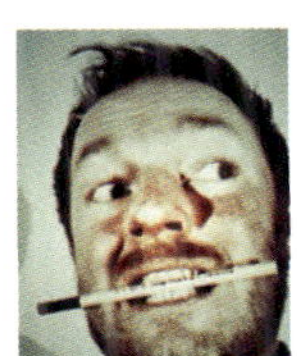

Holga Rosen, geboren 1970 in Castrop-Rauxel, lebt und arbeitet in Dortmund. Zeichnet für die *Ruhr-Nachrichten, Westfalenspiegel, Titanic, Eulenspiegel* und andere. Daneben als Filmvorführer und Kurzfilmmacher tätig. www.holgarosen.de
S. 140, 141

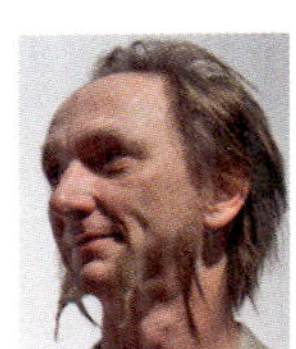

Stephan Rürup, 1965 geboren, lebt in Münster, war Redakteur bei der *Titanic*. Seine Zeichnungen erscheinen in *Titanic, Welt am Sonntag, Journal Frankfurt, Metallzeitung, die Presse, zitty* und diversen Tageszeitungen. 2018 „Deutscher Cartoonpreis".
www.stephanruerup.de S. 134, 135, 136

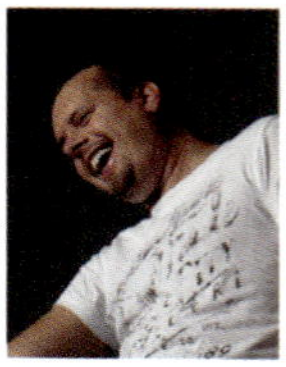

Ralph Ruthe, geboren 1972 in Bielefeld. Autor, Musiker, Filmemacher und Cartoonist. Seit 2003 erscheint seine mehrfach preisgekrönte Cartoonserie SHIT HAPPENS als Buchreihe und in Zeitungen im In- und Ausland. www.ruthe.de
S. 107, 108, 109

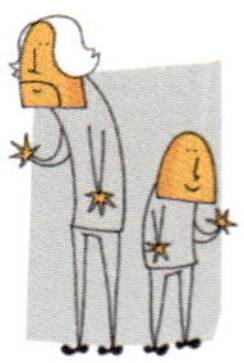

Schilling & Blum sind Michael Schilling, geb. 1983, u. Jan Blum, geb. 1981. Von Köln aus führen sie seit 2010 ihren Cartoon-Blog vomlebengezeichnet.de und veröffentlichen u. a. in *Titanic*, *Eulenspiegel*, *stern* und *Spiegel Online*. www.vomlebengezeichnet.de
S. 38

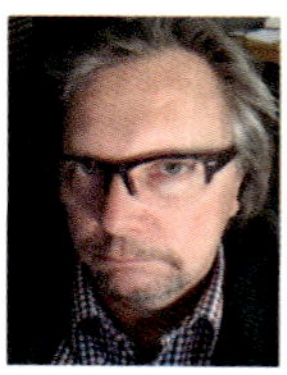

Theodor Schneckensteiff, alias Janek Czechowski, wurde 1962 geboren, lebt in Wiesbaden. Nach Studium der Gebrauchsgrafik Arbeit in den Bereichen Trickfilm, wissenschaftlicher Film und Fernsehen. Veröffentlichung von Karikaturen in diversen Medien.
S. 124

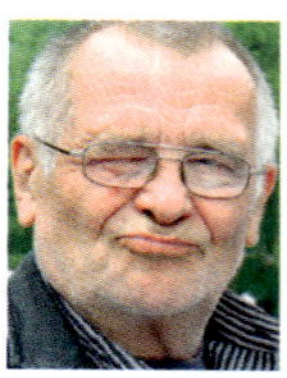

Reiner Schwalme, geboren 1937 in Liegnitz, Studium der Gebrauchsgrafik in Berlin, Diplomdesigner, seit 1966 freiberuflich, lebt in Groß Wasserburg, veröffentlicht in *Eulenspiegel, Tagesspiegel, Sächsische Zeitung* u. a. m. www.schwalme.de
S. 8

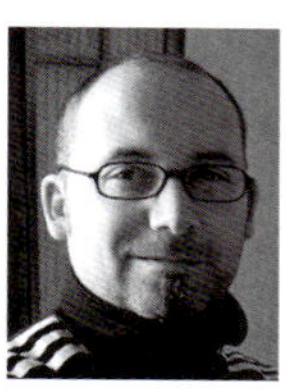

André Sedlaczek, geboren 1967 in Detmold, wo er auch heute lebt und seit 1996 als freier Cartoonist und Illustrator tätig ist. Zeichnet regelmäßig für den *Eulenspiegel*. Zahlreiche Buchveröffentlichungen.
www.bissiges.de
S. 110, 111

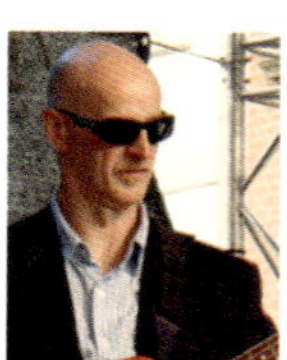

Wolfgang Sperzel, 1956 in Gernsheim geboren. Diplom-Grafikdesigner. Lebt heute in der Nähe von Lüneburg und zeichnet Comics und Cartoons für Magazine und die Wirtschaft, seit 1993 regelmäßig für die *Auto-Bild*. www.comicar.de
S. 154, 155

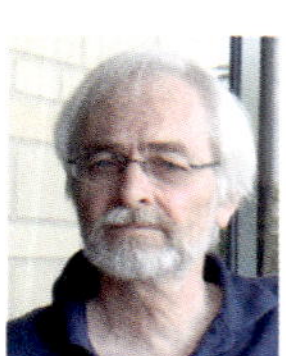

Klaus Stuttmann, geboren 1949, seit 1970 in Berlin. Studierte Kunstgeschichte u. Geschichte. Veröffentlichungen in *Leipziger Volkszeitung, Tagesspiegel, taz* und *Badische Zeitung*, im *Freitag* und im *Eulenspiegel*. www.stuttmann-karikaturen.de
S. 6, 7

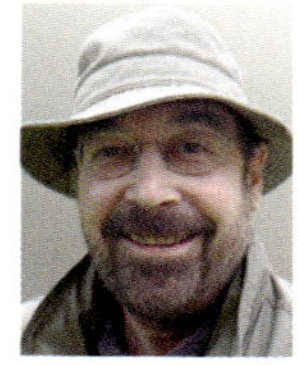

Tetsche, geboren 1946 in Soltau. Zeichner, Cartoonist, Humorist und Buchautor. War über 30 Jahre jede Woche mit einer Seite im *stern* zu sehen. 2017 „Deutscher Cartoonpreis"! Lebt in der Nähe von Stade.
www.tetsche.de
S. 137, 138, 139

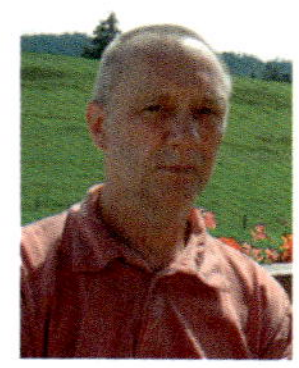

Peter Thulke, 1951 in Wismar geboren, lebt seit 1980 in Berlin, arbeitete als Bühnenarbeiter und Bote. Veröffentlicht heute seine Cartoons u. a. in *Medical Tribune, Psychologie Heute, Eulenspiegel, Sächsische Zeitung, Nebelspalter.*
S. 94

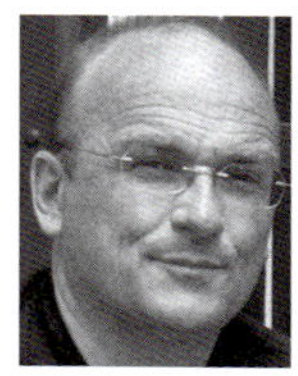

©TOM, eigentlich Thomas Körner, 1960 in Säckingen geboren. Lebt in Berlin. Seit 1991 erscheinen seine Touché-Comicstrips täglich in der *taz*. Alle seine Strips sind auch in Büchern veröffentlicht.
www.c-tom.de
S. 152, 153

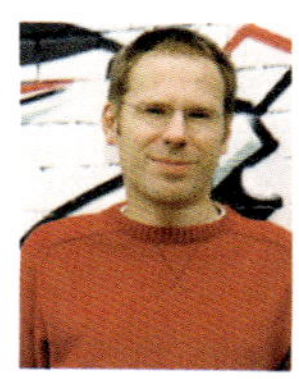

Karsten Weyershausen, Jahrgang 1963. Lebt in Braunschweig als freier Autor und Illustrator. Veröffentlicht u. a. in *TV Hören und Sehen, Berliner Illustrierte Zeitung, Eulenspiegel.*
www.weyershausen.de
S. 49

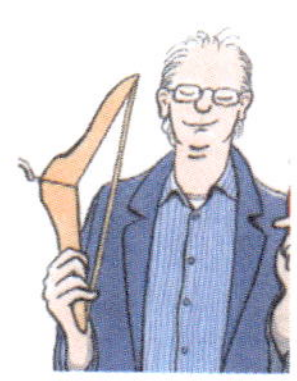

Freimut Woessner, 1945 in Schwaben geboren, lebt als Karikaturist und Verfasser von satirischen Texten in Berlin. Veröffentlicht u. a. in der *Sächsischen Zeitung* und im *Eulenspiegel*.
www.freimut-woessner.de
S. 21, 22, 23

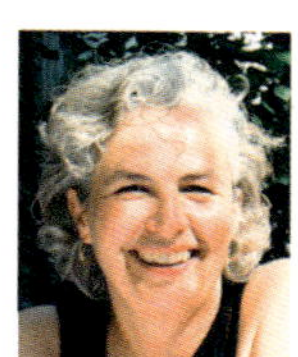

Miriam Wurster, geboren 1964, studierte Illustration und Cartoon an der Hochschule für Künste Bremen. Ihre Cartoons erscheinen z. B. in *Titanic, Nebelspalter, Spiegel Online*, im *stern* und in der *taz*.
www.wurster-cartoon-blog.de
S.18, 19

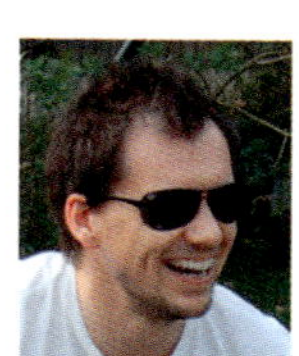

Martin Zak, geboren 1972 in Bytom, Polen. Studium Visuelle Kommunikation in Bielefeld. Lebt in Köln. Veröffentlicht u. a. in *Eulenspiegel, Nebelspalter, SPICK, MAD, Flashtimer, zitty, Schweizer Katzenmagazin.*
www.martin-zak.de
S. 26, 27

DIE HERAUSGEBER

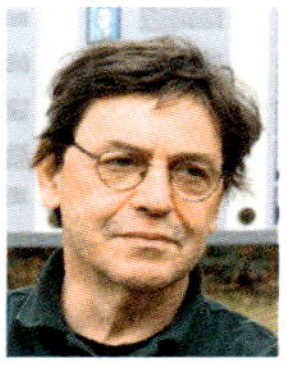

Wolfgang Kleinert, 1953 in Ostberlin geboren, Journalistikstudium in Leipzig, bis 1991 Redakteur beim *Eulenspiegel*. Als Gründer der Cartoonfabrik macht er seit 1992 Cartoonausstellungen. Seit 1993 Geschäftsführer der Köpenicker Cartoon Gesellschaft.

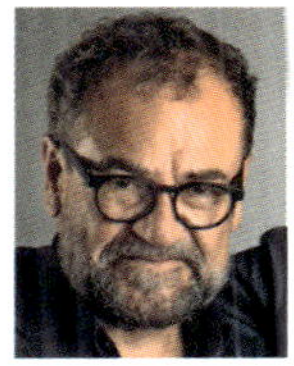

Dieter Schwalm, 1954 in Oldenburg geboren, Industriekaufmann, Verlagshersteller, Werbegrafiker, Werbe- u. Presseleiter eines Buchverlags. 1983 Mitbegründer des Lappan Verlags, langjährig als Geschäftsführer tätig, u. a. für das Cartoonprogramm verantwortlich. Ab 2020 freiberuflicher Humordienstleister.

Berlin, Mitte April 2020.

Die Vorbereitungen zum 13. Cartoonair am Meer laufen auf Hochtouren. Ich sitze in meinem Homeoffice. Wie jedes Jahr um diese Zeit. Und doch ist alles anders.
Das Corona-Virus beherrscht die Welt.
Jetzt müssen die Daten für das Buch zur Ausstellung in die Druckerei, damit es pünktlich zur Eröffnung erscheinen kann. Es fehlt nur noch dieser Text. Wobei die Frage ist, ob das deutschlandweit einzigartige Karikaturen-Festival vom 13. Juni bis 13. September in Prerow auf dem Darß überhaupt stattfinden kann. Wer weiß, wie lange die Kontaktsperre noch dauern und was danach kommen wird? Seit dem 19. März darf kein Urlauber auf den Darß. Wie wird das im Sommer sein?
Vor Corona waren der Klimawandel und die hitzigen Auseinandersetzungen über steigende Temperaturen, Meeresspiegel und Co_2-Ausstöße das Thema Nummer eins. Deshalb wollten wir, dass die Natur zum Thema der diesjährigen Freiluft-Ausstellung wird. Wir baten die besten CartoonistInnen Deutschlands um Motive, die vor allem in, aber auch mit der Natur spielen, über das Verhältnis vom Menschen zu seiner Umwelt, und die dieses oder jenes Naturgeheimnis lüften. Zum Beispiel, was der Berg rufen würde, wenn er wirklich sprechen könnte, oder worüber sich die Bäume in ihrer geheimen Sprache unterhalten …
Wir hoffen natürlich, dieses Buch im Sommer zu unserer Ausstellung in Prerow präsentieren und viele gesunde Besucher begrüßen zu können. Damit sie die **GRÜNEN BILDER** in freier Natur auf der Wiese im Garten vom Kulturkaten betrachten können, die auf witzige Art zeigen, wie vielfältig die Natur sein kann.
Solange wir die Natur noch haben. Beziehungsweise sie uns Menschen hat.

Wolfgang Kleinert
www.cartoonair.de